Jungian
Art Therapy

Dreams, Images, and Analytical Psychology
by Nora Swan-Foster

榮格取向
藝術治療

夢、意象和分析心理學指南

諾拉・史旺－福斯特 著
Nora Swan-Foster
丁凡 譯

———————— 紀念派普 ————————

目錄

入口：準備要臨在了

第二部

臨在：參與潛意識

第六章　想像：創造想像的空間

第三部

通道：意象的參與

第十章　積極想像與藝術治療 *234*

圖片一覽表

第九章和第十章裡的圖像全都是彩色的，放在第 160 頁和第 161 頁之間。

──致 謝──

　　首先，我要感謝所有遇過的榮格心理學與藝術治療課程的學生，你們的好奇心和熱情，以及你們自己深入潛意識的大膽旅程，安靜地種下了本書的種子。有太多的禮物讓本書得以出現。對於那些願意慷慨地與我分享自身旅程的意象，以說明理論與應用上疑問的人，我感到榮幸並感恩。沒有你們提供的意象，這本書無法成形，本書的文本因此益加豐富了。我非常感激博爾德榮格研討會（Boulder Jung Seminar）的分析師和參與者，社群實在是太重要了。感謝我各方面的伴侶史蒂芬·福斯特（Steven Foster），謝謝你雖然寧可去爬山，還是花了許多時間和我討論、閱讀手稿、提供電腦技術上的支援。你總是能夠為我提供你的關愛與耐性、無止盡的鼓勵，以及理論知識。感謝編輯珍妮佛·菲爾普斯（Jennifer Phelps），妳的正向熱情、對文本的不懈付出、永遠專注細節，使本書在榮格新手眼中可以更加清晰、流暢。如果沒有你們兩人一起幫我裁剪有如夏日樹叢般狂野生長的文本，我根本不可能及時完成本書。

　　感謝桑尼雅·蓋勒（Sonia Geller）某天晚上打開了一扇門，讓我想到要寫這本書。感謝茱蒂絲·魯賓（Judith Rubin）在重要時刻維持這扇大門開著（以及你多年來的啟發）。感謝麥可·富蘭克林（Michael Franklin）、咪咪·法拉利－漢森（Mimi Farrelly-Hansen）與朵提·奧特曼（Dottie Oatman），你們用各種有創意的行動為藝術治療付出。感謝蘿莉·拉帕波特（Laury Rappaport）、布魯斯·牧恩（Bruce Moon）與熊恩·麥克尼夫（Shaun McNiff）在創造之路上披荊斬棘。感謝喬登·波塔須（Jordan Potash）慷慨地與我分享榮格的作品。

　　感謝以下各自用自己獨特的方式造成影響的人，你們的深度與廣度都挑戰了我，讓我也想找到我自己的路：瓊·瓊·安德森（Joan Joan Anderson）、懷內特·巴頓（Wynette Barton）、古斯·奎克（Gus Cwik）、艾斯妮·格雷（Ethné Gray）、黛博拉·赫曼（Deborah Herman）、伯尼斯·希爾（Bernice Hill）、湯

姆‧凱莉（Tom Kelly）、瑪格麗特‧強森（Margaret Johnson）、唐‧卡爾謝（Don Kalsched）、朗尼‧蘭道（Ronnie Landau）、瑪麗‧蘇‧摩爾（Mary Sue Moore）、安‧瑪莎（Ann Murtha）、茱蒂絲‧沙瓦區（Judith Savage）、大衛‧齊格威（David Sedgwick）、馬克‧威朋（Mark Winborn）與唐‧威廉斯（Don Williams），謝謝你們。感謝喬‧麥克尼爾（Joel McNair），總是用故事和想像力照顧著煉金術的火，並且總是走在你自己的創造之路上。感謝山姆‧金伯斯（Sam Kimbles）和蘇西‧史佩特林（Susy Spradlin）在榮格訓練團體中的卓越領導，提供了讓人難忘的觀點。感謝最早的丹佛榮格研討會（Denver Jung Seminar），每個月一次的討論建立了重要基礎。感謝蘿拉‧豪（Laurel Howe）慷慨的專業協助，以及麥特‧克里斯汀（Matt Christie），你們二位都代表了日常生活中的美好，在艱難的時刻，你們的平靜讓我們在風雨中安然度過。感謝凱特琳‧歌德布萊特（Kathleen Goldblatt）的慷慨及詩意的友誼，不斷啟發我、提醒我將失去的一切再度收集起來；感謝安奈特（Annette），妳跟大自然與靜心的深刻連結安頓了我，謝謝你們二位在大學時不知多少小時的探險，現在終於發芽茁壯了。感謝蘇珊‧羅伯特（Susan Roberts），妳的知識與適時的存在讓這個任務有了呼吸的空間。感謝里歐娜‧伯納利（Leona Rurnari）、丹尼絲‧邁爾（Denise Meyer）、特莉莎‧羅伯森（Teresa Robertson）和道格‧泰勒（Doug Tyler），你們毫無保留地提供有價值的連結。感謝凱莉‧墨菲（Kellie Murphy），妳無盡且用心的禮物餵養了我的靈魂。感謝安和喬治，從頭到尾，你們的精神引導著我；還有辛西亞‧史旺（Cynthia Swan），你們三位都一直相信事情可以改變。最重要的，我要感謝菲歐娜‧福斯特（Fiona Foster）和翰米爾敦‧福斯特（Hamilton Foster），你們不間斷的鼓勵提醒著我如何用新的眼光想像世界。謝謝你們。感謝每一位我遇到但這裡沒有提到的人，你們給予了我在這段路程上所需要的一切。

我也要感謝泰勒與法蘭西斯出版集團旗下的羅德里奇出版社（Routledge/Taylor & Francis）裡的每一位同仁。有些人和我變得很熟，已經成為我的第二個家了，有許多人則像天使般在幕後出力。克里斯‧提加（Chris Teja）帶著這個計畫一路往前。安娜‧摩爾（Anna Moore）、伊莉莎白‧葛萊伯（Elizabeth Graber）和亞曼達‧迪凡（Amanda Devine）都扮演了重要角色，尤其是支援了這

麼多彩色和黑白的圖像。艾瑪・史塔（Emma Starr）毫不倦怠地熱心參與，補上了大家力有未逮之處，維持整體宏觀與溝通。製作經理艾美・寇克漢姆（Amy Kirkham）完美地領導大家完成本書，我要致上最高敬意。感謝珍・皮爾・傑若姆（Jean Pierre Jerome）的行銷。感謝湯姆・赫希（Tom Hussey）富創意的封面設計。我也要感謝以下在細節上努力的各位：鍵擊公司（Keystroke）的經理麥姬・琳賽瓊斯（Maggie Lindsey-Jones）和她很棒的團隊，他們讓我保持進度並拿出我的最佳表現。感謝凱莉珍・威特（Kelly-Jayne Winter）注意細節，包括提供最佳圖片。感謝費歐納・懷德（Fiona Wade）的審稿，默默地將各個段落組合成為一本書。感謝安德魯・麥爾文（Andrew Melvin）的最後校閱。任何疏失或錯誤都是我個人的責任。

感謝所有直接或間接讓我引用的人，包括：

《榮格合集》（*The Collected Works of C. G. Jung*）第 8 卷：《心靈的結構與動力》（*The Structure and Dynamics of Psyche*），榮格著。普林斯頓大學出版社（Princeton University Press）1970 年版權所有。已取得複製授權。著作權授權中心（Copyright Clearance Center）號碼 70591504

《榮格合集》第 16 卷：《心理治療實務》（*The Practice of Psychotherapy*），榮格著。普林斯頓大學出版社 1985 年版權所有。已取得複製授權。著作權授權中心號碼 70591505

本書全部內容都盡力取得著作權所有人授權，萬一有任何疏忽，筆者極為樂意在第一時間修正。

第一章

導論

　　到處都是圖像（images），也就是意象。我們每天都從各種來源接收到許多意象，但是我們最常忽視的就是從內在潛意識冒出來的意象（images，心像）。我們往往沒有注意到這些意象，更不會記得它們。然而，經由個人生命中的種種意象，例如圖畫、夢境、詩和其他創意的表達，我們得到了滋養。這些意象懷有它們自身的意識，引導我們走在轉化的路上。

　　我們的深處本質會反映在我們自然界生活周遭，像一面鏡子，照見了我們內在的各種可能。榮格從大自然法則建構了他的心理學：心靈就是意象，心靈就是大自然。意象和大自然在心靈中結合了。榮格心理學既簡單又複雜，同時充滿了悖論。諸多對立面結合起來，導致最終的洞見、改變以及可能的超越。榮格讓我們努力學習他的心理學，像他一樣與自身的陰影持續鬥爭，不斷掙扎，並在我們的人生與時代中尋找意義。當我們踏上自己的道路，我們就進入了充實的人生。

　　和一般人的認知相反，榮格心理學不僅僅是理性的詮釋與分析，而是經由經驗與犧牲，一路尋求意識上的覺悟。我們釋放阻礙了我們的障礙物，因此能

更完整地活著。我們放棄自己以為知道的一切，踏上真正的道路。我們並不規避人生的深度，而是擁抱無可豁免的試煉與痛苦，以便找到新的光。當我們經由各種意象擁抱人類經驗，我們會發現隱藏的大門，引領我們進入生命。生活開創了我們。

已故的榮格分析師伊莉莎白・拉夫（Elizabeth Ruff）在她的演講〈犧牲與啟動〉（Sacrifice and Initiation）中說：

> 我們這個時代的創造性挑戰就是踏上自己的個體化之路，如果我們不這麼做，沒有人會幫我們這麼做，於是我們就永遠沒有改變。活出自己的人生就是要走上創造的路。（Ruff, 1988）

榮格取向藝術治療是一個催化劑，讓我們**走上自己的個體化之路**，擁抱我們在創造過程中發現的悖論。我們的思緒與感覺帶來出自內在的體驗和感官經驗，我們將這些經驗聚集起來，成為有意識的意象，不但會改變我們的個人生活，也可能改變我們身邊的世界。

因此，榮格建議我們，為自己選擇一本美麗的空白書，讓它成為你自己的。將你的靈魂渴望、思緒和自由表達都放進去。懷著肆無忌憚、自然發生的愛和同情，你會發掘一個注意自己的心靈以及自己潛意識工作的新方法。讓批判的聲音休息一下，逃離要吞噬你的一切。為你自己空出一點時間，迷失在你的創造性的人生道路上吧。這個時刻是唯一的，瞬息即逝。

榮格取向藝術治療的基礎就是經由創造意象來尊崇靈魂。每一位出現在我人生當中、參與了我的心靈、提供了他們的意象的人，包括在那洛巴大學（Naropa University）初階課程〈榮格心理學：超個人基礎與核心概念〉（Jungian Psychology: Transpersonal Foundation and Central Concepts）[1] 上我的課的學生，都

---

1 《榮格心理學指南》（*The Handbook of Jungian Psychology*, Papadopolous, 2006）是我們的核心文本；中文版由心靈工坊出版。

深刻啟發了本書。我很感激學生們的參與，他們犧牲睡眠，星期一早上一大早就要上課，還要放棄其他課程選項。他們的提問和思考對我有無限的價值，讓我們得以一起研究榮格的學說。

這個課程的目標是教導榮格心理學（也稱為分析心理學）的基礎。這門課要求學生閱讀資料之後，繳交幾篇文字報告和個人創作，並且運用榮格的原則分析一部自己選擇的電影。每個學生還需要用一整個學期的時間，針對自己選擇思考的主題，創造出屬於自己的視覺「紅書」。

他們如何創作出自己的書呢？選擇有很多。有機出現的素材往往一再反映了榮格主張的心靈結構，以及個體化的原型模式。這些書中包括圖畫、意象、文字書寫、夢、日常練習筆記、課堂筆記和詩。有些學生會親手製作自己的書，或買空白本子改成有創意的筆記本；他們都對這項功課充滿熱情。學生們從自己身上發掘的，支持著他們開始傾聽日常生活中最有意義的訊息。他們與自己對潛意識的恐懼、腦中造成困擾的種種意象以及意象中接收到的訊息，在在都讓他們持續面對鬥爭。火苗不斷壯大。在個體化路程上，內在生活和外在生活攜手合作。當學生得到了自由，開始以無拘無束的自發性和最少的規則來探索自己的創造過程，他們創作的動力遠遠超過了期待、成績和外界觀點。他們參與的動機是非常真實的，因為這是從內在發出來的。當他們用自己的雙腳踏上自己的個體化路程，創造出自己的「紅書」時，他們的靈魂無疑受到了深刻的感動。我非常感恩有機會成為他們的盟友，成為這麼多內在探險的見證者，並且看到他們擁抱潛意識帶來的禮物，那一剎那的熱情教我非常感動。

我的榮格心理學之旅

在我的一本筆記本裡，我找到了本書的暫定書名和大綱。但是，當時的我還沒有接受榮格分析師的訓練。接受心理學訓練時，我對榮格取向藝術治療的興趣益發強烈，也對普通心理學學位課程設計中很少涉及榮格心理學越來越失望。我無法理解。我把原本的想法放在腦後，或者就像榮格可能會說的，放進

了潛意識裡，而別的想法變成了當務之急。但是我始終把我對榮格的思想和榮格取向藝術治療的熱情放在心裡。

身為本書讀者，你的故事可能和我的故事類似，可能你也有過難忘的生命階段：痛苦的經驗帶來了覺醒、深化、在意識中冒了出來。一路上都有許多意象和象徵，讓這一切持續存在、擴張，並開始有了意義，指出你可能旅程的未來方向。為了瞭解個體化如何經由我們獨特的人生而本能地表現出來，我在此要跟大家簡單分享我自己與榮格心理學，以及一些意象相遇的經驗。在我有意識地知道本書存在之前，這些意象就已經在悄然協助本書成形了。

第一次與榮格相遇，我只有十二歲。一個潮濕炎熱的日子，在美國中西部的家中，我從媽媽的大床上翻起身。我覺得無聊，在這種狀況下，孩子往往會開始感到好奇而四處探索。我翻著媽媽成堆的書，想找一本有趣的書來看。其中一本的作者是榮格分析師瓊・辛格（June Singer）寫的《靈魂的邊界：榮格心理學的實踐》（*Boundaries of the Soul*），我覺得書名和作者名字都很有意思。「辛格」（Singer）的意思是「歌手」，有音樂和節奏的感覺。在那個年紀，我知道邊界是什麼，但是不確定**靈魂**是什麼意思。我想，我可以讀讀這本書，瞭解一下靈魂是什麼。我記得自己努力閱讀。我不確定，以那個年紀我理解了多少。但我現在認為，當時的閱讀便已經為我自己種下了未來人生的種子。

第二次的接觸是我二十歲時。當時我搭乘稱為「魔幻巴士」（Magic Bus）的客運，花四天時間從雅典到倫敦，和我現在的丈夫，榮格分析師史蒂芬・福斯特（Stephen Foster）會合。魔幻巴士經過了歐洲不同的冬季氣候，一路往北走。有時候，一大早，天氣乾爽，斑駁的陽光透過巴士窗戶照射進來。我們也體驗了濃霧、大雪、雷電，以及沒完沒了的豪雨。每次下車去上廁所、吃點東西，都會遇到新的聲音、新的氣味、新的語言。當時的我並不知道，我其實是在閾限世界（liminal world）**2** 中旅行；原型的旅行，帶著我走向我的未來道路。我們怎麼到達倫敦的，我實在不確定。

---

2 譯註：指兩個不同世界之間的過渡狀態。

路上，一位黑色短髮的年輕女性坐在我對面的位子上，跟我說到她在希臘潛水採集珍珠的經驗，以及印度街上大量的糞便，她連做夢都還會夢到。她遞給我一本書，說：「妳讀過這本書嗎？可以送給妳喔。是我在雅典的一家小旅館撿到的。」這本書就是榮格寫的《榮格自傳：回憶‧夢‧反思》（*Memories, Dreams, Reflections, MDR*）。閱讀榮格寫的這本回憶錄把我送上了人生的軌道。

在前南斯拉夫（Yugoslavia），巴士沿著窄小彎曲的山路一路蜿蜒前進，進入德國和法國的高速公路時，遇到了糟糕的氣候。我們都感到焦慮，需要做些什麼讓自己分心。停在路邊休息的時候，司機還喝酒呢。之後，在看不清前路的暴雨中，司機需要前座乘客幫忙他看路。榮格的書讓我往內在走，讓我的腦子安靜了下來。很快地，我沉浸在他的人生故事中，沉浸在心靈的角色以及夢的重要性中。在還沒意識到以前，我們已經開進了倫敦維多利亞車站（Victoria Station）。當然，還在下雨，而且很冷。我感冒了，胸口很痛，口袋裡只有幾英鎊。那時還是沒有信用卡的年代。雖然外在世界如此不堪，但是我從榮格的反思與回憶中，得到了信心，相信潛意識是一個可靠的資源，知道我之前喜歡的藝術、舞蹈、音樂、占星、心理學、心靈以及各種玄學議題都並非無稽。很明顯的，這些興趣都在帶我進入集體潛意識的大門，我可以在這裡找到生命意義，與超個人的世界產生連結。我已經對這個主題感興趣多年了。

曾經在希臘潛水採集珍珠的黑髮女子是一種幻像，帶給我一種新視野，像夢一般的人物，在我的過去與未來之間的閾限旅程中，在巴士的三角形閱讀燈光下，出現在我的生命之中。她是一個陰影，將我連結到榮格所說的潛意識的「更高智慧」（higher intelligence），而這個心理過程就是她潛水尋找的珍珠所隱喻的一切。她給了我一個任務，我完成了這個任務。這是我的人生當中，一個具有象徵意義的神秘時刻，這個意象一直與我同在，持續帶我往前。

不久之後，二十歲的我離開英國，回家了。我在美國威斯康辛大學麥迪遜校區（University of Wisconsin-Madison）註冊，開始跟隨賴利‧強肯斯（Larry Junkins）教授，上最早一批「歷程性繪畫」（process painting）的課。我上了好幾學期。第一天上課，他告訴大家，畫畫不要從自我出發，而要從潛意識出發。對我而言，這是一個全新的畫畫方式，但是之前閱讀榮格讓我有了準備。之前，我的

老師們都專注於正統繪畫的品質和技巧。強肯斯受到榮格的影響，熱情致力於教大家以繪畫作為接近潛意識素材的工具。他經常要求我們畫到一半停下來，退後幾步，安靜的聆聽眼前的作品。他要求我們「和意象一起坐坐」。然後他在房間裡走來走去，看每個學生的作品。我們和他一起思考心靈帶給了我們什麼、靈魂在跟我們說些什麼、要帶我們去哪裡、我們是受到什麼驅動；我們是否覺得某個意象特別有意思，或是特別不喜歡？或是讓我們在過程中熱情四射呢？

　　我發現，這些時刻讓人深刻沉思，非常有意義。我的繪畫練習有了新的意義。在一刻接著一刻的創作過程中，我對創造意象的興趣也因每時每刻的神祕過程而活了起來。我可能將未知轉化成為可以看到的意象。正如裘德洛（Chodorow）在 1997 年引述榮格說的，我們是在畫布上「讓意象懷孕」（making pregnant），我們為它施肥，養護這些線條、形狀和色彩，使之成為有表達性的、有美感的、凝聚成為一體、對我們具有意義的意象。這就是榮格所說的力比多能量（libidinal energy）。這股心靈能量所觸及事物得以復甦並有了意義，這結果就是經由各種意象所表達出來的建設性力量。當時，我並不知道我正在和自己的情結或原型模式一起工作。

　　繪畫課時，往往會出現一些「意外」的表現。有時候，色彩與線條完美結合，有時候，似乎沒有任何發展的可能。但是老師認為那些「意外」都很有價值。我可以從一個不同的角度來看待我的畫。我也看到了自己。強肯斯不那麼在意正式的技巧訓練，而是要我們發現、挖掘、重新獲得。他要求我們去體驗用不同大小的畫布、不同的媒材與工具，包括廚房器具、水果和蔬菜、舊的畫筆、海綿，並且嘗試混合媒材。他邀請我們玩耍，保持好奇。同時，他也要求我們仔細分辨什麼有效、什麼無效，並思考為什麼。

　　這些課讓我不再透過**思考**來探索畫畫技巧，而是去**感覺**畫畫的過程。我感到一種編織的過程在發生，我餵養著視覺的聲音，連結我的靈魂，形成了我的身分認同。當身體、靈魂和心靈連結起來的時候，我想著，**這就是靈魂的感覺。這是一種自己回到家的感覺。**我感覺到邊界，也感覺到超越邊界的延伸。我重新發現了和童年時那個自己的連結，當時的我在床上翻來覆去，本能的感覺到了生命的神祕，於是在這首生命之歌中尋找答案。

一直以來，藝術（美術館、藝廊、藝術創作）都是我的家庭生活中的重要一部分。我的原生家庭永遠在創作之中，永遠在過程中。我的父母都是藝術家：媽媽在客廳角落設置了自己的版畫工作室；爸爸如果不是在完成他的建築設計，或是在我們永遠沒有完工的屋子裡做木工，就是在畫水彩。我們經常跟著建築案件不斷搬家，而建築案件往往反映了經濟。從很小的時候，我就是整體社會的外人，覺得孤立、迷失、錯過了什麼。這些情結讓我對邊緣的孩子們具有同理心，因為我自己也經常覺得自己是邊緣人。我們無法避免會有和失落有關的種種情結。許多次，我們犧牲了熟悉的社區常規和友誼，冒險進入未知。

　　當我跟別人描述我的童年生活模式時，他們會覺得這個充滿藝術、有機的、園藝般的童年非常獨特，甚至有點像一首田園詩。雖然這種生活模式確實有一些很棒的優點，但其實並不容易，也不理想。不確定性會帶來很複雜的感覺，但是，探險與勇氣遮蓋住了這種感覺，再加上父母的威權式教養有時候具有侵入性，夾雜著忽視和情緒上的拋棄。我因此走成自己的隱密道路，不太能夠好好調節人際關係和情緒，也無法預期未來，有時候甚至還有創傷。我還記得當時的社會集體爆發的暴力事件，例如甘迺迪總統（President Kennedy）遭到暗殺，以及之後發生的抗議示威與政治嚴重分歧，包括 1968 年關鍵性的暴動和馬丁路德・金（Martin Luther King Jr.）的暗殺事件，然後是小羅伯特・甘迺迪（Bobby Kennedy）遭到暗殺。這也助長了我們家裡的情緒衝突，我的哥哥姊姊不斷打破各種界線。他們長大了、進入了激烈改變中的社會，家中的張力逐漸加大。我帶著繪畫材料，逃到自己房間裡，或是躲到大自然裡玩耍，唱歌安慰自己。我想要確認自己看到的一切，確認自己內在的感覺，並發出聲音。藝術是大家能夠接受的溝通方式，因此，所有的藝術形式都成為了我和自己身體與靈魂的連結，並且超越了界線，讓我得以進入想像的世界。

　　在威斯康辛大學麥迪遜分校完成學位之後，我和一位教授偶然相遇，知道了萊斯利大學（Lesley University）的表達性藝術治療（Expressive Arts Therapy）學程。他給了我一張淺紫色的油印紙，上面的字幾乎無法辨識。今天，如果想要或需要任何資訊，我們都可以經由網路和各種管道取得，我們已經忘記了以前是如何找到（或找不到）資訊的。這時一個共時性事件，帶我來到了熊恩・麥

克尼夫（Shaun McNiff）創立的表達性藝術治療學程，持續探索我的興趣：心理學和藝術的交會處。我跟著艾斯尼・格雷（Ethne Gray）進入了榮格分析，開始和我的夢工作，理解多年來縈繞在我心頭的意象。當我的夢指引我「唱出鼴鼠的歌」（第九章），她鼓勵我用藝術媒材追蹤我的潛意識，把夢境畫出來。在萊斯利大學，麥克尼夫（1992）強調經由表達性藝術進入想像，鼓勵歷程性繪畫，讓我得以重拾人生中掉落的片段，讓聲音、舞蹈和意象都重新活了起來。表達性藝術治療不是從詮釋診斷的角度思考，而是在個人參與的實踐中，倡導各種的意象與身體的運移，無論大小，無論是個人或團體。雖然沒有這樣的定義，但是表達性藝術治療學程本身很重視經由多元模式和方法來發掘心靈的超個人性質，讓各種意象從內而外地發聲、歌唱、律動。

在 1980 年代，麻薩諸塞州（Massechusetts）是美國最早提倡早期介入的領先者，州政府倡導為小孩和母親提供情緒支持。當時我在波士頓一家主要的精神醫院和治療性幼兒園與高危險的兒童工作，這些兒童不但讓我反思我自己的童年，也教導我兒童發展階段、學習與依戀風格、創傷造成的影響，以及在安全與食物都成為最主要的考量時，活在如此高危機環境中的孩子心靈是如何組織並理解這個世界。有些孩子外向、有目標、意圖經由遊戲造成改變，有些孩子內向、退縮、受到保護、無法從傷害和擔憂中獲得自由，無法信任，更不用說可以有他們自己自發性的遊戲傾向。

以學術而言，我學習的是表達性藝術治療，但是實際上，是這些孩子教我心理學。因為他們，我確定我們都天生擁有多元的表達性能力，痛苦與毒素可以成為療癒的管道。孩子讓我看到，一種藝術形式可以毫無痕跡地流動到另一種藝術形式，使他們能夠找到自己需要的東西，透過音樂、藝術媒材或是故事來撫慰自己，掌握了原本無法解決的困境，他們往往不壓抑自己。兒童活生生的表達了心靈能量與意象，他們是形成心靈世界的大師。

身為成人，我們經常不給自己機會參與我們的創造本質；由於我們的情結，我們抗拒繪畫、書寫、舞蹈。我非常瞭解這些反應，有時候我很難找出時間做我愛做的事情。藝術家經常抗拒找出時間。在《榮格自傳：回憶・夢・反思》中，榮格主張用遊戲來挖掘我們的完整感覺。他也在自己的遊戲、藝術創

作和書寫中找到復原力。確實，隨著時間過去，榮格分析讓我重新開始享受夢境裡的象徵性素材、經由藝術創作表達意象、畫小幅的畫，甚至只是在日記本裡隨意速寫。

最後，我有了自己的私人工作室，針對孕婦進行獨立的藝術治療研究，同時將婚姻、親職和母職融合成為我的人生與身分認同。我在研究所受訓時學到的東西，在我的專業生涯以及日常家庭生活中越來越重要，我有兩個孩子和兩隻狗。正如榮格學者經常說，我們活在一個充滿象徵的生活中。我的生活越來越有層次、越來越複雜、充滿了錯綜複雜的模式。榮格分析和表達性治療培養出了一種態度，一種新的人生。這是一種哲學，是對日常神秘的欣賞，也是對我生活各個不同面向的適應力、自發性、創造力。

之後，我加入了科羅拉多州博爾德的那洛巴大學藝術治療的教學陣容。再一次的，在我的內心繼續延展並深化了我對理論與過程的興趣。有幾年，我教研究所程度的藝術治療課程，同時也完成了產前憂鬱和焦慮的指標性研究（1989, 2003, 2012）。之後，其他研究領域也證實了，產後憂鬱往往伴隨著產前焦慮和憂鬱出現。因此，經由藝術治療提供產前情緒支持將對母親有益，可以協助她適應母職，形成更健康的依戀風格。我對藝術治療團體的工作非常有興趣，因為我注意到這可以應用在對立面之間持續存在的張力，說話的人與不說話的人、意識與潛意識。我也注意到藝術創作如何保衛團體及潛意識。很矛盾地，我也注意到藝術創作如何可以讓我們躲藏起來、不去面對情緒（2001）。榮格對情結、類型學（typology）和潛意識如何推動我們的種種想法，在學術上和臨床上都變得十分明顯且重要。

經由夢與藝術和潛意識工作的現象更是無時無刻地在進行，簡直像是大火燒起來了。在我教的一堂畫室課程中，我畫了一張很大的畫，一顆種子種在土裡，中間有光，種子只湧現出一點點。這個畫面從我內在的某個陌生之處，很流暢而不費力地從潛意識冒了出來。我感到生機勃勃，連結到我的內在世界的深處，蓄勢待發，即將超越我。這個意象（圖1.1）同時表達了我的存在性（being-ness）和形成（becoming）。我和這個意象工作，這顆種子從意象擴展成了很重要的象徵。

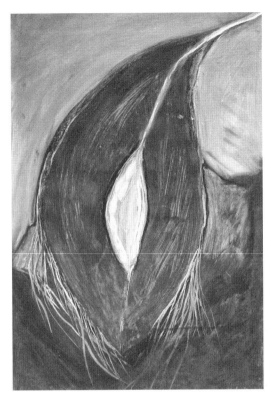

圖 1.1 土地裡的種子

　　這時，分析心理學正在召喚著我。在很短的一段時間裡，我接觸到好幾本書，為我提供了令人信服的方向，將我對藝術治療和榮格理論與運用的興趣整合在一起：弗思（Furth）寫的《繪畫的秘密世界》（*The Secret World of Drawing*，1988）和薛弗里恩（Schaverien）寫的《有揭示性的意象》（*The Revealing Image*，1992）寫出了藝術治療與榮格心理學如何結合，令人感到興奮。卡爾謝（Kalsched）寫的《創傷的內在世界：生命中難以承受的重，心靈如何回應》（*The Inner World of Trauma*, 1996）則以一種我尚未遇到的想像方式，描述了「自我照護系統」（self-care system）的力量。這本書解釋了我和兒童與成人的工作，以及我自己成長在一個充滿創傷事件與重大改變的原生家庭和歷史階段中所產生的反應。毫無疑問地，我繞了一圈，又被引導回到這裡來，將榮格的理論與思想和意象結合，並填補了創傷回憶的語言。

我好像站在大門口，可以看到一條道路在眼前展開，將我的臨床訓練和個人的榮格分析經驗結合起來。與此同時，我的夢裡出現重複的象徵，或是我降入黑暗的隧道，以及與過去榮格一起生活或工作的女性們在夢中進行對話，或是其他和教育訓練有關的夢境。我覺得我的專業工作已經很穩定了，潛意識卻一直在推動我，召喚我離開藝術治療的教學工作。充滿隱喻的夢境催促我走下樓梯，到了火車軌道，搭上火車，深化我對榮格心靈結構的臨床學術知識。我渴望從更深的理論背景，更敏銳、更有信心地理解心靈。閱讀榮格的《榮格合集》為我提供了起始的素材，我浸淫在潛意識的原型中。最後，我申請並進入了跨區榮格分析師學會（Inter-Regional Society of Jungian Analysts, IRSJA），接受分析師培訓。

　　我們都收到潛意識的召喚，對某些召喚做出回應，某些則不會。有些召喚是重大事件，其他召喚則可能是小小的事件，我們只需要稍微調整一下姿勢而已。但是，每一個召喚都代表著一個新的旅程、新的啟動，以及改變、成長和發展的潛力。榮格將整個過程稱之為**個體化**（individuation）。如果我們抗拒這個機會，我們可能會以另一種形式又收到同樣的資訊。有人說，如果我們抗拒召喚，就會發現我們要忍受痛苦的後果。我們不一定知道哪一個召喚是對的，往往到後來才發現，原來這個機會是我們但願自己有抓住的那個重要的步驟。

　　對我而言，暫時離開藝術治療（至少是我所知道的藝術治療）是很重要的召喚。在那個世界裡，我已經建立了很好的專業名聲，我發表文獻、演講和教學，足以持續支持我的餘生了。一天早上，我從夢中醒來，嘴裡說著要停下所有的教學責任。這是非常大、非常令人害怕的信仰跳躍，彷如跳進黑暗中的改變。這召喚很執著，沒有停歇。直到我向跨區榮格分析師學會申請接受榮格分析師的訓練，潛意識才安靜下來。這個推動的力量不是來自需要獲得滿足的自我——事實上，長期以來我一直抗拒著——而是來自比自我更大的力量，無法忽視，是更深沉的本能真相，或是我的心靈結構的原則——榮格稱之為**自性**（Self）[3]。

3　榮格發展出「自性」（Self）的心理概念，以描述潛意識裡維持秩序的原則，終生影響我們的心靈，推動我們，讓我們延展我們的生活經驗，提倡心靈的平衡和完整。他認為自性是心靈的超個人面向。

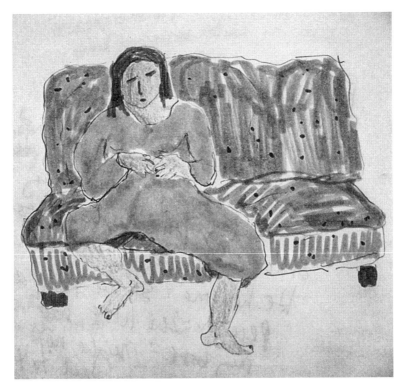

圖 1.2 穿黃色衣服的女人

　　數年前，我寫的榮格取向藝術治療被納入《藝術治療取向大全：理論與技術》（*Approaches to Art Therapy*, 2016）第三版文本，另一股潛意識的推力出現了。我一直夢到一名孕婦。她代表我心靈中的一個陰影角色，掌握著某種未知。在一個夢裡，她穿著黃色衣服坐在沙發上揉著肚子。黃色是代表直覺的顏色（**圖 1.2**）。

　　在接下來的夢境中，這位孕婦在不同地點反覆出現。幾週後，她坐在沙發上，抱著嬰兒餵奶，旁邊有另一名女性。她是誰？她在我的夢裡做什麼？當時我完全無法理解。她出現之前幾個月，我才和羅德里奇出版社簽了新書合約，並且已經討論好，內容是榮格取向藝術治療的教學與書寫。這本書在我的心靈中受孕了，我孕育著這本書，書變得真實，我的心靈開始哺育它。不久，書的大綱出現了。或許黃色代表直覺的大跳躍，以及完成這本書所需要的堅持吧。

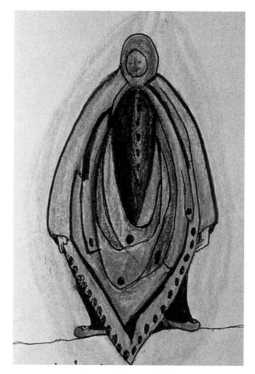

圖 1.3 穿著一層一層衣服的女人

　　我提出本書的企劃之後，又夢到一位穿著一層一層衣服的女性，但是她的相貌很奇特。我不確定她是誰，於是畫了下來，以便瞭解（**圖 1.3**）。我對這張圖畫做了積極想像，她說：「我是帶妳進入訓練的種子……我是一個有許多層次的女性。妳的工作就是挖掘這些層次，將它們帶入光中。」我回頭看原本的那張種子圖畫，注意到兩張圖畫之間的類似性。種子內在的黃色移動了，現在圍繞在穿著一層一層衣服的女人的四周。

為什麼是這本書？

　　正如我希望我的故事所要揭示的那樣，榮格取向藝術治療是一種方法，強調想像及其背後的個體化旅程。我們經由個人的意象與象徵的運用，可以觸及心靈獨特

　　　　　　　　　　　　　　　　　　　　　　　　　　　| 榮格取向藝術治療 |

的理論模型，藉此來進行工作。如果想要學習榮格的理論，最佳途徑就是經由自己的體驗來學習。這二者（個人經驗與理論）如果能夠結合起來，可以讓我們有了認識論的基礎。多年來，我看到許多文獻書籍提到榮格心理學和藝術，但是其中太多卻含有不正確的歷史資料或理論，不是沒有提到情結理論（complex theory），就是在談到榮格的原則與他的心靈模型時過度簡化。我覺得我有責任去解釋那些被遺漏的資料，並聚焦在這些被忽略或被誤解的榮格歷史與藝術治療的理論。榮格最為人所樂道的是原型與集體潛意識的概念，但是他在個體心理學和關係心理學上所做的貢獻仍然並未受到肯定。與此相反的，有些文本過度複雜冗長，學生抱怨素材太多，或是太難懂，或是太燒腦，因此懼怕榮格心理學，大門就此關閉。

可能因為許多藝術治療師擅長視覺學習，靠著個人錯誤持續嘗試與個人的堅持而進入這一行。他們並不只是靠著文字理解世界，也靠著視覺意象理解世界。本書目標就是希望為榮格取向藝術治療填補理論的一些漏洞，尤其是針對榮格對於力比多能量（心靈能量）的關鍵性發言；能量、情緒與意象之間的關係；對於分析師和被分析者而言，榮格取向藝術治療中身體的角色；情結的重要性；意象與象徵如何顯現、如何轉化意識。除了基本理論之外，針對創作過程中治療的角色，榮格有許多有意思的反思。因此，對於榮格取向藝術治療師而言，他的心靈模型更是有直接相關了。他發展出幾個方法，對於治療與意識的發展階段也有想法（更多細節請參考**附錄**）。我認為他的思想應該成為所有藝術治療基本訓練的一部分，但是任務艱巨，難免會有所疏漏。有些意象可以適時填補空隙，顯示他對於心靈結構的關鍵概念與原則，讓我們看到為什麼榮格的理論是如此有力、仍然有效的模型。本書邀請藝術治療師、榮格取向心理治療師、榮格分析師與正在受訓的榮格分析師，以及任何對榮格心理學有興趣的人，打開大門，經由一些最基本的榮格取向藝術治療的概念，探索他們的想像。

導航：兩個世紀，兩個範例

在榮格心理學中，文字與意象就像是兩個搭檔。或許，這也像榮格跨了

兩個世紀一樣。他生於 1875 年，卒於 1961 年。沙姆達薩尼（Shamdasani）於 2009 年曾說，這一點對於榮格的個人和專業生活都有重大影響。不過，榮格不只是跨了兩個世紀，他也認為自己既是科學家也是哲學家。因為這兩個不同的角度，我們經常在他的理論迷宮中失去方向。埃弗斯－法赫（Evers-Fahey）於 2017 年發表了一篇文獻，講述榮格理論中自我（ego）的角色。他將榮格的工作用能量與象徵的兩個範例（paradigm）**4**，為我們提供了一些結構和清晰度：

> 能量範例專注於機械式的動力，象徵範例則更神秘、更有詩意。心靈的活動與經驗似乎具有超越心理平衡或妥協的目的性，例如整合自我的功能就有超越個體成長與發育的目的，導致更強大的意識，並更有面對世界的準備。（2017, p.6）

因此，我們根據榮格在世的時間推想，這個階段的人類開始可以從個人之外客觀且可以量化的角度觀察世界。科學可以客觀地觀察活在外在世界的人，從此產生了能量範例。如同埃弗斯－法赫解釋的，榮格翻轉了這個現象，反而運用科學思考制定心靈內在世界的地圖。另一方面，象徵範例含有言語難以表達的素材。心靈的創造現象包含了無法量化的素材。象徵範例擁抱超越個人的心靈，往往無法知曉，或是只有部分為人所知。在個人經驗、情緒、想像、象徵中，我們都可以看到根植於浪漫時期（Romantic period）的象徵範例。

一旦瞭解榮格對心靈的取向包括了這兩個對立範例之間的張力，潛意識素材進入意識層面的過程就會更清晰了。榮格從這兩個範例之間的互動發展出了他的理論，他也在「舊想法和舊概念不再有效的世界」和「尚未被創造出來的新世界」之間搭建了橋梁（Evers-Fahey, 2017）。我們要是瞭解榮格是在開拓新的領域，就可以理解對立面（機械的面向與想像的面向）的理論張力。榮格模型中必然有對立面，兩端都參與對話，讓意識往前進。我們會看到榮格改變或提出彼此矛盾的定義，主張心靈中**既有**能量（經驗論的聲音）**也有**象徵（浪漫的聲

4　譯註：或譯為範式或典範，指一種思維方式、模式或標準。

榮格取向藝術治療

音）的結構。那麼，我們就更容易理解與學習榮格的心靈模型了。

問題還在：我們要如何學習理論原則和關鍵性概念，卻不致變得過於具體，或是在想像中迷失呢？在榮格取向藝術治療中，如何保持平衡確實是一個問題。如果對榮格的心靈模型缺乏基本理解，在臨床工作中很容易錯過或誤解許多理論。想像過於豐沛時，我們的理論基礎可能變得亂七八糟，可能因此迷失（Edwards, 1987）。當然，想像是榮格哲學中非常重要的原則，但是在當代的流行文化中，榮格心理學變得只剩下原型與集體潛意識了。在某些例子中，榮格原本的思想被消毒了，變得不正確了，失去了豐富的真實性。或是將他的原則不著痕跡地整合到了其他理論與實務當中，機械式地操作著早就制定好了的意象與象徵，我們並沒有親自體驗，就照樣複製這些做法。為了發掘那些「從底層冒出來」，**找到我們的**意象和象徵，我們需要用心體會我們和潛意識深刻、有意義的關係。我們的日常生活將因為這些情結與原型模式而重新活化，讓我們甦醒，看到日常生活中的超個人素材。

我們也要記得，如果我們大半輩子都是麻痺的，好像睡著了，或是活在集體社會當中，那麼，甦醒並看到個體化的過程，可能令我們非常害怕或痛苦。如果我們想要抗拒，是可以理解的。榮格說得好：

> 意識的發展是人類的負擔、痛苦與福氣。每個新發現都導致更強大的意識，我們走的道路只是它的延伸而已。無疑地，我們因此有更大的責任，必須改變我們自己。我們必須從我們所知和所發掘出來的一切中做出結論，不要視一切為理所當然。（McGuire & Hull 引述榮格，1977, p.248）

我回歸榮格原則並非退回到過去本質主義者（essentialist）的觀點，也不是排斥當代榮格心理學的演變與發展。當然，榮格也有他那個世代以及文化上的情結，他的許多思想和語言都需要我們再次釐清，特別是和諸多當代議題相關的臨床議題，例如諮商室裡冒出來的性別和多元文化的挑戰，以及社經差距和政治紛擾。我很高興看到當代許多文獻整合了榮格的概念，並受到啟發。榮格的思想持續存在並受到重視，但是我們仍然需要更刻意地推敲、理解榮格的理論模型。

繞行的幾個階段

　　繞行（circumambulating）是一個很有用的詞彙，可以用來發掘一層又一層的榮格取向藝術治療，尤其是在面對榮格的大量作品時。心理學者傑羅姆・布魯納（Jerome Brunner）[5] 堅持學習動機是基於興趣，而不是外在競爭。他認為學習結構（structure）比學習知識（facts）更為重要。他提出了**螺旋式課程**（spiral curriculum）的概念：「在發展課程的過程中，我們應該不斷重新溫習這些思想，不斷在其上建立更多的瞭解，直到學生完整掌握住隨之而來的相關工具。」（Brunner, 1960/1977, p.13）本書運用這個想法，內容圍繞著榮格的心靈模型，重新省視榮格的理論原則，以便瞭解心靈。繞行是很自然的移動，一面發掘自己尚未學習到的，一面繼續深化我們已知的。矛盾的是，當我們持續發掘，看到了原本看不見的洞見，同時也會發現，基本原則如何針對我們每一個人表達它們自己，以一種體現與體驗的方式，讓我們掌握住了榮格的理論和哲學。繞行結構有三個主要階段：入口（Gateway）、臨在（或譯為參與，Attending）與通道（Passage）[6]。這三個階段的名稱是根據女性啟蒙（feminine initiation）[7] 而來。在學習榮格心理學時，課程設計最好是一層又一層和螺旋式的。同時，這也是一種結構模型，可以支持正在學習的腦子，讓腦子可以放鬆，在接觸原型結構時，能夠信任地逐漸越來越深入。三個階段為我們提供了學習過程中的視覺標記，同時在榮格取向藝術治療中，我們會看到潛意識的內容出現，成就了個體化旅程。這些階段不是僵化的、也不一定是線性發生。劃分三個階段的目的只是讓我們的內在旅程有更豐富的想像。

5　傑羅姆・布魯納（1915-2016）是一位美國心理學者，是認知心理學的鼻祖，對於教育心理學、認知學習理論和記憶的貢獻很大，特別強調教育過程和課程發展的重要，以加強兒童在學習與記憶上的發展。

6　這些階段是自然的創造過程，來自我用榮格取向藝術治療對孕婦所做的研究，並根據林肯（Lincoln, 1981/1991）的女性啟動模型（Swan-Foster, 2012），提供了一個架構。

7　譯註：女性及齡時的成年儀式。

入口

入口階段是探視並思考眼前事物的啟動階段。**入口**這個詞的字源意味著「像門一樣的結構」，或是「洞、開口」（Ayto, 1933, p.250）。當我們感覺到內在某種未知的能量在移動的時候，「入口」一詞也描述了我們懷抱的期待和急迫的狀態。我們可能覺得害怕或懷抱希望、焦慮或活化。在期待的狀態下，我們可能同時產生所有這些感覺。入口的意象意味著一個目前還不可能接觸到的、定義還不清楚的空間，我們可能會移動，進入另一個尚未接觸但可以想像的世界。同樣的，當我們面對一張白紙或是一團陶土，我們正是站在一個心理入口前面，期待著門後面的未知是什麼。

臨在

臨在是過程的中間階段。**臨在**的意思是「延展、傾聽或讓腦子聚焦在某件事物上」（Ayto, 1993, p.42）。「臨在」的拉丁字源是**等待**（attendere），意思是「延展、等待」。最後演變成拉丁文動詞「抓住」（tenere），意思是「抓住、涵容」（Ayto, 1993, p.42）。最後，**臨在**的意義成為「在意並在場」，暗示了**等待**和**延展**的特質，可以用來表示「柔軟的自我有意地向著潛意識延展，建立關係」。延展喚起了個性的整體性，同時也承認了當下的靈性。當能量範例和象徵範例接續發揮效應時，當榮格取向藝術治療的主要元素都在發揮效應時，就是「臨在」了。在臨在階段，我們專注於治療工作，創造神聖空間，讓潛意識素材進入意識，承認心靈有自己完美的時間表。

通道

通道階段就是指我們進入了後閾限（post-liminal）階段，開始整合與個人旅程有關的、新的意識狀態的各種面向。**通道**表示有某種通道、過道或是到達目的地的某種道路。每個人的個人旅程都不同，我們的「通道」也都不同。在

榮格取向藝術治療中，我們很少、或幾乎從來不會，抵達某個既定的目標。但是，我們經由不斷研究意象，到了某一個點，意識的素材獲得了某種象徵性，我們可能因為強有力的清晰感以及神秘感而深深受到感動。我們認為，能夠深化我們和潛意識素材的方法——藝術治療、夢、積極想像——都是進入新的意識的通道。

本書導覽

以上所述的三個繞行階段就是本書十章的原型結構。在第一部〈入口〉，第二章介紹榮格心靈地圖的基本概念與原則。第三章提供簡明的分析心理學歷史，這是建立藝術治療的基石。第三章也提供了美國與英國的榮格取向藝術治療的演化。第四章則是解釋定向與非定向思考、介紹榮格對於能量的基本公式、能量在意識與潛意識之間的移動。第五章介紹綜合法與超卓功能（transcendent function）。這是榮格對於心靈能量如何促進象徵進入意識的基本概念。

在第二部〈臨在〉，第六章描述榮格取向藝術治療中想像所扮演的角色。第七章介紹情結理論的基礎、情結的結構與對自我的影響、在榮格取向藝術治療中如何看到情結。第八章探索榮格心靈地圖的基石：原型。

第三部〈通道〉包括第九章和第十章，討論在榮格取向藝術治療中，如何運用夢（第九章）與積極想像（第十章）。最後這兩章用了更多的榮格取向藝術治療案例示範如何融合理論與實務。這些實際經驗運用榮格方法，延伸了創造性潛意識的角色。

附錄包括榮格對於治療階段的想法，即使在當代治療，尤其是榮格取向藝術治療裡，仍然是很重要的概念。

名詞

榮格取向藝術治療

　　我們刻意用**榮格取向藝術治療**（Jungian Art Therapy）一詞代表所有想要理解哲學家榮格以及榮格的心靈地圖理論的藝術治療師。這個詞彙擁抱了榮格模型中的能量／科學，也包括了象徵／想像的過程，讓藝術治療師可以調整自己的治療風格，形成最適合自己個體化過程或某種工作環境的治療風格。我自己一直使用**榮格取向藝術治療**一詞，我明白前人曾經使用過不同的詞彙，例如**榮格分析取向藝術治療**（Jungian analytic art therapy, Edwards, 1987）或**分析取向藝術治療**（analytic art therapy, Schaverien, 1992）。然而，藝術治療的學生往往掙扎於不知道如何用最好的方式描述自己的理論取向，而本書的目的就是簡化、闡釋清楚，因此，我會使用**榮格取向藝術治療**一詞，以便維持一個清楚明白、可以理解的詞彙。

意象與對意象的詮釋

　　榮格在他的作品中一直使用**意象**（圖像、心像）一詞來描述心靈的整體狀態。他對象徵有興趣，但是主要專注的點是從潛意識自動冒出來、表達個人元素與原始元素的意象。榮格認為**心靈就是意象**。意象在他的思想裡異常重要。**意象**一詞優雅地迴避了**藝術**一詞所代表的論述與期待。對於榮格，意象是潛意識戲劇性而神聖的聲音。

　　本書不關心繪畫的發展階段，也不關心從自我的角度促進藝術治療的種種干預。有許多很棒的藝術治療書籍描述繪畫的階段、藝術媒材以及治療各種人口族群的干預方法等等。不過，我認為狄奧多・阿伯特（Theodor Abt）的《圖畫詮釋入門》（*Introduction to Picture Interpretation*, 2005）對榮格取向的圖畫詮釋是英文書籍中最可靠的一本了。這本書整合了最主要的元素，教大家

如何運用榮格式的圖畫詮釋，同時考慮到其下有目的性的原型模式。薛弗里恩（1992;1995）也曾經做出重大貢獻，將榮格思想加以延伸，形成一些詞彙，不但維持了榮格的原意，同時也將榮格思想現代化，以便更適合藝術治療的領域，包括意象體現以及和移情／反移情有關的特定議題。愛德華茲（Edwards, 1987;2010）和華萊士（Wallace, 1987）對於整合榮格與藝術治療也很有影響力。他們對於創造過程的貢獻有目共睹，我將始終如一地謹遵他們的創作精神和對潛意識與自我的忠誠。

有了這些偉大基礎之後，學生仍然需要瞭解榮格心理學的基本元素。剛開始學習榮格心理學的學生會發現，本書使用簡單、直接的文字，運用小故事說明榮格獨特的心理模型。中間夾雜著意象，擴大了基本原則和概念，讓讀者也能看到視覺上的理論模型。我希望本書能夠闡明並示範榮格心理學的理論基礎。這些理論與意象在藝術治療與臨床運用上都有很深刻的關係。

情感、情緒與感覺

榮格在他的《心理類型的基本描述》（Psychological types: Definitions, 1921/1990）中說，他會混用**情感**（affect）和**情緒**（emotion）這兩個詞彙。他口中的**情感**指的是「一方面有顯著的生理上的神經支配，另一方面在思想過程中也有特別的干擾」（CW 6, p.411）。情感和生理潛意識狀態有關，是情緒的根源，榮格認為情緒和情結與意象有關。另一方面，感覺（feeling）則是有意識的、定義清楚的表達，很容易釋放出來，不像情緒與情感那麼緊緊抓著我們不放。也就是說，「情感是生物／原型的根，和生活結合，形成情結情緒，情結情緒又反過來，經由有意識的覺知，產生內省，成為感覺。」（Dougherty, 2011, p.2）我將主要討論情緒與情感，除非有必要才會談到感覺。

個案／患者／被分析者

雖然大家常用「**個案**」（client）一詞稱呼在做心理治療的人，但是這個詞

彙沒有指出更深刻的心理工作所導致的關係。因此，我會交換著使用「**患者**」（patient）和「**被分析者**」（analysand）這兩個詞彙。「**患者**」（patient）一詞的字源有**耐性**和**臨在**（就像繞行三階段之一）的含義。拉丁字源 patī 代表「受苦」（Ayto, 1993, p.370），延伸為「等待」與「甘願受苦」的意思，正好描述了我們在榮格方法的治療過程中，承認自己受苦，不試圖改變痛苦，也不消除痛苦。**被分析者**（analysand）一詞則標明了心理分析的取向，強調和潛意識的關係。身為被分析者，我們留意自己的內在過程、圍著我們的情結繞行、承認並忍耐我們的痛苦，直到新的景象出現。患者和被分析者兩個詞彙和以自我為取向的治療過程不同，後者會列出特定的目標（例如心理諮商、心理治療和解決問題的教練）。**患者**和**被分析者**兩個詞彙提醒我們，潛意識有自己的時間表與流程，在轉化我們的個性上扮演了重要的角色。患者和被分析者經由榮格取向藝術治療，尋找情緒的家，在那裡進行深刻的心理覺察，願意並懷抱好奇地參與這一趟內在旅程。

自我

自我（ego）一詞代表意識的核心。榮格用**自我情結**（ego complex）解釋心靈更深刻的動力，因為它「既是意識的內容，也是**意識**（原引文強調）的狀態」（CW 6, 1921/1990, p.425）。為了簡明起見，本書也將使用**自我**一詞。埃弗斯－法赫（2017）經過深刻研究之後，認為榮格模型中有四種不同姿態的自我（第二章將會討論）。

他／她

為了文本流暢，我會一直使用「**她**」。我並不是要故意忽略「他」，在榮格心理學裡，男性也有重要的角色與聲音，但是榮格對集體潛意識的觀點與女性原則有關。因此，女性的「**她**」可以鼓勵大家更能看到心靈的女性面向。男性天生就已經被看到了，在我們每一個人的心裡，以及在許多文化結構中，我們

都會更有意識地注意到「他」。自古至今，父權結構一向都把持定義並掌權，男性原則與女性原則二者在面對父權結構時，其實都很脆弱。

男性原則與女性原則

我們都是由兩個對立面（男性與女性）結合而生，這是生物事實。大多數的生物皆是如此。榮格首先使用男性原則與女性原則描述大自然中的能量。大家經常將男性原則／女性原則和性別的男／女混為一談，二者並不相同。雖然有時候榮格的文字引人誤解，但是他並不是這個意思。從理論的觀點看，男性原則與女性原則是普世的結構與概念，用來描述**心理原則**或原型能量，並擁有和**理性**（Logos）與**慾望**（Eros）有關的獨特模式，其根源來自集體潛意識。所以，為了避免與性別混淆，我有時候會用**陰陽**或日月取代。

女性原則與男性原則也和**阿尼瑪**（anima，靈魂〔soul〕）與**阿尼姆斯**（animus，心靈〔spirit〕）──心靈的女性原則與男性原則有關。榮格用這些詞彙指認心靈中的異性戀面向。我們必須明白，阿尼瑪與阿尼姆斯是心靈中距離自我最遠的部分，自我對它們最沒有覺察，也不熟悉。榮格的某些探索與公式都反映了來自他的文化與世代的偏見，但是這些部分都調整過了，以適應更現代的思維。煉金術的**融合**（syzygy，將男性與女性結合在一起）意象為這個長久以來的議題提供了原型。本書將不會討論性取向、性別轉化、性認同、流動性別等等當代議題。

地域心靈：神聖空間

在希臘和羅馬時代，每一個地方都和某位神祇或是地方的守護神有關。神聖的地方，或是需要受到保護的地方（需要和大自然保持平衡的地方），例如泉水、大門、山谷、山洞和樹，都會以神祇命名。他們認為地域心靈（genius loci，神聖空間）擁有靈魂。大自然景象往往呈現出許多地域心靈的表達，在情緒難受或是有重大事件發生的時候，都會自然出現。本書會包括這個部分。**圖**

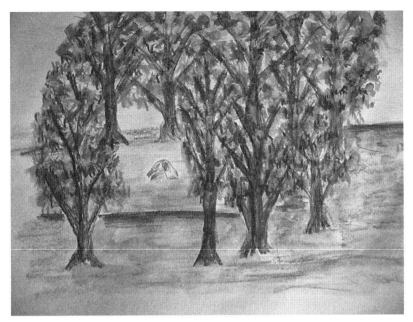

圖 1.4 有神聖空間的池塘

1.4 顯示夢或積極想像如何產生神聖空間。這張意象中，被分析者已經過世的狗在池塘中間游泳。夢為他帶來了心靈的訊息，告訴他，他需要更常在大自然中玩耍。

　　教導榮格心理學的美妙和複雜就在於一切都互相有關聯──碰觸一個想法，就會對其他事情造成影響。榮格取向的心靈很有動力、充滿電流。我們要瞭解，榮格的工作影響非常長遠，包含了諸多意象、想法、概念與原則，而且往往不是排得整齊清楚。本書只是一個小小的入門，讓讀者進入榮格取向藝術治療與榮格心理學的領域。毫無疑問地，還有許多本書沒有提到的事物。我希望本書能夠讓讀者看到未來其他的大門和通道，支持讀者個人與臨床工作的探險。本書只討論到了榮格思想與哲學中非常小的一部分，我明白我不可能完整描述榮格如此創新、如此有創造性的心靈。榮格不只帶給我們深度心理學，也帶給我們可以仰賴一生的哲學。

入口

準備要臨在了

　　當我們開始探險，心靈自然會因為期待而體驗到一些情緒與心智準備。我們通常會感到焦慮或興奮，可能無法分開這二者，或是不知道二者的差別是什麼。我們期待、計畫並想知道，好像我們正在接近一個大門，卻不知道門後面有什麼。在我們進入一個閾限或是沒有時間感的空間之前，入口是過程的第一步。在閾限中，我們會失去一般生活的方向感，但是對我們的內在世界，以及我們和潛意識的連結更有覺知。接下來的三章就是本書的入口部分，我們會探索榮格模型的基本概念與原則，簡要地談到榮格取向藝術治療的背景與歷史，包括榮格在遇到潛意識之前的工作。這是分析心理學的入口，在此，分析心理學甚至尚未被命名，其根源來自榮格在伯格霍茲里（Burgholzli）精神科醫院的工作，以及他和佛洛伊德的合作。榮格的入口帶著他踏上了潛意識之旅。當時，他將其記錄在《紅書》（Red Book, 2009a）裡，之後出版。我將簡要談到榮格的心靈模型、他發現的集體潛意識、情結與原型，作為我們創作的基礎，讓我們準備好，可以進入更深的空間。在那裡，我們將積極參與榮格取向藝術治療的意象。

第二章

榮格理論與實務的樣貌

地標：意識、潛意識與象徵

在佛洛伊德之前，或與他同期，就有許多哲學家、醫師和精神科醫師都在耕耘潛意識的豐足之地。佛洛伊德種下了潛意識的精神醫學結構的種子，讓分析心理學開了花，在二十世紀負起了提倡並領導心理分析的大任（Ellenberger, 1970）。

心靈的基本心理學結構發展多年，包含兩個主要的範圍：**意識**與**潛意識**[1]。弗雷－朗（Frey-Rohn, 1990）解釋說：

---

[1] 當代心理學談到壓抑的個人素材時，可能使用**前意識**（preconscious）或**下意識**等詞彙。但是，榮格會使用**潛意識**或**個人與集體潛意識**。還有，榮格假設「壓抑」有意識與潛意識的過程，佛洛伊德則認為「壓抑」是有意識的、由自我驅動的過程。

佛洛伊德起了頭，榮格繼續開展。佛洛伊德以他的經驗顯示情緒化困擾在潛意識所扮演的角色，榮格則用**實驗**（原文強調）證實了這些元素。兩位都對體驗探索潛意識（之前只是一個哲學性概念）作出了貢獻。（p.18）

　　榮格在伯格霍茲里醫院，與尤金・布魯勒（Eugen Bleuler）合作，經由字詞聯想測驗（word association experiment, WAE）的研究覺察到了潛意識。在實證經驗和理論上，佛洛伊德在維也納對病患潛意識的第一手觀察都因此得到加強。榮格渴望繼續證實潛意識的存在，這對佛洛伊德有益，因為心理分析正在面臨嚴峻的批評。佛洛伊德與榮格，以及其他心理分析師團結起來，保衛潛意識的角色與心理分析師的工作。在當時，這是很有顛覆性的思想，但是有創造性的前衛人士都對此表達了強烈的興趣。榮格非常尊敬佛洛伊德的貢獻，但是他認為佛洛伊德對心靈的看法過於機械化、過於簡化了。為了解釋心理衝突，佛洛伊德強調的是表現、投射與性慾理論。榮格脫離了佛洛伊德對「壓抑」的想法，認為意象提供的潛意識素材具有目的與方向 **2**。

　　榮格不只是關心內在的心理療癒與心靈的完整，也想瞭解自然的心靈解離與碎片如何表達動力並促進新的意識形成。榮格經由繪畫與積極想像所呈現出來的、多元的心靈意象，發現自我會分化，成為掌握意識現實的自我與進行潛意識活動的自我。榮格相信自我與潛意識之間需要建立關係，心靈的完整才能出現。

　　例如，榮格認為**昇華**（sublimation）很神秘。他不認為意象和內容僅僅是受到壓抑的素材，而是可以重新引導或昇華，成為自我認為值得的任務。榮格認為，這不是「**刻意強迫**自己將直覺引導到虛假的應用上，而是用**煉金術**將之轉化，需要有火和黑色**原初材料**（prima materima，原文強調）的參與。」（Jung, 1973, p.171）榮格取向藝術治療經由創作過程，神秘地開啟人格。我們不是經由自我掌控的藝術創作活動與干預進行心理工作，而是讓自我與自性（潛意識的深刻引導）合作。當我們有了這種態度，潛意識的內容便成為象徵性素材，

2　榮格談到壓抑是意識與潛意識的過程時，正解釋了為何榮格取向藝術治療師可能不會自動將病態景象的臨床意象或素材視為壓抑，而是視為心靈能量往前進步或退行的自然流動，或是情感調節的過程。這是心靈和個體化發展整體的一部分。

推動心靈朝向完整前進。之後幾章會討論榮格對於這個過程的想法。在此處，榮格取向藝術治療有諸多不同的角度：自我如何接近潛意識、潛意識的角色、意識（自我）和潛意識（自性）之間動力關係的目的。榮格之後的作者們可能將這二者的關係稱為自我與自性之軸（Ego-Self axis）[3]。我們不想將意象簡化成為有定義的圖畫，或是受到壓抑並被詮釋的內容。我們對意象的態度主要是圍繞在一個問題上：「這個意象如何在此刻進入意識，將如何促進個體化歷程？它的目的和聲音是什麼？」在所有的深度心理治療與心理分析中，主要的工具都是關於象徵性的思考，而不是表面上的含義。

榮格、符號與象徵

在心理分析過程中，無論理論取向是什麼，和潛意識工作的重點都是象徵性思考。當我們進行心理工作，或是和某個意象花些時間相處時，都會為我們的日常生活帶來意義和目標。意象本來就是要讓我們玩一玩、好好傾聽，而不是刻意賦予定義的。這時，最有創造性的心理工作就發生了。我們可能運用某種需要放大或探究的藝術媒材追尋一個意象。我們願意在過程中打破穩定的狀態，為意象注入了意義（象徵），然後自我的態度就改變了。象徵性思考是心靈能量、榮格的綜合法（synthetic method）與想像的一部分（四、五、六章）。

榮格將符號和象徵分開。符號是已知的溝通，象徵則是一層又一層、部分仍然未知的溝通。例如，我們開車時會看路上的路標（符號），告訴我們何處需要停車、安全的車速是多少。我們也可能看家庭裡的「符號」以策安全。象徵則是「在具體、獨特的情況下揭示自己，其含義令人驚訝、無法控制，具有個人化的本質」（van den Berk, 2012, pp.48-49）。意象有轉化心靈的力量，因為它帶著潛意識的能量，進入意識中，創造和潛意識的個人關係，然後我們會對圖

3　榮格分析師艾瑞旭・諾伊曼（Erich Neumann）首先提出自我－自性軸線，然後愛德華・艾丁格（Edward Edinger）加以延伸。有些人對此有爭議，但是這個軸線為個人和集體潛意識的關係提供了視覺上的解釋。

像投射意義與心靈能量。如此一來，它就成為了「活生生的象徵」了。

　　榮格說我們讓象徵「成孕」，意思是我們注意這個意象，在它的各種屬性上不斷繞行，和意象培養與逐漸已知的關係，讓意象活了起來。薛弗里恩（1992）根據榮格的思想，將藝術創作過程的第一個階段命名為「圖畫裡的生命」（life in the picture），可能產生**圖解式的、概略的意象**（diagrammatic image），線性且平面（符號），而**體現意象**（embodied image，象徵）則攜帶著生命與能量。圖畫可能來自先入為主的想法，或只是和材料玩出來的即興結果，但是都需要我們願意經由意識與潛意識的合作，擁抱無可言喻的過程，讓創作者「放棄先入為主的意象，不試圖複製它」（Schaverien, 1992, pp.86-87）。多爾蒂（Dougherty, 1998）進一步討論：

　　藝術作品的象徵功能是基於創作者在創作時，以及創作後，對藝術創作的**態度**（原文強調）而定。如果藝術家耐心地涵容對立面，允許創作過程成為一個媒介，讓「無言的發生」（wordless occurrence）得以成形，藝術作品就有可能成為社群中具功能的象徵。（pp.489-490）

　　也就是說，會讓我們暫停批判、解開想像的限制、強迫我們反思的圖畫都含有象徵性的素材。因為我們對潛意識的素材保持開放的態度，意象的創作者與觀看者（患者與治療師）都面對了選擇，以及可能發生的心理改變。榮格認為象徵是心靈轉化的工具，多爾蒂（1998）則指出，創作不可能一直改變藝術家的自我認知。這是一個錯誤的概念，延續了藝術家可以獨自工作，並且在心理上做出改變的迷思（p.484）。因此，接下來的幾章會討論到轉化的意識過程中的元素。

繞行：對內在之旅的態度

　　繞行原本是指世界各宗教中虔誠的練習，例如繞著聖壇行走，經過一層又

一層的意識，越來越接近核心。**繞行**一詞有拉丁字源 circum，意思是「周圍」，以及 ambulation，意思是「走路」。在心理上，榮格取向藝術治療是一種類似宗教的活動，倒不是指某一種宗教或神祇，而是指潛意識來的心像。心像來自夢或自主發生的藝術，撥動我們的好奇心，邀請我們解開謎團。我們在心像四周繞行，臨在（參與）感受，經由線條、形狀、色彩和素材選擇，考慮以各種方式接近。繞行異常重要。我們經由我們和潛意識的關係，以及我們的態度，使得繞行非常個人化。

「放鬆我們的線性與理性思考」可能聽起來很簡單，但是當我們面對社會，並必須適應日常生活時，便很有挑戰了。榮格對於深度心理學的貢獻之一就是他的洞見，經由想像與遊戲，面對潛意識，並積極參與創作和省思的過程非常緩慢，但是非常令人振奮。洛杉磯的榮格分析師喬・麥克奈爾（Joe McNair）就是用這種態度教授凱爾特（Celtic）神話與煉金術專題。他以隱喻方式為我們打開大門，我們進入一個閾限空間，沒有時間、緩慢而溫和。神秘的意象與故事以深不可測的方式碰觸我們、感動我們、改變我們。我們思考著這些內容，不斷繞行著，我們只知道，不知不覺間，想像已經滲入了我們的靈魂。

榮格取向藝術治療可能將來自潛意識的心像視為神聖物件，我們坐在聖堂裡將它放在聖壇上。我們稱這個聖壇為心靈。我們專注於聖壇，開始將生命中的童話或神話拼湊在一起。一開始，這些積了灰塵的碎片待在陰影裡，被否認、被忘記了，它們：

> 雜亂、無休無止……慢慢地，符號增加了，我們的道路開始走向某處。這條路不是直的，而是一圈又一圈的……螺旋狀……整個過程圍繞著一個核心點，或是某個核心四周的某種安排……潛意識表達自己，夢（意象）繞著圈子，或圍著核心繞行，越來越接近核心，越來越放大，越來越明顯，規模越來越大。（Jung, 1952/1993, CW 12, p.28）

我們一旦接受了「此生都將圍著素材做螺旋狀的繞行」（很多時候，一代又一代的人都在此繞行許多次），我們就不用再想「解決」我們的問題，不用再當

英雄了。榮格解釋說，聖殿不是一天就能蓋成的，需要很多年的發掘，並瞭解我們的內在工作、我們的人生意義，緩慢地朝著意識迤邐而行，一根柱子又一根柱子地工作下去 **4**。

曼陀羅

　　榮格也提到曼陀羅（mandalas）的核心。曼陀羅是古老的符號，在榮格心理學裡被視為心靈組織的專注點。梵文的「曼陀羅」意思是「圓形」，是東方宗教心靈與儀式的象徵，代表宇宙或是宇宙裡一切生命的意象。原始的曼陀羅意象代表天堂，四個角是大門，標示著根本的方向與道路，通往曼陀羅中間的古老城市。這是古老的圖案，有著深刻的意義。

　　藝術治療師已經好好研究過曼陀羅，經常用它來進行藝術創作，因為曼陀羅可以碰觸到心靈裡的古老地方，提供省思與補償性的寧靜，包容紛亂的潛意識素材（Cox, 2016; Finch, 1991/2010; Kellog, 1978/2002; Perry, 1953; Potash, 2014; Potwsh and Garlock, 2016）。有人說，榮格分析師約瑟夫‧韓德森（Joseph Henderson）鼓勵他的個案藝術家傑克遜‧波洛克（Jackson Pollock）畫曼陀羅，以協助控制波洛克的內在紛亂，但是波洛克不肯。曼陀羅是很有用，但也可能讓人感覺做作，或是受到限制。某些藝術家可能需要更大的空間，或者有不同的意圖。這要看當事人的自我和自性的關係而定。

　　榮格在第一次世界大戰時（1914 ～ 1918）開始畫曼陀羅。每天早上，他畫一張「小的圓形圖畫，一張曼陀羅，似乎對應著我當下的狀況。這些畫協助我

4　柱子（pillar）一詞讓我想到一個重要的夢，顯示了和潛意識工作時緩慢、刻意的工作。麥克斯‧蔡勒（Max Zeller）是榮格分析師，也是集中營倖存者，從歐陸逃到了倫敦。之後，他和家人移民到美國洛杉磯，成為榮格學院（Jung Intitute）的創校者之一。戰後，蔡勒於 1949 年回到蘇黎世繼續學業。他心中對於我們為什麼做這種工作有一些疑問。他曾經跟榮格分享了他的一個夢：「**人們正在建造一座很大的聖殿。就我所見，前後左右，四處都看到很多人正在建造巨大的柱子。我也在建造一根柱子。整個建造過程才剛剛開始，但是地基已經有了，聖殿正在崛起，我和其他人都在努力建造。**」（Zeller, 1975/2015, p.2）

觀察我每天的心靈轉化」（Jung, 1961, p.195）。最後，他瞭解了這個過程對他自己的意義。對於榮格，曼陀羅是：

關於自我狀況的密碼，每天重新出現。在其中，我看到了自己──整個的我──活躍地工作著。當然，一開始，我只能模糊地瞭解它們，但是我覺得它們極為重要，像是珍貴的珍珠。我很清楚地感覺到它們來自核心。過了一陣子，我經由它們形成了對自我的概念。我認為自我就是我這個個體，也就是我的世界。曼陀羅代表這個個體，對應著心靈的本質……我必須讓自己隨著水流被帶著走，完全不管水流將帶我去到何處……我越來越清楚知道，曼陀羅就是核心。它是所有道路的指標，是走向核心、走向個體化的道路。在 1918 年到 1920 年之間，我開始瞭解心理發展的目標是自我。沒有線性的演化，只有自我的繞行。（Jung, 1961, p.196）

榮格很自然地和意象的療癒能力產生連結。他從自身經驗發現，圓形是心靈維持秩序的結構，而根據榮格的定義，心靈就是自性。

舉個例子，伊莉莎白（Elizabeth）的孩子還小，當她畫曼陀羅（**圖 2.1**）時，可以感到某種包容與靜心。「在詩意的空間中，我找到了距離。」相對於她繁重的親職責任而言，這無疑是一個對立點。伊莉莎白使用很大的畫布，畫了交疊的彩色圓形，意外發現了**曼陀羅**。古老的核心呈杏仁狀，和黑暗中的神聖光亮有關。伊莉莎白有時坐著看這幅畫，傾聽潛意識的奇妙。她碰觸到了神秘的親密感，以及住在她內在、持續不滅的光。沒有在畫畫時，她可以想著這幅畫。意象在她的想像中成長。這幅大曼陀羅在空間上和完整性上，都和伊莉莎白產生了連結，補償了她忙碌的生活，成為了她的錨。

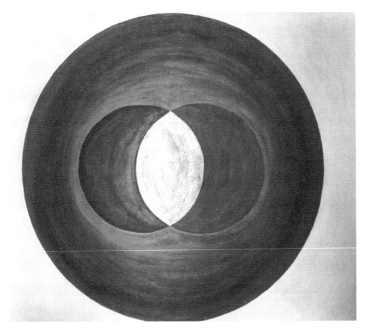

圖 2.1 伊莉莎白的曼陀羅

　　意象會對我們說話，好奇心會把我們拉近它。我們走向核心，這是分離與差異的起始位置，卻又在我們的內在形成深刻的親密關係。並且，核心也是意象的核心，在這裡，我們的意識可能可以看到原型模式。

　　繞行是自性的功能，帶我們到外面。在**圖 2.2** 裡，艾瑞克（Eric）創造了一條螺旋形的道路，帶我們去圓形的中心。艾瑞克解釋說，在他走向覺知的核心時，他經過了不同的階段。很矛盾地，這個核心同時也是空無或靜止之地。這條路帶領我們經過不同的發展階段，走向潛意識。**圖 2.3** 是另一幅自主出現的曼陀羅，讓我們看到不只是繞行，也有圓形道路，帶我們走向內在自我。經由生命流動尋找我們的核心時，我們會發現意識的新狀態。所以蘇（Sue）稱她的曼陀羅為「降落傘」，因為生命中既有黑暗的情緒，也有「明亮的色彩」。她經過了一陣子的憂鬱之後，終於能夠享受光明。

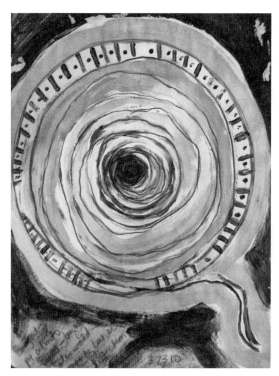

圖 2.2 螺旋狀曼陀羅

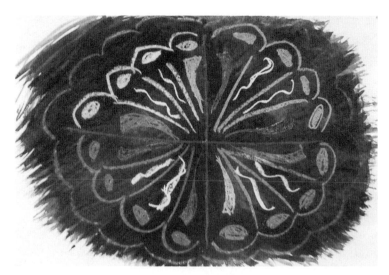

圖 2.3 降落傘曼陀羅

榮格取向藝術治療｜第一部・入口：準備要臨在了

榮格的心靈結構

　　根據弗雷－朗，直到 1923 年之前，佛洛伊德都沒有專注於為心靈結構下定義。反之，榮格在自己的事業早期就開始思考意識和潛意識過程的整體性了。1913 年，榮格已經在使用「統一」（unity）和「整體性」（wholeness）的詞彙，而且他瞭解整體心靈的反應是一個發展的過程，包括了人的個性的各個面向（Frey-Rohn, 1900, p.111）。在這個單元，我們將討論榮格對組成心靈整體的各個部分。首先，我們將專注於詞彙或概念，提供簡要的說明，然後在接下來的章節中，使用臨床故事和意象繼續深化並整合這些詞彙和整體心靈的關係。

　　在我們開始建構有共識的詞彙時，必須明白，榮格的詞彙與概念不應該是機械化的，也不應該制式化。如果我們將這些詞彙與概念抓得太緊、太具體，聽起來就會像空虛的口號而已。我們將會失去想像，文字也將失去意義。榮格的心靈模型是有動力的、有能量的構造，我們在其中奮力理解的不只是概念，也是概念與概念之間的關係。榮格倚賴意象以呈現心靈的內在世界。我選擇使用患者與學生在心理過程中創作、自然發生的意象，以表現原則與概念，因為榮格的發現其實也是源於自然發生的真實經驗。有些人認為榮格過於專注在概念上，而不夠注意意象的生命。但是如果我們檢視《紅書》（2009a）就可以看到，他對意象的生命以及象徵的力量有明顯的興趣。他想要建立一個來自他個人生命的理論基礎。

心靈是圓形

　　榮格往往用圓形或曼陀羅來表示他對心靈的看法，如下圖所示（**圖 2.4**）。圓形分為兩半，上面代表**意識**，下面代表**潛意識**（包括個人潛意識和集體潛意識）。心靈的意識部分很小，潛意識部分則很大、很廣闊。藝術治療是一種從心理分析而來的心理學取向。藝術治療很自然地讓我們看到潛意識，承認並記錄了真實存在的潛意識，捕獲潛意識的意象，因此轉化了心靈。

　　意識含有我們在日常生活中所意識到的一切，或是我們在空間和時間中

所注意到的一切。另一個思考「意識」的方式就是心靈的意識部分「對當下做出回應並適應現實，因為心靈的意識部分主要在意的是當下的事件。」（Jung, 1927/1972, CW 8, p.152）

　　另一方面，心靈的**潛意識**部分則是我們知道、當下卻無法觸及的一切。潛意識也包括我們不知道、或許是永遠也不會知道的一切。潛意識包括我們所有感覺到的、想要的、計畫的、對未來想像的一切，但是除非它們冒了出來，我們並不會意識到。榮格警告我們，潛意識很矛盾：擴展、創新，卻又保守——有創造性的元素，也有破壞性的力量（Jung, 1930/1985. CW 16, p.34）。榮格取向藝術治療的主要原則就是意識與潛意識之間的張力，推動著心靈的本質，攪動本能的能量，結果可能是心理的更新與超卓。

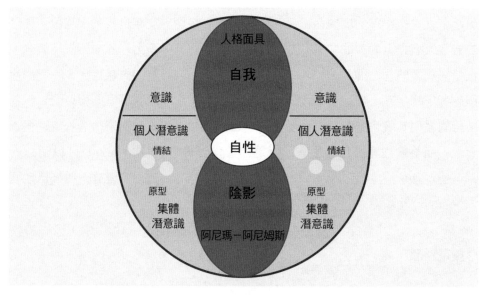

圖 2.4 心靈結構的曼陀羅

意識

　　在分析心理學中，心靈的意識部分有兩個主要概念：**自我**（ego）與**人格面具**（persona）。

自我

榮格認為**自我**是性格裡意識的位置，決定了現實與適應，並有著高度的延續性與身分認同（Jung, 1921/1990, CW 6, p.425）。自我以身分認同，以及從過去到現在，再到未來的一整套的個人記憶、思想與感覺引導心靈。自我也會分辨與導航我們的主觀（內在主題）與客觀（外在客體）的世界，但是自我只是心靈的意識層面，所以也需要有足夠的流動性，才能接受之前在內在與外在資源都未曾出現過的新資訊（適應與個體化）。

例如，當我們閱讀與學習榮格理論時，我們的自我吸收了新的資訊，我們會軟化自己的認知，以便接收新的資訊。自我像一個篩子，和我們認為最重要的事物產生依附關係，以維持整個心靈在某個層次的現實和穩定。同時，身為篩子與心靈的穩定核心，自我會面對從潛意識冒出來的各種可能看似不合理的意象。一開始，榮格對於自我的認定和大部分心理分析的看法一致，但是他和佛洛伊德分道揚鑣之後，逐漸演化出來的一部分就是當自我遇到潛意識素材時，自我在心靈中的角色發展。埃弗斯－法赫（2017）針對榮格對自我發展的看法，做了大量的研究。埃弗斯－法赫認為，榮格心理學若不是被「榮格對原型與自性的過度癡迷」（p.185）遮蔽，其實根本可以說是綜合所有條件的「自我心理學」了。埃弗斯－法赫從研究中得到的結論是她認為榮格對於自我的概念其實是建立在她所謂的「榮格的四個不同態度」（p.185）上，涵蓋了好幾項理論：

1. **主觀自我**（subjective ego）是性格中針對身分認同的部分，有延續性與個人敘事的真實自我。夢的自我也包含在這裡。
2. **結構自我**（structural ego）是自我的潛意識部分，主要負責防衛、適應、和自性合作，以調節個體化過程。
3. **發展自我**（developmental ego）是指當個人成長改變時，自我將隨著時間與不同階段，映照出這個過程。榮格後的學者認為發展自我和自我與自性的關係有關。
4. **宇宙自我**（cosmogonic ego）是「榮格獨有的概念……自我是經由自我和自

性之間的動力過程，潛意識在世界上的化身。」（Evers-Fahey, P.195）

　　和一般人想的相反，榮格心理學明顯重視自我意識（理性），然而也同樣重視潛意識（非理性）的另類或矛盾的看法，他認為這些資訊極有價值。榮格認為如果心靈的意識與潛意識能夠彼此合作的話，我們將會是最健康的狀態。榮格對煉金術的研究進一步顯示，對立的力量創造出了心靈內的動能、點燃了與潛意識的相遇。對於過度狹窄與僵硬的自我而言，這是一個令人震驚、警醒的時刻。

　　討論過自我與潛意識之後，班上一位學生創作了**圖2.5**，並說：「這是傾斜的，顯示我的自我面對潛意識冒出來的素材時，覺得非常迷失方向。」當自我稍微意識到除了它自己，還有其他生命時，任何的入侵都感覺像是巨大的干擾。當信心滿滿又有適應力的自我面對潛意識冒出來的強大，感到驚訝、不確定性或困難的時候，自我會比較沒有反應。堅實的自我可以堅守意識與適應的寶座。也就是說，自我變得更有能力參與潛意識的活動。有時候，榮格取向的藝術治療師會支持和堅化自我，有時候則選擇直接與潛意識素材工作，以補償缺乏彈性的自我。

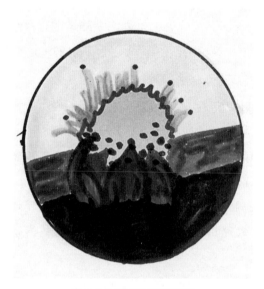

圖 2.5 自我遇到了潛意識

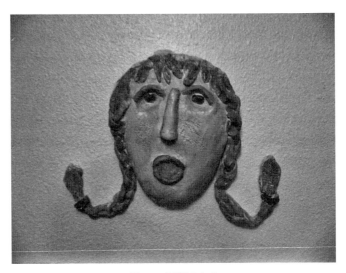

圖 2.6 長襪子皮皮

人格面具

　　人格面具是別人看到的我們，提供了內在與外在世界之間的界面。心靈如何「接觸」世界，是我們在世界上如何被人知道、接受或排斥的一部分。人格面具就是我們內在主觀世界與外在客觀世界之間的連結或介面。榮格經常稱外在客觀世界為**集體**（collective）。人格面具需要和自我產生連結，必須有彈性，能夠看情況、看身處的環境以及自我生存的文化，以別人能夠接受的方式採取行動並與人連結。根據定義來看，人格面具是一個我們在世界戴著的面具，可以根據情況而有所改變。對於榮格取向藝術治療師而言，製作面具可以接觸到人格面具，以及人格面具和各種情況的關係。在角色扮演活動中，面具往往令人印象非常深刻。

　　圖 2.6 是一個十歲女孩做的長襪子皮皮（Pippi Longstocking）。對她而言，這個意象代表勇敢探索集體對她的諸多期望。皮皮代表在世界探險的精神，雖然女孩有時候會覺得緊張或內向。如果人格面具和她的自我有了連結，那麼，她可以因此而獲得自信。和面具產生的連結讓女孩在有需要的時候，有能力表達她有信心的皮皮面具。

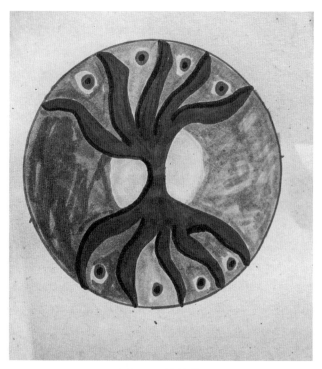

圖 2.7 心靈地圖

　　教授榮格理論的時候，我鼓勵學生想像自己如何畫出榮格的心靈地圖。創作**圖 2.7** 的學生解釋說：「右邊是意識的世界，人格面具與自我面對外面。左邊是陰影、個人與集體潛意識。綠色圓圈代表情結，兩邊有五個分岔的藍色部分是核心自我的表達，心靈能量的流動。」曼陀羅自主出現，當她解說的時候，她個人對榮格心靈地圖的理解便活了起來。

　　在臨床環境中，我們一開始的互動都是在和患者的人格面具之間發生的。創作意象可以很快揭曉外顯人格底下的景象，讓我們和面具後面的人格產生連結，刻劃出有創造力的空間，其中包含了潛意識素材與心像。為了認識具有**情結**和**個人陰影**的完整人格，榮格有興趣的是分析師與被分析者之間冒出來的素材，包括意象與象徵。在榮格取向藝術治療中，個案分享的素材在本質上令人感到好奇，培養出某種特定的能量場與視覺空間。唐諾・溫尼考特（Donald Winnicott, 1971）認為這個空間是「潛在空間」（potential space）或是「過渡空間」

（transitional space），是母親與寶寶之間形成並存在的空間。他推測，治療空間中具有潛力的表達會因為二者（母子）原本的關係而異。在榮格心理學中，這個空間被稱為「第三空間」（the third）。

潛意識

對榮格而言，潛意識是一個機會，「不但包括壓抑的內容，也包括潛藏在意識之下的心靈素材……潛意識包含所有尚未達到意識層面的素材。這些是未來意識內容的種子。」（Jung, 1928/1966, CW 7, pp.127-28）。榮格將潛意識分為兩個部分：**個人潛意識**與**集體潛意識**。也就是說，榮格的概念中存在著有動力的互動，每一種互動都同時有個人的品質，以及和集體潛意識的連結。個人潛意識包含潛意識素材，例如**情結**與**個人陰影**。榮格說：「我們必須永遠先處理個人潛意識，讓潛意識被意識到，否則無法打開集體潛意識之門。」（Jung, 1936/1993, CW12, p.62）當我們將集體潛意識理想化，略過個人潛意識時，很容易忽略了這一點。

榮格發現了**集體潛意識**，並為它命名。有時候，他稱之為**客觀心靈**（objective psyche），代表我們心靈內的一部分，包含著常見或普世的結構，我們經由潛意識的文化脈絡以及祖先與古老的素材，和我們的擴大家庭（extended family）、社群和人類整體產生連結。集體潛意識**遠離**自我意識的批判，具有自主的特質。也就是說，我們的自我很難控制或是完全無法控制集體潛意識。集體潛意識補償了意識心靈及其單一的偏頗態度。每當我們想到意識心靈的時候，我們也同時想到潛意識扮演的補償角色，讓心靈完整。也就是說，潛意識提供了意識所缺乏的內容。1946 年，榮格寫了一封信給一位心理治療師，說他覺得集體潛意識圍繞著我們。他將集體潛意識比喻為我們生活的大氣層，而不是生活於我們內在的東西。榮格認為集體潛意識尚未為人所知，而且不是在心理層面運作（1973, p.433）。也就是說，他認為集體潛意識離自我的意識極為遙遠。

榮格這樣說是什麼意思呢？我們可以用楊樹的意象解釋。楊樹看起來似

乎只是單獨站立在地上的一棵樹，但是它的根部系統交叉、延伸到附近其他的楊樹以及它們的根，產生經由稱為根莖（rhizome）的交錯根部系統彼此連結的樹叢。根部系統代表集體潛意識，人類經驗在諸多層面上彼此連結。雅可比（Jacobi, 1942/1973）則用島嶼的意象說明潛意識中分化的層次：島嶼各自分開，但是在潛意識的海洋底部，共享同一個海床（p.34）。現在，「文化潛意識」、「種族潛意識」、「宗教潛意識」、「家族潛意識」或「身體潛意識」等等詞彙已經成為常見的榮格心理學名詞，可以用來解釋我們對人類集體潛意識的理解。

榮格認為人類經由社群、文化、人性、動物，以及生命的主要能量彼此連結。我們可能認為發生在另一個城市、另一州或另一個國家裡的事件不會影響到我們，但是證據顯示，我們的思想和反應確實會和人類（human*being*）的根部系統產生共鳴。榮格指出，集體潛意識不是在心理層面運作，雅可比（1942/1973）則進一步說明潛意識非個人的本質，認為潛意識不會受到自我與意識的批判和命令（p.35）。榮格根據自己的研究、臨床觀察以及他的個人工作，除了集體潛意識之外，他無法為莫名的事件、自主性意象或思緒找到任何其他的解釋。當我們培養我們個人與人性的連結時，我們就打開了集體潛意識的創造力之泉。榮格正是如此。他在心理學、煉金術、神話、藝術、科學和文化上的研究鼓舞了他，再度肯定了他對集體潛意識的想法。

蓋爾（Gail）畫圖 2.8 時，討論著她身為母親的角色。她談到自己的個人情緒，她的個人情緒深化了，成為她的家族譜系、溝通模式與文化傳承。她回到個人層次，考慮自己在集體潛意識中，身為離婚的單親母親的角色。蓋爾的意象呈現了個人潛意識和集體潛意識之間複雜的彼此連結。

蓋爾首先畫了一些線條與形狀，然後用濕畫筆填入形狀中，讓形狀之間彼此連結，她有時讓邊緣滲入顏色，有時強化邊緣界線。她在馬克筆和畫筆、乾和濕、暖調和冷調的色彩之間流動，好像正在協調著內在衝突。意象的視覺焦點是一個藍色的核心，四周則圍繞著潛意識素材形成的能量，可能代表她心靈中組織的力量。意象處於畫布右邊，自然地暗暗指出了時間的流逝，以及心靈素材朝向意識的移動（Abt, 2005）。

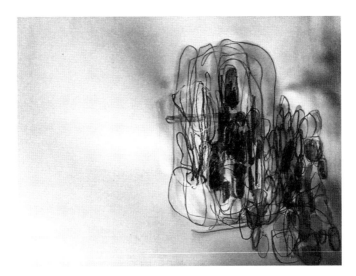

圖 2.8 個人潛意識與集體潛意識

陰影

現在，**陰影**一詞是常見的詞彙了。我們很熟悉陰影，代表了自我否認、壓抑、忽視或認為不值得的部分。意象裡很容易出現陰影。當我們早上散步，影子可能在身前拉長了，到了中午，影子又跟著我們回家。有時候，我們知道陰影的存在，有時候則不容易看見，但是我們會將自身陰影投射到另一個人身上。另一個角度則是：陰影代表我們從出生就錯過的人生——可能是我們心目中的負面或正面。在某些文化中，陰影被視為一個人「壞的部分」，人們害怕它。在西方文化中，它被視為我們投射在別人身上，而不願意承認是自己的一部分。榮格會區分個人陰影與集體陰影。

個人陰影包含我們被排斥的部分。即使我們認為是正向的特質，我們也認為是較為劣等的特質。我們在別人身上看到我們的陰影人格，或是當我們遇到不喜歡的人時，陰影則包含**我們內在**對他建置的感覺。理解陰影的常見方法是想著我們生命中某個很難相處的人。讓我們想一想，面對這個人時，對於我們不喜歡的部分有何反應。這些不喜歡的部分往往正是我們排斥的自我。在夢境中、相同性別的人、不同的種族或文化或是壞人都可能侵入，讓我們警覺到個

人陰影的存在，並繼續深入探索。榮格認為，當我們有強烈的情緒反應時，這個陰影就是一個情結。

治療早期會以榮格說的**個人陰影素材的同化**（assimilation）開始（請參考**附錄**），重新肯定被排斥的內容——這些內容之前或是受到保護，或是受到否認（異化，dissimulation）。最後，榮格以個人陰影的概念解釋了他對於投射的臨床觀點。

集體陰影指的是被排斥的原型或集體潛意識中的集體內容。對於個人而言，集體陰影則是潛意識「從眾心理」（herd mentality）的表達，或是針對某個群體或在社會之中未分化的強烈感覺、思想和行為的集體投射。集體陰影會投射到另一個種族、國家、文化或宗教上。榮格堅決認為，如果我們和個人陰影好好工作，我們會比較不容易受到集體陰影的影響（但是並不保證如此）。

在榮格取向藝術治療中，我們用意象抓住陰影的投射：「畫一張醜陋的圖」或「使用你最不喜歡的媒材創作」都是在心靈中造成騷動的方法。一位有過創傷生產經驗、但創傷尚未解決的女性，她在創作過程中可能充滿情緒，但是可以獲得暫時的釋放：

> 她生下了她的恐懼和強烈的意象，創造出一個在她之外的、新的東西。過程本身就是一種轉化，充滿療癒。她在眼前的象徵性意象中，看到了自己的情緒（陰影、情結）……她將恐懼的能量擴散出來，開始體驗……她可以重組自己的觀點了。（Swan-Foster, 1980, p.291）

被分析者可以討論圖畫中的元素，將暫時被排斥的陰影素材整合起來，因此才可能弄清楚個人素材、更瞭解她和集體潛意識的關係。觀點重組是一項多層次的過程，從我們創作意象開始，和我們不喜歡的素材工作或是和意象中的陰影奮鬥。（請參考第四章的戴娜〔Dana〕，**圖 4.2** 和**圖 4.3**。）

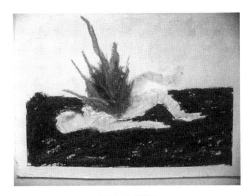

圖 2.9 情結

情結

在遇到佛洛伊德之前，榮格在伯格霍茲里精神醫院進行研究，發展出了**情結**的概念。他對一群一群的情結所創造出來的模式有興趣，認為可能揭露潛意識的敘事。最終，他因此發展出了集體潛意識的概念。但是，一開始的時候，榮格關注的是情結的指標，以及和意象的關係：「『有感覺的情結』（feeling-toned complex）是什麼？是某種心靈狀態的**意象**（原文強調），充滿強烈情緒，並且和意識習慣的態度不相容。」（Jung, 1934/1972, CW 8, p.96）

如果沒有情結，我們根本無法存活。有些情結引起很多痛苦，有些情結則被視為正向，例如愛與感恩的感覺。情結經由情感、身體和意象表達，在藝術品和夢境中都看得到。這些有自主性的「碎片心靈」（splinter psyche, Jung,1934/1972, CW 8, p.97）會深入心靈，促成巨大的改變。和創傷（尤其是早期的關係創傷）工作時，榮格在情結上的發現顯得特別重要（Kalshed, 1996; West, 2016）。

榮格取向藝術治療提供了一個方法，藉以探索並讓我們親眼看到我們的個人情結，因為意象直接表達了直覺和情感，具體呈現出來，將它從內在及身體的範疇中萃取出來，成為具體的形式。榮格的同事莎賓娜・史碧爾埃（Sabina Spielrein）解釋說：「情結因此失去個人特質……每一個個人情結都有朝向解離或轉化的傾向，成為詩歌、繪畫以及每一種藝術形式的主要發條。」（引述自 Jung, 1912/1967, CW 5, p.141）當我們被某個情結抓緊了，我們的身體會不自主

地產生戲劇性的反應。**圖2.9** 顯示一個和失去親近關係有關的情結。學生覺得自己遭到背叛，感到憤怒，覺得自己「被摔倒在地」。藝術媒材讓她將情感與情緒轉譯成為意象，然後她可以開始找到語言，說出自己的哀傷。

原型

我們無法直接看到**原型**（archetype），但是我們可以經由直覺、動機、模式、意象和象徵看到原型。韋氏辭典（Merriam-Webster）引述了「原型」的字源，拉丁文的 *archetypum*，意思是原本的模式，所有類似的模式都由此而生（Archetype, n.d.）。我們無法看到這個起點。原型建構了生命模式的天生結構，並由此發展。原型就像乾涸的河床，一直保持靜止、未知，直到河水充滿，於是心靈活了過來，充滿了能量。

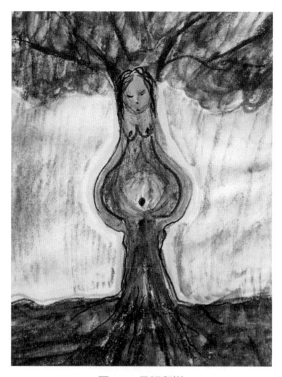

圖 2.10 孕婦與樹

原型是想像力、意象、行為、思想和感覺的普世潛能與模式，無法「完全整合，也無法僅以人的形式活著」（Samuels, Shorter & Plaut, 1986/1993, p.27）。榮格取向藝術治療有此潛力，可以讓人覺知到「個人生命中的原型」。經由原型意象，我們可能看到人類心靈中超乎自然、跨文化、神秘的元素，但仍然擁有個人元素（p.27）。雖然有時候，我們會**覺得**原型很個人，但這只是因為原型是情結的核心，有著身體的元素。在結構上，原型處於集體潛意識之中，在傳統觀點中被認為是非個人的。

對於榮格取向藝術治療。原型的意象「由某種原型產生」（Schaverien, 1992, p.21）。處於類似狀況下的人可能全都創造出某種特定的意象。例如，孕婦的自畫像往往是透明的，或身處大自然中（Swan-Foster, Foster, & Dorsey, 2003），顯示她們處境的同時性（simultaneity）。我們可以推測，母親的原型創造出了原型的意象，以表達她們活出某種原型模式的身體經驗（**圖 2.10**）。因為樹有原型的重要性，榮格用〈哲學樹〉（The Philosophical Tree, 1945/1983, CW 13, pp.253-349）一整章來討論樹。

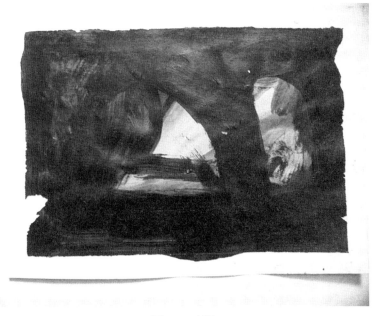

圖 2.11 山洞

許多原型意象可能在表達無法言宣的無語時刻。**圖2.11**是路易莎（Louisa）自主畫出來的。她畫了之後才明白自己畫的是她去希臘時的記憶。她在一個山洞裡，往外看著美麗的地中海天空。她認為這個意象是在提醒她自己的孤獨與想要進行內在心理工作的欲望。

阿尼瑪／阿尼姆斯

阿尼瑪（靈魂，soul）是男性的內在女性，**阿尼姆斯**（精神，spirit）則是女性的內在男性。傳統上，它們代表靈魂和精神的意象，但是在結構上，它們是我們心靈中「非我」（not-I）的部分，或是我們內在的**另一個人**，顯示離意識（或自我）最遠的部分在推動著心靈的完整性。在早期心理治療的過程中，我們首先要與陰影工作，然後往往就要和阿尼瑪與阿尼姆斯工作了。這些原則「和男性與女性的**主要心靈原則（原文強調）**一起工作，而不僅僅是……異性戀男性與女性心理的對立面而已。」（Samuels et al. 1986/1993, p.23）我們要記住這一點，然後收集主要心靈原則的資料，以瞭解實際運作的關係。雖然原本的想法是男性內在有阿尼瑪，女性內在有阿尼姆斯，現代觀點則認為心靈中都有阿尼瑪與阿尼姆斯，二者並存。並且，或是阿尼瑪，或是阿尼姆斯會符合主導的心靈原則，也就是陰影。

以下的曼陀羅（**圖2.12**）是在我教過阿尼瑪與阿尼姆斯之後，班上一位同學創作的。意象也描述了合集（syzygy, Jung, 1954/1990）的概念，也就是將兩個對立原則配輊在一起。在此處就是男性與女性。

作為中介意象，阿尼瑪與阿尼姆斯會在自我和潛意識之間自主移動，好像是這兩個世界之間的**引渡者**（psychopomp）。意識會整合並使用它們的內容，但是它們自身也帶著能量，可以延展個性。結果就是，它們既是情結，也是原型。愛蓮諾（Elanor）的夢呈現了關注這個才華的心理工作：「**我遇到一位水電工，他給我看人孔，然後掀開人孔的蓋子，我們一起看到生動的綠色植物，紫色的鳶尾花盛開了。我們欣賞花朵。**」這個夢表達了靈魂與精神二者，女性的夢中自我以及阿尼姆斯代表關係中的對立面，很像陰與陽或被動與積極。阿尼

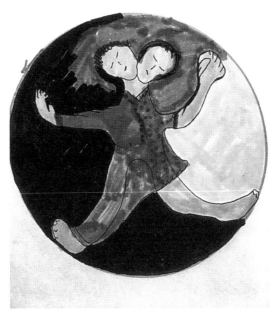

圖2.12 阿尼瑪、阿尼姆斯曼陀羅

姆斯是積極的一方，揭露了潛意識的某些內容：圓圈中的鳶尾花。同時，阿尼姆斯也為作夢者提供了補償性的意象。她前一天剛剛註冊參加了一個新的學術計畫，夢境顯示智慧的禮物（希臘的鳶尾花女神是一位傳訊者）。值得注意的是，阿尼姆斯是在為女性服務。對於愛蓮諾，夢裡的阿尼姆斯是一個有用的意象，讓她探索自己的阿尼姆斯能量，準備好接觸她人格中**理性**的一面。

從傳統觀點來看，阿尼瑪有情緒和衝動，阿尼姆斯則有信仰和啟發。阿尼瑪／阿尼姆斯佔有我們，我們可能因此言行令人不悅，例如過度需要別人、情緒波動、批判性強、控制、批判別人或僵硬。當阿尼瑪／阿尼姆斯和意識合作**良好**時，它們將帶著潛意識的禮物，引導自我。它們不是跑在前面破壞關係，而是在自我身後，支持我們與人的連結，像個火爐似的。

作為**引渡者**，阿尼瑪／阿尼姆斯也用潛意識的「禮物」將自我連結到了靈魂。這就是它們在心靈中的調和功能。阿尼瑪／阿尼姆斯的功能就像情結一

樣，表達出個人父親與個人母親**意象**的品質。同時，當阿尼瑪／阿尼姆斯經由永生的原型意象，例如希臘神話中主宰愛與美的女神阿芙蘿戴蒂（Aphrodite）與天后赫拉（Hera），或是天神宙斯（Zeus）與海神波塞頓（Poseidon），成為母親與父親的原型意象時，便將我們連結到集體潛意識中更大的模式了。這時，它們也是原型。

阿尼瑪／阿尼姆斯是榮格最有爭議的概念之一，有時候也是最難工作的概念，尤其是在現代的集體社會中，非主流性別的人與議題越來越受到注意的時候。這個原則不應該只被具體限制在性別概念上，而應該被視為能量與象徵性的表達。他們能夠很有效地促進改變，表達心靈的多元性與象徵性的多元體，可以隨意來去。最重要的是阿尼瑪與阿尼姆斯（靈魂與精神）在心靈的創造與想像中，親密連結。

自性：神秘的心靈

自性既是心靈的核心，也是心靈的四周。**自性**是心理原則，代表隱形原型世界的現實。相對於自我，自性推動意識和個體化過程。在榮格取向藝術治療中，即使沒有積極討論到，自性也是一直堅持並永遠存在的。對於心理學理論與實踐，自性是最前端的貢獻之一。自性不是上帝，但確實是一個神祇般的意象，打開了轉化與深化之門。自性和自我合作，協調和象徵、同時性與治療關係有關的各個方面，讓雙方經由連結與創造性表達的愛獲得有意義的時刻（Evers-Fahey, 2017）。

愛蓮諾夢境的鳶尾花意象顯示自性的存在，她感覺到意象的生動活力與神秘。人孔是圓圈的**先驗**（priori）意象。榮格認為圓圈和自性有關。因此，這個夢有無法描述的夢的調性，也有可以見到的原型模式：圓圈。對於女性，阿尼姆斯帶有自性的心靈能量，感覺心靈完整或整合（合集）心靈。當她知道了夢中的這些細節，並不會抑制了想像，而是鼓勵她和繪畫與夢中世界產生更深刻的關係。

在榮格取向藝術治療中，自性以諸多方式讓我們看見，特別是經由特定

的象徵、形狀、數字與顏色。在分析工作中，這些都帶著與原型有關的意義（Abt, 2005）。例如，圓圈往往和自性的原型模式有關，正如之前討論到曼陀羅時，談到的內在秩序與統一。當整個意象完美結合在一起，表達了完全無法言說的人類經驗時，自性也在場。藝術家暨藝術治療師麥可‧法蘭克林（Michael Franklin, 1999）如此描述創造過程：

　　比我希望的更有智慧。它領導，我跟隨。我做決定，將許多選擇付諸行動，希望追求「真實」。雖然我覺得自己在控制這個過程，其實我不是。我不是真正做事的人，只是一個參與者而已，聽從著自性的節奏。（p.10）

　　圖 2.13 是自性在場的一個例子。艾倫（Ellen）用黏土貼出一個窗戶。她記得自己還是幼兒時，站在嬰兒床上，從窗戶往外看出去。框子裡的大自然代表從外面帶來的自由和延展。她記得夏日早晨的微風碰觸她的皮膚。大自然和身體記憶都代表她的自性。艾倫首先畫了窗戶，然後用黏土表現，強化心靈中童

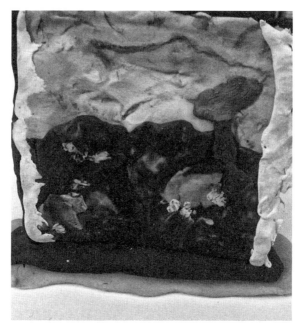

圖 2.13 黏土窗戶

年早期記憶難忘的意象。我們一起工作時，這個窗戶意象的隱喻經常被喚起，提醒她生命力量的韌性。窗戶的圖像有補償性，可以產生延展和幸福的感覺。

心理活力

簡單地說，榮格用**心理活力**（psychoid）一詞描述心靈與身體之間的界面。經由同時性或者移情與反移情事件，例如共有的夢或神祕事件，以及在治療關係中無法解釋的事件，例如一直將某一位個案的治療筆記放錯地方，我們可以看到心理活力。我們要傾聽這些少見的時刻，因為這些時刻表達了位於中樞神經系統的心靈的深度。榮格認為中樞神經系統的反射過程是形容詞，而不是名詞，「表達了**與潛意識同時存在的第二個心靈系統**的自主的活力」（Jung, 1947/1972, pp.176-177）。本質上，心理活力的範疇有它自己的知識來源，我們可以經由**身體**的世界，以及與身體經驗有關的意象，對心理活力獲得一點瞭解。

榮格對心靈與身體之間的界面很有興趣，但是很少受到肯定。他基於在布魯勒那裡接受的早期訓練，首先探索了這個能量系統之間的界面。他知道自我無法理解生理的面向，在我們的自主神經系統及交感神經系統中，其生理面向包含了未知、甚至**無法理解**的素材，而來自祖先的遺傳物質經由 DNA 傳遞給我們。這些都是心理活力的素材。

艾倫的窗戶（**圖 2.13**）具有心靈與身體之間的界面，明確描述了心理活力。她記得自己站在嬰兒床裡，溫和的陽光以及早晨的微風帶來的氣息。這些是身體記憶中微弱的內臟與直覺記號，表達了深刻的療癒時刻，深深埋藏在心靈中，埋藏在她的自主神經系統裡。長久以來一直保存的意象提供了困難時刻的一致性和可靠性。因此，意象餵養了艾倫內在對於身體記憶中天生療癒的信任。

心靈能量

榮格將佛洛伊德的力比多能量稱為**心靈能量**（psychic energy）。但是榮格的心靈能量將力比多能量的概念加以延展並修改。心靈能量的一個重要特質是它

參與了活化心靈和以上所述的概念，因此是活生生的，而不是某種抽象或過於具體的詞彙。榮格發現，如果要認識心靈的象徵性面向，心靈能量是不可或缺的部分。心靈能量將經驗灌輸給人格，影響改變與轉化。這是榮格取向藝術治療的重要議題，第四章將更詳細的討論。

個體化

榮格對於創造性的心靈很感興趣，有時候他稱之為「創造性的直覺」、「宗教直覺」或「個體化直覺」。榮格的個體化包括生命階段以及發展過程，心靈逐漸走向意識。在所有的生物生命歷程中，我們都看得到心靈發展朝向完整或整體的、一般性的、**目的論**的移動。我們在此，藉由簡短介紹榮格的概念記住，做藝術治療時，不能將分析心理學當作機械化的、可以預期的食譜，而是有動力的、有想像力的心理學，倚賴從個案（個人潛意識）心靈深處冒出來的生活經驗，也倚賴人類知識（集體潛意識）的基石。

第三章

榮格藝術心理治療：架設通往過去的橋梁

榮格的貢獻：分析心理學成為榮格取向藝術治療的骨幹

　　榮格以**意象**為中心，創造了他的理論。在《榮格合集》中隨處可以看到意象一詞。意象的概念大幅影響了他的臨床工作，包括在他的情結理論裡，也和原型的角色有關。本章會討論榮格和佛洛伊德分道揚鑣之後的內在工作，以及他如何使用意象探索潛意識。他對於《紅書》的研究（2009a）顯示了他在伯格霍茲里精神科醫院發展分析心理學的早期臨床史，以及之後對於藝術治療的影響。他的工作，以及他和佛洛伊德的分道揚鑣，都對美國的榮格取向藝術治療以及創建英國榮格取向藝術治療的關鍵人物有重大影響。

　　在許多方面，榮格都是在兩個世界之間移動。埃弗斯－法赫（Evers-Fahey,2017）定義為兩個範例（能量範例與象徵範例），讓我們對榮格的理論模型有了洞見。榮格在他的文化脈絡中，以他的心智延伸與科學方法，有許多創新的想法。他重視聯想、象徵和詮釋，他也重視徹底的觀察，這是他在伯格霍茲里精

神科醫院裡學到的。我們的歷史與文化的世代經驗會造成很重要的偏見，影響著我們的觀點，我們可能忽視了這一點。當然，榮格的偏見有時很明顯，顯示了他的個人陰影和集體陰影，但是他有勇氣、動機和堅持去意識到，個人心靈是文化、歷史和集體潛意識深刻的糾葛造成的，具有巨大的複雜性。

榮格本人並不想要以他為名的心理學，但是，現在他的名字卻代表了某種理論取向。「你在講哪一個榮格？」是一個重要的問題，因為榮格的想法隨著他自己的個體化腳步而不斷演化，影響著他當時的理論，因此產生了極多的作品。在《藝術治療取向大全：理論與技術》（*Approaches to Art Therapy*）中，愛德華茲（Edwards, 1987）指出，在分析心理學的歷史中，**佛洛伊德與榮格**的分道揚鑣有著原型的面向。在我們的行業中，他們之間的差異常常像一根楔子卡在那裡，前輩和同儕們的態度經由移情關係不斷地延長了楔子的存在（p.97）。事實上，沙姆達薩尼（Shamdasani, 2003）指出，榮格與佛洛伊德的名字像是符號，代表理論爭論的兩極。但是我們都知道，權力陰影非常容易經由專業的**他者**（otherness）造成。榮格知道，沒有單一的心理學取向可以適用於所有的心靈。在榮格學派中進行有動力的討論時，在分析心理學領域有機會形成新的意識時，榮格作品的複雜度都會導致各種哲學和理論上的爭論與差異。然而，榮格理論模型的主要元素仍然保持如初，特別是他對意象與象徵、陰影、原型和集體潛意識上面的想法。這些是榮格最為人所熟知的貢獻。

在各種專業領域，都經常看到理論偏見、哲學偏見、分裂與分道揚鑣。在心理學與藝術治療的領域中，關於理論、方法和運用都曾有過哲學上的異議。面對差異時，如果我們能夠有好奇的討論、解決問題的方法，以及彼此尊重的話，衝突將可以刺激並豐富我們的專業領域，我們都將因此獲益。

我們也必須記得，和潛意識工作的我們，與其他心理學領域裡的人相較，彼此之間其實有更多的共同性。因此，如果同儕之間有互動空間的話，將非常振奮人心。在兩極化的世界裡，身為榮格學派的我們必須維持多元想法的空間，允許專業上的個體化，在休耕的田地裡重新種下種子。不是所有的分裂都是負面的，榮格說過：

心靈天生就有分裂的傾向，因此，一方面解離成為許多個不同的結構單位，另一方面則有了改變與分化的可能，讓心靈結構的某些部分被區隔出來，經由專注的意志力，可以加以訓練，達到最大的發展。如此一來，我們可以忽視某些能力，改為專注培養其他能力，尤其是某些在社交上有用的能力。（Jung, 1937/1972, CW 8, p.122）

榮格根據他對多元性、精神疾病和解離的早期臨床工作，指出了心靈發生分裂是自然、天生的過程，對創作過程及個體化有益，最終導致創新。榮格分析師里奇・雷恩（Rich Ryan）說：

我們切分事物，加以分辨，好的和壞的、喜歡的和不喜歡的。摩擦與對立面之間的張力能夠帶來新的知識……生命本身便來自摩擦。細胞會分裂，很顯然，有些分裂來自某種有意識的控制，有些則比較屬於潛意識的範圍，我們無法控制。我們可以貼上健康或不健康的標籤，但是即便是有破壞性的、潛意識的分裂，都可以導致新的創造。分析心理學也是一樣。佛洛伊德與榮格的分裂有部分是有意識的，有些則明顯不是。（Ryan, 2008a）

對於藝術治療的發展，我們必須瞭解分析心理學的架構。正如榮格脫離佛洛伊德一樣，這個圈子也有某種無意識的分裂，但也有某些有意識的差別。因此，個體化無可避免。為了瞭解這些根源，讓我們先看看分析心理學的崛起——歷史、理論與在藝術治療上的運用。

分析心理學的起源：1900～1912

榮格去醫學院學習的決定並非偶然，他的童年和家庭生活都有蛛絲馬跡，最終顯露了他的命定道路。從《榮格自傳：回憶・夢・反思》書中，我們可以看到他早年的情緒衝突、深刻的仰賴大自然、對文學與文化的興趣、他接觸到的家庭對話與超自然現象、他母親的解離與憂鬱、他父親身為牧師的宗教角

色，都是使他對精神醫學產生興趣的重大元素。榮格之所以會發現了有目的性的潛意識，有三大主要來源：他自己的發展與夢、他跟心靈現象的接觸，以及尼采（Friedrich Nietszche）的文字（Hauke, 2006）。

到了 1900 年代早期，榮格放棄了他對考古學的興趣，接受醫學訓練，在瑞士的伯格霍茲里精神科醫院工作。這家精神科醫院當時在歐洲很有名，從事研究與臨床的精神醫學。知名的伯格霍茲里精神科醫院是蘇黎世大學（University of Zurich）的延伸機構，它成為研究與治療精神疾病的人道中心，結合了法國「動力取向精神醫學」（dynamic psychiatry）的思潮，並融入了生物學取向。這家醫院的創新作法在歐洲享有很高的地位，並以許多極端困難的病患、創新的精神醫療方法以及前衛的研究而知名。

身為科學研究者，榮格亟欲學習、觀察和研究他自己的想法。他在尤金·布魯勒的督導下，成為一位備受尊敬的研究者及臨床醫生。布魯勒本人已經取得許多精神醫學上的成就，包括成功分辨雙極性疾患與思覺失調症；創造了**精神分裂症**（Schizoid，現在稱為思覺失調症）、**自閉症**和**矛盾心理**（ambivalence）等詞彙，並發展出治療酗酒的工作模式（Ellenberger, 1970, p.286）。與此同時，佛洛伊德正在維也納分析年輕的歇斯底里[1]中產階級女性患者。榮格在布魯勒的指導下，深入治療精神病患（Hauke, 2006）。布魯勒是第一位開始用心理分析治療病患，主張並非所有的精神疾病都是器質性的。這和當時的理論完全背道而馳。布魯勒和榮格兩人都來自鄉下地方、都能夠欣賞語言的幽微之處、都懂得當地方言，他們在面對令人費解的行為和語言時，能夠有耐性和同理心，並認為這些言行的本質是有意義、有目的性的。

在醫院工作的時候，榮格請了一陣子假，去巴黎跟隨皮埃爾·讓內（Pierre Janer）工作。讓內研究解離、「固定妄想」（fixed ideas）或僵化的心理思緒。1903 年，榮格回到伯格霍茲里，投入了字詞聯想實驗（Word Association

---

1 **歇斯底里**是一個專門由男性用來診斷女性的名詞，描述無法控制的不穩定情緒或容易發作的情緒。現在的看法是，有此診斷的女性是卡在了創傷或創傷後壓力裡面，痛苦且出不來。她們因為性、身體或情緒上的不當對待而有了創傷反應。確實，榮格的許多精神病患都是創傷未受到診斷的女性。

Experiment, WAE）。字詞聯想實驗是法蘭西斯‧高爾頓爵士（Sir Francis Galton）發明的，再由齊亨（Ziehan）進一步發展推動（Ellenberger, 1970）。這個實驗記錄病患對特定字詞的反應時間。經由反應時間，可以看到「指標」（indicator）。病患的情緒及身體會受到干擾，出現情感表現。醫生因此看到病患扭曲的理性認知，提供了潛意識內容的證據。這些干擾被稱之為情結。這項研究是榮格正式投入非理性心靈研究的起點。

一開始，榮格將這個測驗當作診斷工具，但同時也看到了心智過程的本質、心靈能量的流動，以及潛意識的補償角色。讓內對「固定妄想」的假說和榮格的情結理論很契合，但是後者可以用科學方法記錄下來。事實上，榮格的研究有結構、嚴格、定量且定性——就像今日的科學研究。與此同時，佛洛伊德發現病患的解離會帶他們到一個核心經驗，一個意識無法知曉的、壓抑的記憶。但是，他的研究缺乏像字詞聯想實驗這種更有力（定量）的證據（Papadopolous, 2006）。

到了 1905 年，榮格的精神醫學事業達到鼎盛：他成為伯格霍茲里的臨床主任。在醫院的地位與權力結構裡，榮格是布魯勒底下的第一人。榮格成為門診部主任，用心理治療取代了催眠。在蘇黎世大學，榮格也是備受尊敬的教授，教導精神醫學、歇斯底里以及心理治療（Ellenberger, 1970, p.668）。到了 1906 年，榮格和布魯勒聯合發表了備受讚譽的字詞聯想實驗結果。因為他們的成就，伯格霍茲里成為心理分析潮流的中心（Shamdasani, 2012, p.xii）。

布魯勒與榮格發表的研究成果受到美國精神科醫師們的讚譽。當時，他們正在尋找診斷工具。讓內也對他們的研究結果有興趣，但是之後又質疑他們的研究方法。可能因為如此，榮格放棄了研究（Shamdasani, 2003, pp.48-49）。無論如何，榮格延續並拓展了前人的研究貢獻，在精神醫學界鋪出了一條拓荒的道路。他基於自己的臨床經驗獲得成就，發現了跨世代的主題，我們現在臨床上稱之為跨世代創傷模式。根據他在醫院的位階、創新的研究以及他的心理學原則，榮格在 1906 年遇見佛洛伊德**之前**，無疑已經是一位活躍的精神科醫師與心理分析師了（Hauke, 2006）。

布魯勒建議榮格閱讀佛洛伊德的《夢的解析》（*The Interpretation of Dreams*）。榮格閱讀之後，受到鼓舞，將自己的研究寄給佛洛伊德，表達了繼續推動心理分析的熱情。榮格希望字詞聯想實驗可以證實並拓展佛洛伊德的想法，他認為這些想法很有意思，而且是正確的，尤其是佛洛伊德在潛意識上的工作。沙姆達薩尼（2012）認為，實際上是榮格提升了佛洛伊德在德國的名聲：

在德國精神醫學社群中，佛洛伊德只是自己開業的神經科醫師，聲名並不崇高。當佛洛伊德的觀點獲得受尊敬的、一直在重要精神科醫院進行科學研究的精神科醫師的肯定，例如布魯勒與榮格，就必須重視了。（p.xi）

1907 年二月，兩人終於見面了，不間斷地聊了十三個小時。

到了 1909 年初，榮格離開布魯勒和醫院，進一步專注於心理分析。然而，他告訴佛洛伊德，他的決定「並未讓我毫髮無傷。再一次的，我低估了我的父親情結。」（Jung, 1073, pp.19-21）榮格跨出了一大步，踏上了專業個體化之路。這一大步既困難，也重要，為他帶來了新的角色、新的挑戰與責任。此時榮格已經和富有的工業家之女艾瑪・勞珍巴克（Emma Rauschenbach）結婚，建立家庭。

從 1909 年到 1913 年，他投身在越來越興旺的診所業務，在心理分析潮流中扮演了重要角色。他持續在大學教心理分析，也是國際心理分析學會（Internaitonal Psychoanalytic Association）的第一任會長，同時一直是第一份心理分析專業期刊《年鑑》（*Jahrbuch*）的主編。（Ellenberger, 1970, p.669）

在他的私人診所業務中，榮格的研究越來越重視民俗故事、神話與宗教。

身為心理分析學會的首任會長，榮格看似成為了佛洛伊德的繼承人。榮格對自己的想法、研究及遠見感到自豪，也很自豪自己為「當時的國際精神醫學界的領袖」蘇黎世學校帶來「佛洛伊德的心理分析潮流」（Zabriskie, 2015, p.38）。他自視為支持心理分析的科學家，為心理分析帶來了他由經驗獲得的

知識，以及他的精神醫學觀點。在許多方面，心理分析的理論不只一個，「在許多最重要的觀點上，榮格**從未**（原文強調）與佛洛伊德分道揚鑣，（福特漢姆大學〔Fordham〕的）演講中都有強調這些觀點」（Wertz, 2015, p.15）。在心理分析上，佛洛伊德和榮格有許多共同性，多於他們之間的差異性。他們都整合了理性（能量）與觀察（象徵）。事實上，沃茨（Wertz）解釋說：

> 心理分析師靠著新的數據收集方法與新的數據，拓展這個行業的科學面向，但就像其他科學一樣，也要靠著科學家全方位的創造力。科學家從不會受限於教條，而是在拓展觀察和比較分析的反覆過程中改變。（2015, pp.31-32）

　　1909年九月，迎來了心理分析的重要時刻。榮格、佛洛伊德和薩德・費倫齊（Sándor Ferenczi）搭著郵輪喬治華盛頓號（George Washington）旅行，去克拉克大學（Clark University）二十週年心理與教育研討會（Vicennial Conference on Psychology and Pedagogy）演講。現在我們將這場會議稱為克拉克研討會（Clark Conference）（Sedgwick, 2012）。郵輪帶著這三位男士，以及許多心理分析師到了美國。許多領域的創始者們進行了歷史性的聚會，包括之後只再活了一年的威廉・詹姆士（William James）。佛洛伊德當時五十三歲，這是他唯一一次拜訪美國[2]。

　　在航程中，這三位男士各自分享了自己的夢。榮格分享了自己的一個夢，並作出意象的聯想，佛洛伊德因為不想「對自己的威權冒風險」而拒絕理會榮格。榮格認為佛洛伊德過度認同他在心理分析界的「父親」角色（Jung, 1961）。榮格當時也看出自己將佛洛伊德過度理想化了，這是個重大的洞見。榮格明白了，他的目標是支持心理分析的**潮流**，而不是支持心理分析之**父**。佛洛伊德不高興榮格終止了理想化的父親投射，也不樂見榮格踏上自己追求的道路。

2　賽奇威克指出，1911年帶著他們前往美國的船正是警告鐵達尼號（Titanic）即將遇到冰山的船，讓我們預見了在心理分析潮流之後的事件發展，以及他們關係的破裂。

1912 年，榮格結束在紐約福特漢姆大學的演講。他告訴佛洛伊德，自己「表達了我自己的觀點，和當時的既有概念不同的觀點，尤其是關於力比多能量理論的觀點。」（Wertz 引述 Jung，2015, p.17）雖然榮格即將不可避免地脫離歐洲心理分析界，但是他對於心理分析的科學貢獻，都對美國格林威治村（Greenwich Village）的前衛人士，以及美國與英國的心理學界造成了影響。

當時的重要心理學者都對榮格與布魯勒發表的戲劇性診斷結果印象深刻，並邀請榮格再度造訪美國。這次，他進行了許多教學活動，包括紐約精神醫學學院（New York Psychiatric Institute）和福特漢姆大學。沃茨（2015）解釋，大家都非常熱情地接受了榮格首創的概念，認為停滯和退行（retreat）是：

> 尋找新的適應方法的第一步摸索。退到嬰兒的層次，並不只是意味著退行和停滯，同時也意味著發掘新的生命計畫的可能性。因此，退行（regression）其實是創造的基本條件。

同年，《紐約時報》發表了一篇榮格的訪談，作者應該是夏洛特·泰勒（Charlotte Teller）（Sherry, 2015）。這是第一篇肯定心理分析的報導。顯而易見，大家追捧的是榮格，而不是佛洛伊德。

榮格與佛洛伊德分道揚鑣

最後，榮格與佛洛伊德兩人之間的差異過於有爭議性了。榮格不贊成佛洛伊德獨獨專注於力比多能量的理論，但是榮格並非唯一不贊成的人，許多心理分析師都跟佛洛伊德提過。榮格的重要發表掩藏了他與佛洛伊德的分道揚鑣。一開始，《轉化的象徵》（*Symbols of Transformation*）以期刊文獻的形式，分兩次發表於 1911 年和 1912 年。在書中，榮格延伸了佛洛伊德的力比多能量理論（libido theory），並採用**心靈能量**（psyche energy）一詞，以代表心靈功能的燃料，並提倡潛意識意象與象徵的療癒本質。

這是心理分析史上的重大改變。榮格的心靈能量理論比佛洛伊德的力比多能量理論含括得更廣。但是沃茨指出，當時最強勢的傳統僅只將心理學定義在實驗科學與數據上，而不是榮格與佛洛伊德和潛意識工作、積極追求的觀察科學。沃茨（2015）也指出，直到今天，反對心理分析與潛意識的潮流仍然存在，心理治療往往基於定量的證據。

分道揚鑣之後，1912年，榮格對佛洛伊德仍然保持專業的態度，但是他已經決心拓展心理分析了：「認為我的態度代表心理分析界的『分裂』是錯誤的看法……這種分裂只會發生在信念上。心理分析關心的是知識，以及不斷在改變的理論。」（Jung, 1913/1970, CW4, p.86）榮格的反思提醒了我們，身為當代的榮格取向藝術治療師，我們在醫療系統中工作、管理照護機構，可能也需要遵守某些忽視藝術觀察的治療規定，但是我們尊重個人潛意識內容的能力仍然極為重要。

榮格相信心理分析正在基於對潛意識的觀察，發展出各種理論。沙姆達薩尼（2012）表示：

> 認為榮格理論和佛洛伊德理論之間的差異，導致他與佛洛伊德關係破裂（是錯誤的）。其實，分裂來自於他們之間個人關係的崩毀及他們各自形成的政治聯盟。在公眾眼中，理論差異被用來作為合理解釋。

也就是說，雖然這兩人都專注於對潛意識的觀察，但是從一開始就有無法忽視的差異。結果就是分道揚鑣之後，佛洛伊德和同事聯手安排了一系列對榮格的攻擊。卡爾·亞伯拉罕（Karl Abraham）與歐內斯特·瓊斯（Ernest Jones）分別發表了貶抑的文章，批評榮格在福特漢姆大學的演講（Shamdasani, 2012, p.xx），因為演講內容威脅到了佛洛伊德在心理分析界的地位。不久之後，新的內部人員排擠榮格，只和佛洛伊德交換指環，以示團結。佛洛伊德讀了榮格的演講內容，寫信給榮格。他的信中包含「愚蠢」、「錯誤」的字眼，但他也承認，即使是榮格最違背他的觀點也「適合心理分析……甚至很卓越。」佛洛伊德信中的結語則是「整體而言……我從遠處，大大的高估了危險。」（Wertz, 2015, p.18）雖然兩人在心理分析上都和傳統不合，這一點倒是相同。但是，專業上的傷害已經造成了。

1913 年一月，佛洛伊德寫了有名的那封信給榮格，談到個人關係的決裂。榮格辭了心理分析俱樂部（Psychoanalytic Club）會長一職，也離開了蘇黎世大學的教職。隨著阿德勒（Adler）的甦醒，赫伯特・西伯勒（Herbert Silberer）也想拓展佛洛伊德的力比多能量理論，因此受到排擠。西伯勒之前曾經探索過神話的象徵意義，也是第一位透過心理分析的眼光翻譯煉金術的人。這時的心理分析界十分動盪。在心理分析界如此困難的政治環境中，榮格離開佛洛伊德，可以自由研究自己的興趣。然而，毫無疑問地，這段時間必定非常令人困惑，壓力非常之大，雖然蘇黎世的同事仍然一直支持他、與他合作。我們要記得，第一次世界大戰即將爆發了。

當我們停下來思考他們的分道揚鑣，就會看到事情極為複雜。艾倫伯格（Ellenberger, 1970）提醒我們，從友誼一開始，佛洛伊德與榮格之間就有基本的誤解（p.669）。賽奇威克（Sedgwick, 2012）就懷疑榮格是否曾經只是一位想要討好佛洛伊德的心理分析師。我們必須記得，榮格公開批評佛洛伊德過於一心一意，但是他從未表示過不尊敬佛洛伊德的創新想法。榮格曾經屬於佛洛伊德的核心集團，後來勇敢背棄這個身分所帶來的榮譽與門徒身分，帶給他深刻的個人分析，建構了他一生工作的基礎。

榮格的創造力降臨與《新書》[3]：《紅書》，1913~1930

到此，榮格的公眾生命一直都很外向、成功、非常英勇（Shamdasani, 2009），脫離佛洛伊德之後，他轉向內在工作與個人研究，認為自己可能找到答案和養分。經過數次重複的夢之後，榮格決定傾全力傾聽潛意識冒出來的訊息。他看到的意象令他震驚，然而他在 1913 年十月到 1914 年三月之間，持續五個月，記錄堅持出現在意識中的、強有力的素材（Schweizer, 2017）。這個

---

3 譯註：《紅書》（*The Red Book*）最初的書名是《新書》（*Liber Novus*）。

習慣成為他日常有紀律的練習，他書寫、看診、創作、玩耍、花時間在大自然中。在這個階段，榮格的個體化過程被記錄在《紅書》裡，示範了個人心靈旅程，有些人稱之為他的「創造力降臨」（creative descent）（Ellenberger, 1970）。

榮格稱這個嚴謹過程為**面質潛意識**（confrontation with the unconscious）。技術上說，發生於 1913 年到 1918 年，其實整個過程一直延續到 1930 年（Schweizer, 2017）。於此階段，他進行了催眠，對心靈結構有了更深刻的理解。榮格也基於個人心靈的想像，以及對於完整性的不斷追求，更完整的擁有了屬於他自己的分析風格。

榮格探索驚人的多元化與複雜度時，首先記錄了他的想像，然後開始在他的黑色本子裡消化這些素材，最後再轉譯、複製到一份很大的作品集裡，還加上了意象。我們現在所知的《紅書》就是深度創作過程的結果，結合了積極想像、意象繪製、聯想、分析與詮釋。

榮格的儀式化探索，經由他自己的個人分析，研究他自己，提供榮格一個堅實的基礎，讓他能夠在「精神的深處」（spirit of the depths）之間來回往返。後來，榮格承認，自己的理智「因為與此同時在外界獲得的成功，尤其是在美國獲得的成功，而得到緩解。」（Hannah, 1976, p.109）他的雕塑作品仍然屹立在他的花園中，包括一個小的直立蛇頭以及一座長了鬍鬚、有三雙手臂的人體模型，還有他童年時的木頭人偶的複製品。他在瑞士博林根（Bollingen）的私人房間牆上作畫。我們由此可知，他非常投入潛意識的創作表達。出版品揭露了榮格身為藝術家、書法家、石刻家，刻意且有才華的美感技巧。很明顯地，他的漸進過程表達了他對意象堅持不懈的投入和好奇心。在藝術治療的領域，這是必須的。

他不懈地付出，艱難地記錄了自己一層又一層的心靈，以及根據經驗而冒出來的種種象徵。榮格也為我們示範了，浸潤在痛苦中、參與情緒以及改變了的意識，是成為意識的完整經驗的一部分。陶土、夢和積極想像，都是榮格在困難時刻使用的方法，藉以放鬆自我，找到意義。這些早期作法成為了分析心理治療以及使用榮格取向接近心靈的基礎。直到今日，我們仍然從榮格勇敢的精神中獲益。也或許，他根本沒得選擇。

漢納（Hannah, 1976）說，榮格需要經由經驗認識事物，如果他不能和超個人力量工作，身體會不舒服，並且易怒。他經常充滿過多需要他注意和表達的想法。為了保持在這條路上，榮格必須非常有紀律地探索意識的邊緣，以及他自己神智的邊緣。這是他自己一手創造並熟悉的領域。

在這個「創造力降臨」的時期，榮格寫了重要且基本的文獻〈超卓功能〉（The Transcendent Function, [1916]/1957/1972）。1916 年，榮格覺得這篇文獻過於複雜，於是放進了抽屜裡；1957 年終於發表。榮格對於**對立面**終身感到興趣，這篇文獻就是根據榮格對於對立面所做的觀察，探索心靈能量、象徵的誕生，以及新的意識。（請參考第四章。）

身為藝術治療師，我們無意識地倚賴了榮格對意象的個人及理論探索，形成我們工作的核心，但是在我們接受專業教育的過程中，有多少早期理論形成的歷史沒有被提到呢？榮格於 1961 年過世，幾乎五十年之後，《紅書》出版了（2009）。在藝術治療界，這是一件不得了的大事。《紅書》親密呈現了心理分析界早期創始人之一的個人深刻旅程的成形歷史。很明顯的，我們都被誤導了，榮格在傳承與促成藝術治療領域上面，造成了更大的影響。

他是最早期的心理分析師之一，公開使用意象創作積極處理他的內在經驗，並鼓勵其患者以及蘇黎世心理俱樂部的同仁也這麼做。從潛意識來的擬人化意象成為榮格心理學的核心元素。榮格指出，從寫了《紅書》之後，他所做的一切都可以追溯到那段自我研究與觀察的日子。之後，榮格發表了許多文獻，深化並支持他的臨床與理論模型，包括煉金術，為治療關係提供了視覺想像。既然市面上已經有許多本關於榮格一生的書，我們現在轉而簡短討論藝術治療的歷史。

進入藝術治療的個人旅程

身為藝術治療師，我們為了個人原因接觸榮格的工作。雖然我對心理分析很有熱情，分析心理學卻不在我的督導或醫院實習講座中，因此，我被

卡在兩個世界之間。藝術治療師兼榮格分析師艾斯妮‧格雷（Ethne Gray）在麻薩諸塞州劍橋（Cambridge）的萊斯利大學（Lesley University）教授榮格心理學和煉金術，堅持要我們瞭解榮格在藝術治療上的歷史角色，以及榮格運用煉金術的臨床貢獻。她推薦《每個人都是藝術家》（*The Artist in Each of Us*, Cane, 1951/1983）與《童年的內在世界》（*The Inner World of Childhood,* Wickes, 1927/1966），並提醒我們佛羅倫斯‧肯恩（Florence Cane）與法蘭西斯‧威克斯（Frances Wickes）都用藝術、想像與分析心理學和兒童工作。格雷也跟我們介紹了早期的榮格分析師與藝術治療師伊迪絲‧華萊士（Edith Wallace）與麥克‧愛德華茲（Michael Edwards）。她問我們是否知道惠迪米德（Withymead），並說，如果我們不知道，我們應該去瞭解。她很溫暖、直率、知識淵博。

　　但是，身為學生，對於榮格與佛洛伊德之間發生的創傷性原型分裂（Edwards, 1987），我缺乏清晰的指導。雖然我當時並未意識到，但是我已經吸收了跨世代訊息，認為佛洛伊德後的方法在臨床上更為健全，也較受人歡迎，而榮格後的方法則是次等的，缺乏實證經驗上的重要性。訊息大致是這樣的：榮格式的工作很有趣、很有創造性，佛洛伊德式的工作則嚴謹、臨床上受到尊敬。今天，大家可能更瞭解榮格對藝術治療的影響，但是榮格的理論仍然只比以前清楚了一點，而且在學術訓練課程中很少被提起。與這些偏見相反的，分析心理學不僅僅是定義潛意識原型象徵的心智研究，也不僅僅是藝術創作的過程而已。榮格取向藝術治療是這兩種原則的**合成**與整合，再加上觀察藝術創作以及治療過程中產生的生理能量和情緒。榮格的工作和**體驗**潛意識有關。藝術治療師往往比大部分的人更接近潛意識，但是他們可能放棄瞭解榮格的理論了。《紅書》給了藝術治療師一個機會，根據榮格的積極想像與意象創作的探索過程，重新檢視藝術治療的歷史。瞭解榮格理論的最佳途徑之一，就是在《紅書》記錄的榮格模式的脈絡中，追尋我們自己的個人經驗。

　　為了歷史回顧，我選擇了三位深刻植根於榮格世界的藝術治療師。她們對於早期的榮格取向藝術治療有著深遠的影響。在美國，瑪格莉特‧諾堡（Margaret Naumburg）與佛羅倫斯‧肯恩在事業早期都接受了榮格分析。她們在美國的專業個體化經驗可能拒絕了榮格的瑞士傳承的限制，以便追求她們身為

美國教育者和藝術治療師的個體化。另一個例子是同時期的英國的榮格分析師與藝術治療師艾琳‧尚佩諾（Irene Champernowne），她運用她的瑞士榮格傳承來發展自己的藝術治療之路 [4]。

榮格對藝術治療的影響：美國與英國

美國藝術治療

　　瑪格莉特‧諾堡和佛羅倫斯‧肯恩是姐妹，兩人在 1914 年到 1917 年之間，都接受了榮格分析師比阿特麗斯‧欣克爾（Beatrice Hinkle）的分析。有意思的是，欣克爾醫師原本在美國加州史丹佛大學接受醫學訓練，後來因為對佛洛伊德與心理分析感興趣，而搬到紐約市。1909 年，她在維也納跟著佛洛伊德學習。但是她發現自己更能接受榮格對女性心靈的想法，覺得他對於男性與女性的見解都更為創新。她的思想改變了，於是去了蘇黎世跟隨榮格學習，最後開始翻譯榮格的文獻，發表英文版本，於 1916 年出版了《潛意識心理學》（*Psychology of the Unconcious*）。雪莉（Sherry, 2015）特別強調，欣克爾因此成為「在美國提倡新的榮格方法的**關鍵**人物」（p.70）。愛德華茲（1987）指出，欣克爾接受榮格分析的時候，正是榮格派學者和佛洛伊德派學者關係最為尖刻的時候（p.95）。諾堡與肯恩接受欣克爾分析是美國心理分析史上極為重要的時刻，更加強了我們認為榮格心理學是藝術治療歷史與傳承重要部分的想法。她們明顯受到榮格思想的影響，但是雪莉（2015）也指出，影響可能是雙向的：「我們可以想像，欣克爾也是榮格的但丁（Dante），指引他走上即將啟程的內在旅程之路。」（p.71）

---

[4]　我很清楚我採用了簡史，以顯示並肯定榮格對藝術治療的影響。其他書籍已經發表過更詳盡的藝術治療史了。

諾堡被視為美國藝術治療的創始人，在費城（Philadelphia）設立了第一個藝術治療師訓練計畫。肯恩是美術老師，發展出的許多藝術治療方法毫無疑問地和榮格理論有關。兩姐妹住在紐約市，身處巨大改變的社會意識中。她們是格林威治村的一員，擁有活躍的社交生活，和哲學家、藝術家、音樂家與教育家為友。她們都是婦女參政運動者，與人討論種族議題、爭取勞工權益。這是一段具有歷史性的時代，創新與有創意的影響力讓美國文化得到令人注目的活力。這時，榮格獨自一人再度去了紐約，拜訪了福特漢姆大學。與此同時，法蘭西斯·威克斯從哥倫比亞大學（Columbia）心理系畢業，開始用分析心理學和兒童工作，還到蘇黎世跟隨榮格學習。結果就是「大家用佛洛伊德的眼光看待這一段美國文化歷史，但是這個歷史階段卻有著榮格的個性。」（Sherry, 2015, p.71）

大家比較不知道的是諾堡的先生沃爾多·弗蘭克（Waldo Frank）正在寫小說《黑暗之母》（*Dark Mother*），諾堡用榮格式的自我分析引導他，例如陰影和原型。他們「接受並高度尊敬佛洛伊德與榮格的智慧，他們兩人描述潛意識的深度時，都更喜歡榮格。」（Karier, 1986, p.303）在諾堡與肯恩的理論文字及發表的文獻中，都看得到榮格的理論思想。特別是心理分析和榮格哲學，都清楚地幫助了對她們的創意思想，包括對實相的宇宙觀點，以及與集體潛意識的連結。正如以上所示，諾堡和肯恩很可能都知道榮格之前在紐約的拜訪、演講和教學。我們可以進一步做出結論，美國藝術治療的基礎包含了榮格思想，其影響之大可能超過我們現在承認的程度。以下會進一步解釋。

瑪格莉特·諾堡：藝術治療之母

諾堡高瞻遠矚、個性很強。她從很早就是社會運動者，後來放棄了這份熱情，將注意力從集體轉而放在個人身上（Karier, 1986），在紐約市教育和臨床環境中舉起了藝術治療的大旗。現在，我們都說諾堡是「藝術治療之母」（Junge, 2010, p.5）。無疑地，她是一位創新和整合的思想家。她向許多導師學習，主張在醫療體系裡加入心理學的同時，也在醫院中引進了個人的創造性過程。諾堡將她的作法稱為**動力取向藝術治療**（dynamically oriented art therapy）。

更瞭解諾堡的歷史就可以解釋她的某些理論決定。諾堡身為社會運動者，對自己的事業感到失望之後，用她自己的方法做教育工作，並專注於個人，最終形成了藝術治療（Karier, 1986, p.300）。首先，諾堡在哥倫比亞大學學習教育，接觸到了約翰·杜威（John Dewey）的思想。杜威倡議藝術是一種**經驗**，他相信這是民主教育的基本要求。根據杜威的模型，沒有競爭或成績，憑著創造力、探索和自我驅動的學習最為成功。諾堡雖然一開始感到興趣，最後卻不贊成，因為她認為杜威支持從眾心理（Karier, 1986, p.300）。諾堡也去了義大利，跟隨瑪麗亞·蒙特梭利（Maria Montessori）學習，但是覺得蒙氏方法過於僵硬。1914 年，她在曼哈頓開了兒童學校（Children's School），後來成為知名且創新的華爾登學校（Walden School），吸引了當時居領袖地位的思想家們[5]。諾堡與榮格的訓練分析一致，鼓勵教師們接受心理分析，認識自己的心理，才更能支持兒童的**精神健康**（Karier, 1986）。肯恩受聘去教美術，所以理想上，

這些榮格學者－教師－治療師都是整合的人，已經解決了對立面的問題，和宇宙和諧相處，時間消失了，所有的心靈存在都整合到了一起。身為治療師的教師是引導者，經由榮格式的稜鏡詮釋潛意識，顯示個性是雙極對立的，但是尋找著整合的靈魂……「教育的主要問題」就是辨識個性種類，建構教育環境，以協助兒童滿足自己那個種類的潛力……諾堡倡議的自由並非沒有節制，而是對功能做榮格式昇華，讓整合的人格得以出現。（Karier, 1986, pp.297-298）

諾堡擅長自主性繪畫與隨機速寫，最後把這個過程帶到紐約州立精神科醫院（New York State Psychiatric Institute），進行了三年的藝術治療研究。愛德華茲（1987）指出，雖然諾堡受到佛洛伊德理論的影響，卻並不完全贊成佛洛伊德所有的想法。她也沒有完全支持榮格的理論。雖然當時榮格有很多演講，對理論

5　兒童學校一直開到 1988 年，然後和另一家學校合併，最後於 1991 年關閉。

做出很多的貢獻，但是當諾堡提到將分析運用在患者的藝術創作上的時候，她提到的是 1920 年代的諾倫・路易斯（Nolan D. C. Lewis）（Naumburg, 1950, p.13）。之後，諾堡也提到貝恩斯（H. G. Baynes）在他的《靈魂的神話》（*Mythology of the Soul*, 1940）書中，針對思覺失調症的個案研究。此時，英國的惠迪米德社群建立起來了，榮格也在他的文章〈心理治療的目標〉（The Aims of Psychotherapy, 1931/1985）裡討論到繪畫在心理治療中的重要性，這篇文章被發表了好幾次。諾堡確實肯定了榮格在象徵上的貢獻，以及他對集體潛意識的想法，但是她將榮格和整個心理分析綁在一起，這表示她對於榮格在心靈能量、象徵，以及在心理治療上使用藝術的革命性想法，缺乏分辨力或清晰度。1950 年代，佛洛伊德的學說是強勢潮流，或許她認為，如果藝術治療想要存活、持續呼吸，就不能和心理分析有理論上的連結，更何況是榮格的心靈模型。

諾堡的學術成就

　　榮格在伯格霍茲里精神科醫院專攻思覺失調症，而且相當廣泛地發表自己的研究，我們很容易查到這些文獻。即便如此，當諾堡出版她的第一本書《思覺失調症藝術》（*Schizophrenic Art*, 1950）時，仍然比較偏向佛洛伊德的思維與用詞。之後諾堡又出版了第二本書《動力取向藝術治療：理論與實務》（*Dynamically Oriented Art Therapy: Its Principles and Practice*, 1966/1987）。其中，諾堡對榮格的哲學與臨床做法的口氣開始軟化了，表示她從未完全忽視她的榮格分析師欣克爾對她的早期影響，並表示她很欣賞榮格理論中也包括了超個人以及集體潛意識（Karier, 1986）。愛德華茲（1987）也同意，榮格的想法似乎「融入了她自己的藝術治療裡，她堅定地拿來跟化約法作比較」（p.95）。

　　諾堡用兒童與思覺失調症患者的畫作為診斷線索，獲得大幅度的進展，朝向使用藝術作品作為診斷工具的方向前進。在某個時間點，她提到主題統覺測驗（Thematic Apperception Test, TAT），但是省略掉了創造這項測驗的克里斯蒂安娜・摩根（Christiana Morgan）與亨利・默瑞（Henry Murray）原本的心理取向。摩根與默瑞在哈佛心理診所（Harvard Psychological Clinic）工作，曾經在蘇黎世

待過幾年，接受分析。他們對榮格的理論與方法都擁有大量的知識。雖然諾堡推動用藝術做為診斷工具，但是她也對心理分析如何詮釋和定義個人象徵與視覺內容的意義，而不強調「讓圖像自主出現的藝術創作自然產生的療癒過程」，表示不滿。「這些衝突的詮釋指出，我們需要更留意並鼓勵患者對自己的象徵元素做出更多的詮釋。」（Naumburg, 1950, pp.33-34）諾堡支持自主繪畫。當治療的主要取向是自主繪畫時，諾堡對於「藝術家如何針對自己的象徵性創作發展出自己的視覺語言」有興趣。

諾堡對於「如何和病患的藝術創作工作」的見解和榮格已經發表過的建議相同：鼓勵患者提供自己的聯想與詮釋，鼓勵被分析者用自主繪畫讓潛意識擬人化。毫無疑問的，榮格也更喜歡被分析者發表對自己的夢（或圖畫）的觀點，因為患者的觀點最接近他自己的潛意識。況且，榮格認為分析是一個過程，是在教育患者，讓患者最終找到自己內在的分析師。因此，他提倡個體化的自由精神。

到了 1950 年，大家已經很清楚了，榮格強調的是夢、自主繪畫、神話與象徵，以及使用積極想像讓潛意識擬人化。等到諾堡出版第一本書時，榮格已經發表了大部分的臨床與理論成果，並且生命只剩下 11 年了。

似乎，諾堡橫跨了榮格和佛洛伊德的理論，因為她自己接受過榮格分析與佛洛伊德分析，以及她自己和理性（自我）與非理性（潛意識）工作時遇到的困境。她想要找到自己的道路，她在分析心理學的**邊緣**游移，引用榮格最為人所知的概念，但是將榮格實務的臨床想法置諸高閣。顯然，諾堡受到榮格工作的巨大影響，但是如果她當初承認了榮格關鍵性的理論想法是她的工作基礎的話，美國藝術治療可能會走向不同的道路。我們可以在肯恩的工作中，更明顯地看到榮格的關鍵想法，令人感到鼓舞。

佛羅倫斯・肯恩

諾堡的姊姊佛羅倫斯・肯恩是華爾登學校的教師。身為藝術治療師，她比較不為人所知，但是藝術治療學程會提到她的角色。她運用動作和情緒，致力

解放創造力和個人表達。在《每個人都是藝術家》書中，肯恩（1951/1983）列出自己的教學方法，經由節奏和呼吸專注於思想、感覺和動作的功能，她拓展了自主繪畫與隨手的塗鴉速寫。在她書中的第一頁，她的文字好像在提倡榮格取向藝術治療似的：

> 大自然和藝術有共同性——兩個對立面結合起來形成一種樣貌。在大自然中，雄性與雌性形成新的生命。在藝術中，藝術家需要內在的兩個對立而相反的存有狀態一起創造出某種形式。（p.21）

肯恩也將榮格關於心靈與身體的連結、類型學、對立面、心靈能量的想法整合起來。肯恩的教學包括了榮格的情結理論，以及他關鍵性的兩種思考（定向與非定向）（Jung, 1912/1967, CW 5），我們在第四章會繼續討論。肯恩（1951/1983）強調，在創造過程中，使用這兩種思考方式的重要性：「必須在積極和感受的狀態之間輪替，以創造和完成作品。」（p.21）她鼓勵兒童解決問題，不是經由行動，而是請他們用雙手遮住眼睛，往內走，看看潛意識可能提供什麼。在肯恩的方法中，我們不但清楚看到榮格對潛意識的看法，她自己也看重榮格對自我省思本能的看法。

無疑地，肯恩接受欣克爾的分析時，吸收了重要的榮格原則。當時，欣克爾正在翻譯榮格的《轉化的象徵》。之後，肯恩採用了這本書中的某些特定想法，用來促進她的藝術學生發展天性。肯恩的方法包括使用身體冒出來的聲音和節奏。這種做法呼應了榮格不願意用單一、機械式的化約法，也包括了自主、象徵式的訊息：

> 最簡單的節奏，創作過程中首先出現的是重複。我們在最低等的生命中也會發現重複的現象。最早的表現是呼吸的擴張與收縮。所有的形式與設計都由此而生。（Cane, 1951/1983, p.24）

值得注意的是，榮格之前使用嬰兒有節奏的吸吮作為產生創造過程的象

徵，而肯恩用早期的呼吸節奏來喚醒潛意識的力量。

　　肯恩（1951/1983）的教育方法依賴潛意識與對立面的整合：她的目標是教育並強化兒童，軟化防衛機制（情結），以便潛意識能夠經由藝術表達出有目的性的本質。例如，教色彩的時候，她提供有限的選擇，以免腦子過勞。她鼓勵兒童往內走，讓答案從潛意識冒出來（p.22）。她也鼓勵兒童選擇顏色時，使用內省的技巧、深刻的傾聽，以便「呼喚創造的力量」（p.111）。肯恩將心理學方法整合進了她的教育方法，在技巧與發展上考慮四個主要元素：

1. 身體（移動與數量）
2. 心靈（對立與品質）
3. 心智（組織與強度）
4. 精神（發散）

　　每一個元素都建構在榮格理論的關鍵元素上，包括類型學，再次肯定了榮格在身心的理論上影響了肯恩的教育與發展的做法。肯恩也觀察特定的品質，例如線條與均衡的品質、感覺的品質、色彩的豐富程度、想像力，以及每個元素的空間（p.178）。她不但對圖畫呈現的情緒很敏感，同時也重視孩子的精神與「來自外在的智慧」（p.22）。她寫道：「如果孩子功能良好，同時掌握了前三個元素，那麼，第四個元素就會隨之出現，因為當整個孩子發揮功能時，精神就會甦醒了。」（p.179）這些做法與想法顯示了她對榮格在自性與集體潛意識理論的尊崇。

　　許多人認為肯恩是所有藝術治療師之母（Rubin，引述自 Junge, 2010, p.31）。這也就表示，在相當大的程度上，美國藝術治療的發展其實部分奠基於榮格和潛意識工作的創新方法的基礎之上。很不幸的是，基本上，他的理論模型受到忽視。結果就是對於分析心理學有興趣的人可能跌跌撞撞，不經意間才找到榮格取向藝術治療的大門。榮格取向藝術治療根植於佛洛伊德的心理學，但是會區分榮格的模型與心理動力模型。

英國榮格取向藝術治療與惠迪米德

　　榮格的影響仍然被置於美國藝術治療的陰暗處之際，英國對於藝術治療卻持著開放的態度，擁抱了榮格的想法，以及佛洛伊德對創造力的看法（Hogan, 2001）。1940 年代早期，阿德里安·希爾（Adrian Hill）開始使用「藝術治療」一詞。希爾是專業藝術家，罹患肺結核期間，他使用藝術作為自我療癒的工具（Hogan, 2001; Junge, 2010）。其他幾位，例如藝術家愛德華·亞當森（Edward Adamson）與麗塔·西蒙（Rita Simon），也分別受到邀請，將藝術帶進醫療機構的治療計畫中。與此同時，蘇珊·巴赫（Susan Bach）將榮格的想法帶進醫院的繪畫團體。最後，她發展了一系列的圖畫，就如同榮格看待一系列的夢那樣，研究精神疾病如何反映在主題、模式和色彩上（Hogan, 2001, p.81）。對於藝術治療師而言，巴赫許多工作很具爭議性，因為一般而言，如果創作者本人沒有表示，治療師會不願意擅自加以詮釋。但是她早期的直覺發展成為大規模的研究。並且，她擁有驚人的預後技巧，用生病兒童的自發繪畫，思考身體潛意識的知識。

　　第二次世界大戰之後，惠迪米德藝術治療社群的艾琳·尚佩諾創造了非醫療的方法。榮格分析師安東尼·史蒂文斯（Anthony Stevens, 1986）在他的書中分享了他年輕時加入惠迪米德的個人故事，以及許多內部事件。尚佩諾的惠迪米德社群就像諾堡的華爾登學校，是創作過程的一個支點。惠迪米德的畫室提供了合作與互動的機會，過程不一定很順暢，但是提供了許多豐富的內容，並且影響深遠。

尚佩諾的早期日子

　　在 1930 年代，當時仍姓布魯姆霍爾（Broomhall）的尚佩諾還是年輕未婚的英國女性，住在歐洲，參與了阿德勒的開放式診所，發現那裡是一個很歡迎大家參與、可以一起學習、彼此陪伴的社群。這時，她開始閱讀榮格的書。到了1936 年，納粹政權的存在與行為越來越讓人不安，尚佩諾決定回到家鄉。然

而，正當她準備要離開時，認識了榮格分析師貝恩斯（諾堡在她的第一本書中有提到貝恩斯），決定接受貝恩斯的分析。尚佩諾回想自己從貝恩斯那裡學到了「藝術治療的重點」：

進入了患者畫畫的戲劇中，落入了個人的神話當中。他（貝恩斯）教我，人們如何從做夢、繪畫和塑造中創造自己的神話。他以前會跟我說到榮格如何對他自己這麼做，他徹底知道《紅書》的內容。（Champernowne, 引述自 Stevens, 1986, p.24）

尚佩諾對榮格思想的興趣，導致她於 1936 年寫了一封信給榮格。她在信中寫道：「我對佛洛伊德的心理學感到不滿意，對阿德勒的心理學也不滿意。即使我從這兩位的學說中學到了很多，但這兩位都無法提供足以讓我贊同的語料庫或世界觀。」（引述自 Stevens, 1986, p.23）她問榮格，是否可以去見這位出名的分析師，並收到了「立即回應，要她去瑞士國家旅遊局（Ascona），榮格正在那裡參加年度埃拉諾斯（Eranos）自然科學會議。艾琳立刻出發，離開慕尼黑，再也不曾回去。」（Stevens, 1986, p.23）

當尚佩諾到了瑞士國家旅遊局，榮格正坐在花園別墅的一棵棕櫚樹下。她感到不知所措，承認自己已經三十歲了，卻很老實幼稚，充滿理想。她告訴榮格，她覺得自己好像「在伊甸園中，和上帝在一起」（Stevens, 1986, p.23）。面對這樣的理想化，榮格的反應是用隱喻讓她腳踏實地，開始工作。他不只是告訴她要完成她的心理學學位，也歡迎她跟著他回到蘇黎世繼續做研究，為她的博士論文收集資料。

現在，尚佩諾找到目標了，她一面教學，一面完成了心理學學士的學位。到了 1937 年，她經常到蘇黎世去，接受榮格的分析。尚佩諾說，她接受榮格分析的過程中，最鮮明的回憶就是他對心理工作的態度。認識榮格的人都會同意，榮格對人的投入可能讓人產生誤解，或是感到士氣低落：

我印象非常深刻，他和你在一起的時候，**臨在感極強**……當你在那裡，

你就是在那裡……這是世界上唯一重要的事。我以前覺得，經由我的生命，經由我帶到分析室的素材，他的研究才得以持續。我相信這就是（p.72）他的意圖……他在那裡，有他自己的原因。他完全獻身科學，整個狀況的心理機制都是他工作的科學材料的一部分。我從未遇過任何人，如此完全的臨在。他不是置身事外的觀察者，他總是在體驗著。我印象深刻極了……他肯定了別人的生命。但是，如果你脆弱或是愚蠢，他也可以很尖銳、無情。（Champernowne, 引述自 Stevens, 1986, p.25）

到了 1938 年，尚佩諾離開蘇黎世，內心充滿了心理學。她投入了自己的內在工作，這將會成為她很大的助力。

回到倫敦之後，她和吉爾伯特·尚佩諾（Gilbert Champernowne）結婚，完成了博士學位，並以分析師為業，為倫敦分析心理學俱樂部（London Analytical Psychology Club）舉辦活動。此時，第二次世界大戰的戰況越來越嚴重了，尚佩諾和丈夫離開倫敦，去了英國西南部（West Country），希望逃離每天不斷的空襲轟炸。他們找到了一棟房子，裡面可以設置畫室和陶藝工作室。雖然尚佩諾並未想要設立可以讓患者住院的藝術治療中心，但是在貝恩斯和榮格的影響下，「她決心……藝術治療應該成為工作的一部分，她的患者必須擁有所有必要設備，供他們畫畫和做陶。」（Stevens, 1986, pp.27-28）尚佩諾和丈夫在埃克塞特（Exeter）找到一棟有十四間臥室的大房子，最後成立了惠迪米德社群。她一面建立自己的診療業務，一面花了好幾個月的時間重新修繕這棟房子。

1942 年 5 月 3 日，埃克塞特被夷為平地，沒有自來水、瓦斯或電話。惠迪米德仍未修建好，但是奇蹟般地逃過了空襲，成為受害者的避難所（Stevens, 1986, p.29）。接下來，惠迪米德不僅僅是表達性藝術的社群，而是榮格取向藝術治療的範例，顯示榮格取向藝術治療可以如何促進心靈的自然療癒過程，可以如何非侵入性的詮釋藝術，或許可以留待日後使用。對榮格有興趣的藝術家積極參與惠迪米德。在這裡，藝術被視為有生命的經驗，過度僵化的詮釋則會消蝕了意象中的再生力量（Hogan, 2001）。例如，藝術治療師和榮格分析師麥克·愛德華茲和妻子兒女一起住在惠迪米德，在這裡開始了他的事業，也獲得

了自己人生的基礎。麥克・愛德華茲（1987）與伊迪絲・華萊士（1987）則繼續帶著藝術與想像的藝術治療之路往前。有了尚佩諾對社群與表達性藝術的付出，惠迪米德成為眾所皆知的英國藝術治療的創新者，發展出早期對移情與反移情的看法、信任心靈天生的整體療癒力量、尊崇藝術作品中出現的精神意義與轉化的時刻。（Hogan, 2001; Stevens, 1986）

相對地，英國與美國的個體化發展不同，尤其是在第二次世界大戰之後，美國的心理分析和心理學界普遍鄙視榮格，英國的榮格取向藝術治療卻蓬勃展開了，並且不斷演化。或許，當時的心理學界迫切需要找到彈性與復原力、維持連結、重建社群，使得心理學界刻意擁抱非語言的方法，同時也尊崇並承認集體潛意識的角色。當然，對於歐洲與英國剛經歷過的大規模破壞，大家都有心理補償的反應。惠迪米德的創造過程為大家承受的痛苦及跨世代創傷提供了必要的內在療癒。

第四章

心靈能量：心靈的生命力量

兩種思考與心靈能量

　　榮格在《轉化的象徵》開頭就寫到兩種思考模式：定向思考（directed thinking）與非定向思考（non-directed thinking）。定向思考客觀、有邏輯性，非定向思考則是主觀的，例如情緒、創造力與想像力。榮格運用兩種思考模式的概念，一開始就談到威廉・詹姆士如何區分邏輯性思考與聯想性思考，以及**心地善良**（tender-minded）與**講究實際**（tough-minded）。

　　榮格的定向思考是線性的、基於經驗、多多少少是經由語言的形式，例如我們想要表達、教學或說服別人的時候。定向思考是針對外在世界的，會適應現實，以便我們腦中的意象可以像是外在事件一樣，嚴格地照著邏輯順序，一個一個出現。我們也可以稱之為「將注意力定向的思考」（Jung, 1912/1967b, CW 5, p.11）。

榮格的非定向思考是專注力往內，關於情緒、空想與想像。當心靈產生心像時，語言式的思考需要暫停，才能降低意識，或是軟化自我意識。當我們在進行非定向思考時，往往會看到意象、幻想、自動發生與創新。榮格解釋說，非定向思考無需努力，並具有適應力。

在榮格取向藝術治療中，當我們提到和兩邊的腦子工作時，我們就是在使用榮格的綜合法（synthetic method），第五章將會深入討論[1]。使用綜合法時，我們會圍繞著潛意識素材，無需立即掌握住它的意義或深度。正如我們打開門，迎接新的一天一樣，我們對於自己要往哪裡去會有一些想法和期待，但是我們也瞭解，未知有各種可能性。

心靈能量

1912 年，榮格在《轉化的象徵》中發表兩種思考的概念。同時，他對於力比多能量和象徵的價值的看法也擴大了。榮格不再僅僅根據科學規則看待能量範例（energic paradigm）。他也指出象徵範例（symbolic paradigm）有其目的性，在哲學、現象學和宗教上都有其來歷，並不僅僅是唯物主義而已（Evers-Fahey, 2017）。榮格調查了弗蘭克・米勒小姐的幻想[2]，以擴大這個觀點。這些幻想包括展開的意象與象徵，榮格認為是心靈活生生的表達，反映了心靈天生固有的暗示感受性。但是他也強調，這些想像包含目的性，和字詞聯想實驗（WAE）的唯物反應時間一樣，都是事實。

---

1 今天，有些人會用艾倫・斯柯爾（Allan Schore）提出的左腦和右腦理論來談論這兩種思考方式。定向思考就是左腦功能，擁有更為自我取向的邏輯、策略和心理上的自我防衛。非定向思考則是右腦活動，例如意象、創造力、潛意識情緒與情感，以及其他天生具備的材料，屬於精神層面。榮格建立了「定向思考會消耗心靈」的概念。兩種思考方式（定向思考與非定向思考、左腦與右腦）都會造成改變、心理轉化和創造性的表達。

2 弗蘭克・米勒小姐（Miss Frank Miller）是出生於阿拉巴馬州的表演者和演說者，以演講聞名，她假裝自己是各種歷史、文化人物。1905 年，她把一些最生動的歷史幻想，連同她的評論和印像一起出版，並附有由日內瓦大學心理學教授 Théodore Flournoy 撰寫的導言。榮格從未見過她，他分析的就是這部作品的內容。

以今天看來，這個戲劇性的觀點轉換並不驚人，但是在榮格的時代則距離科學觀點非常遙遠。當時的科學界才剛剛開始肯定心理學。此外，這「與能量範例並不相容……基本上，象徵範例是基於關係與關聯的原則，而不是基於科學的基礎原則」（Evers-Fahey, 2017, p.41）。當我們過度投入自我，就可能失去相關性。我在本書的導論中提過，埃弗斯－法赫（Evers-Fahey, 2017）針對自我和潛意識的關係，提供了很有用的調查。他清楚闡明了榮格的理論，特別指出兩個範例：**能量範例**與**象徵範例**。能量範例是基於科學假設與規則，象徵範例則是有目的性、神話般的，根植於哲學、現象學與靈性。使用榮格的理論模型或是閱讀他的文獻時，我們會看到他在兩個範例之間移動。記得這兩個範例的觀點將會有所助益。我認為這是為什麼大家會覺得他的理論很複雜、或是受到忽視的部分原因。但是，二者之間的區別卻可以闡明他兩種思考方式的背後目的。如果沒有磨擦，就沒有能量。在榮格取向藝術治療中，我們經常用藝術創作材料或意象來解釋或表達心靈中的內在張力。我們會建議患者「畫出內在的天氣」或是用紙張的兩邊描繪出對立的情緒或思緒，這就是我們鼓勵摩擦衝突以便帶入意識之中的例子。

毫無疑問地，佛洛伊德針對潛意識和力比多能量的想法深具開創性。榮格肯定佛洛伊德生理取向的性趨力理論，認為對於佛洛伊德的目的而言，這些理論已經十分充足了。但是榮格基於自己在伯格霍茲里精神科醫院的臨床經驗，認為每個徵狀都被化約為嬰兒時期的性本能，實在是過於簡化了。對於榮格，力比多能量指的是能量的生理力量，但是**心靈能量**則是心理學名詞，可以更佳描述心靈力量的強度。為了我們的目的，心靈能量也是更大的**生命能量**中的創造力（Jacobi, 1942/1973）。心靈能量是一個象徵性的觀點，擁抱了人類本能世界，以及自我和潛意識的關係。雖然佛洛伊德最後拓寬了力比多能量理論的觀點，但是榮格對於心靈能量的許多原始觀點都被埋藏在心理學的陰影下了。例如，榮格的模型將心靈描述為部分關閉、動力、延續、複雜、多元的系統，這些原則已經被融入了現代心理學之中，但是沒有直接提及分析心理學。

雖然心靈能量是榮格心理學方法上的基礎，也是他和心靈、情結、象徵的發展上的工作基礎，但是並不容易理解。心靈能量是由意象與象徵形成，是榮

格取向藝術治療的關鍵。心靈能量是驅動心靈的情緒的力量，表現在線條、形狀與色彩上。心靈能量也造成徵狀或情結。榮格曾說，徵狀與情結都是心靈試圖療癒自己的表現。在心理分析歷史中，這些都是創新的思想，但即便是使用榮格理論模型的我們，也忽略了他最基本的觀點：潛意識有自己的方向，並靠著心靈能量往前。心靈能量不但提供療癒，也經由象徵的方式進行個體化。

榮格理解到，能量範例倚賴心理學和心理分析，單單靠著能量範例，不足以反映他對於心靈的發現。他發現，想像是心靈中重要的一部分。因此，能量和象徵二者都是心靈必要的動力元素 **3**。

到了 1928 年，榮格在〈論心靈能量〉（On Psychic Energy）一文中回到了困難的主題：能量。他毫無保留地討論了能量的原則，以及心理學形而上的瞭解與考量。這些都是基礎原則，是根據經驗建立起來的經驗原則。這篇文獻為他一生對煉金術的興趣鋪好了路。他認為煉金術是對於動力心靈的最佳象徵性視覺語言。雖然煉金術是一個深奧的系統，和神秘主義有關，煉金過程和物質元素卻精準、視覺化地呈現了心理治療醫病關係中，能量的雙重象徵本質，也呈現了心理治療對個體的影響。煉金術經由神話的詩意與象徵，將想像力整合進了能量範例。

在榮格取向藝術治療中，完全不瞭解煉金術的個案所創作的意象與藝術作品中，有時會自主出現煉金術的意象，例如吞噬自己尾巴的蛇、火中的蠑螈、身體中長出樹、地域心靈。榮格瞭解，原型意象的出現將喚醒心靈對神秘的覺知，以及集體潛意識強壓在我們之上的自主性。在這些時刻，自我可能覺得被降級，不得不投降而感到驚異。

3　同樣的，目前的研究發現，和兩半球腦子（身體與雙邊治療）工作可以成功治療創傷。事實上，當代心理治療取向中，有許多與榮格原本的想法重疊之處，例如使用意象、接觸心靈能量，以便和情結工作。這些心理治療取向包括但不限於：眼動減敏與歷程更新（EMDR）、腦點療法（Brainspotting）、感覺動作心理治療（Sensory Motor Psychotherapy）、自覺（Focusing，也稱為聚焦或生命自覺）和焦點取向與表達性藝術治療（Focusing and Expressive Aets Therapy, FOAT®）。

對立面的張力

榮格的文章中一再提到對立面之間有彼此互動產生的內在張力。榮格對此深感興趣，並以兩種思考方式作為榮格學說的基礎。當我們更進一步，仔細看榮格面對潛意識的核心，就會看到他非常仰賴這種動力十足的互動。榮格曾經指出影響他的思想的人，主要是黑格爾（Hegel）哲學中，論斷（thesis）與對立（antithesis）的辯證模式。榮格也導入了古希臘哲學家赫拉克利特（Heraclitus）的**對稱性**（enantiodromia）概念作為心理元素。赫拉克利特曾說過自己「被對立面拉扯撕裂」，以描述事情可以如何變成對立的兩面。當我們在極端之間掙扎時，通常都會充滿情緒。

當代很多人認為，榮格對於對立面的依賴進一步造成了二元化的心理學，但是榮格其實瞭解，**對立面的調和**乃是轉化心靈的關鍵。首先，我們需要知道，以前的人還不知道有潛意識。剛開始有潛意識的概念時，大家認為潛意識是自我尚未分化的**混沌物質**（masa confusia）。榮格相信，意識與潛意識經由澄清（clarification）、分化與擴大的過程，成為兩個對立面，合力創造個人的完整性（Evers-Fahey, 2017）。第二，榮格對於心靈能量**選擇**結構或型態的完整過程有興趣，尤其是在一個象徵性、有目的性，本質上卻充滿能量與動力的系統中發生的過程。自我做出選擇，還是自性指揮決定？這個問題造成困惑——榮格認為對立面自然產生的張力，可以發生在兩個人之間，或是發生在一個人的內在，造成不適。因此，榮格建議：

> 對立面的問題……應該成為批判心理學（critical psychology）的基礎。批評者應該……不僅重視狹窄的心理學，也要重視文化科學（cultural science）[4] 的廣大範圍。（1937/1972, CW 8, p.125）

分析心理學的前提是「能量讓兩個對立面產生摩擦」，而摩擦會產生熱（心

4　譯註：指故事、部落知識與改革的歷史。

靈能量），這就是熱力學（thermodynamic theory）。根據熱力學原則，對立面之間的互動會產生火，就像摩擦兩根木棍一樣。在〈佛洛伊德與榮格：對比〉（Freud and Jung: Contrasts, Jung, 1929/1970, CW 4）一文中，榮格談到單一面向的結果。榮格的前提是對立面很自然地會形成衝突，激發意識的轉化：

> 我認為心靈能量牽涉到對立面的互動，就好像心靈能量擁有不同的潛力，溫暖與寒冷、高和低，都是對立面的存在……我已經以能量的概念……總結了各種不同的心靈動機或力量。（p.337）

　　例如，在他的〈力比多能量的轉化〉（The Transformation of Libido, 1912/1967a, CW 5）一文中，榮格進一步探索「有節奏的摩擦兩根木棍以產生火」的意義。如果將這個意象簡化為性本能（他並不否認這個可能性），榮格思考著節奏（rhythm）如何為其他本能需求提供能量，例如飢餓、反思、活動、創造。以「發現火」為例子，適應力的表現與生存的需求都和飢餓連結在一起，飢餓的本能需求經由嬰兒有節奏的吸吮而表達出來，或是**心靈化**（psychized）了。類似的**心靈化**過程也發生在各種本能之中，包括創造的本能經由藝術創作以及其中的動作和呼吸表達出來。「心靈化的本能會在某種程度以內，放棄自己的獨特性……失去最主要的特性——衝動性。」（Jung, 1937/1972, CW 8, pp.115-116）榮格無法證明他的理論，只能仰賴大自然中的對立面原型意象來支持他對於本能與象徵範例的想法——日與月、黑暗與光明、內與外、堅硬與柔軟、男性與女性。

　　榮格繼續擴大討論對立面，包括主觀與客觀、內向與外向、理性與非理性、雌性與雄性、意識與潛意識。他在類型學上的想法（1921/1990, CW 6）包括內向與外向、思考與感覺（理性功能）、直覺與感受（非理性功能）。這些都是心靈系統在原型曼陀羅中組織成的各種對立面[5]。我們基於自我的主導方向，

5　自古以來，我們都可以在各種文化中看到四種類型：感覺、思考（理性）、感官、直覺（非理性），這可以追溯到希臘哲學中的四種氣質論（four humors，譯註：源自古希臘液體學說，認為某些人類的情緒、情感和行為是由於體液不平衡引起的，體液歸類為四種：血液、黃膽液、黑膽液和黏液，根據每個人先天不同的體液比例，會形成不同的性格）。榮格的工作影響了許多當代的人格測驗，成為這些人格測驗的基礎。

以評估並表達能量。對立面（意識與潛意識）的張力是超卓功能的建設性工作的基礎，這是一個有意識的過程，運用擴大與分化點燃改變所需的張力。新的意象與象徵會從這個張力出現，攜帶著療癒能力，調節能量，試圖整合心靈。毫無疑問地，榮格觀察到，如果有意識的話，對立面的目的有一部分是內在的自我調節。他的想法是調節與韌性的初始建構，而調節與韌性則是治療關係創傷時的主要元素（West, 2016）。榮格宣稱：「多元化與內在分裂的對立面是整合。整合的力量和本能一樣強。它們一起形成了兩個對立面，自我調節同時需要二者，往往被稱為自然與精神。」（Jung,1928/1972, CW 8, p.51）

藝術家兼心理分析師梅莉恩・麋爾納（Marion Milner, 1950/2010）提到自己的繪畫過程時，肯定了榮格的想法。她認為畫畫時重複的節奏是很深刻的本能衝動，代表著生命的重生與養分。在最極端的異化中，則代表著死亡。經由外力強加，或是與生俱有，我們都會在此節奏中找到某種形式（pp.115-117）。如果我們有意識地覺察對立面與節奏帶來的張力，就會發現心靈整體中天生的多元化與內在分裂。大部分的榮格取向藝術治療師很自然地會和這股流動的能量（或是情感調節）工作，我們會注意到意識與潛意識之間的張力如何被表現出來。如果沒有足夠的張力，能量會不足以到改變新的個人觀點。舉例來說，在榮格取向藝術治療中，我們可能隱隱約約地感覺到一股無法形容的詩意感受或思緒，經由創作而變得具體。經過長時間和一個意象工作，我們發現更適合或更正確的涵容，以表達某個現象。如果沒有足夠的張力，能量不足以將「詩意的想法」轉變成意識，也無法找到新的個人觀點。但是，即使在重複實驗與探索中，心靈也會受到了影響。

榮格取向藝術治療：戴娜的故事

戴娜畫了好幾張不同的畫，呈現一棵有著地域心靈（神聖空間）的樹。這棵樹是個人的療癒象徵，冒出來補償童年創傷的記憶。一開始，戴娜畫了一張小幅的鉛筆速寫，和幾張特寫。然後她用水彩畫了一張風景，掌握了溫柔、詩意的感覺，抵銷了她對自己的憎恨思考。在這些意象中，她奮力精確畫出光與陰影。她

要意象中的石頭表達出光亮與神聖的品質，石頭四周圍繞著像哨兵一樣挺立的樹。對戴娜而言，將大自然的經驗轉化成鉛筆圖畫，再用水彩畫出來是一個非常強有力的過程。這是她第一次使用水彩。她在技巧與控制上，遇見了內在的對立面與情結，成功表達了她在意的意象。在過程中，她一直是有意識的。戴娜的圖畫顯示，她在情緒上整合並同化了她的陰影，最終導致心靈的重生。

　　榮格知道心靈是一個自我調節系統，天生有療癒能力。戴娜的意象顯示合一與分裂之間的自然波動，潛意識提供平衡與完整作為補償。榮格提醒我們，對立面與重複的重要性。對立面與重複引起摩擦，讓心靈有足夠的能量研究對立面的差異，包括研究創造與意義之間的關係。正如生於古巴的藝術家恩里克‧馬丁內斯‧賽拉亞（Enrique Martinez Celaya, 2010）説的：「創作促進並體現的一切，與看似處於外在或創作無法企及之處的經驗之間，隱約存在著意義。」（p.60）

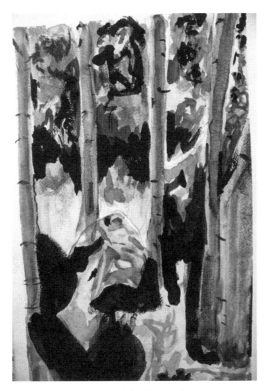

圖 4.1 白楊樹林一號

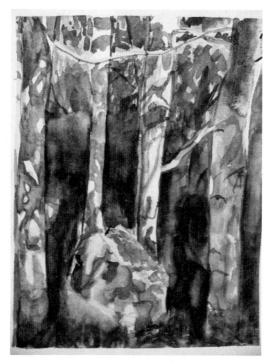

圖 4.2 白楊樹林二號

身體與對立

懷孕是一個生理與感官的過程，是清楚代表對立面張力的原型。也有其他原型，例如老化、長期慢性疾病、身體障礙，都呈現出身體的對立面。孕婦面對明顯的身體與心理狀態、意識與潛意識、自己身體與胎兒之間的對立面（Swan-Foster, 2012）。榮格分析師兼舞蹈治療師瓊・裴德洛（Joan Chodorow, 1995）解釋說：

我們經由兩兩一組的對立面，組織自己的生理與心理狀態。如果沒有兩股肌肉一起合作，一股肌肉收縮，另一股肌肉延長，就不會有任何人類行為發生了。我們是三度空間的生命，每個身體軸線都包含兩個對立面：上下、左右、前後。單方面的心態會在身體上呈現出來。只要有意識地覺察最簡單的肢體動

作，就會發現對立面之間的相互關係。（p.397）

　　換句話說，當我們有意識地覺察到自己的身體，我們就參與了內在的對立面。人類學家布魯斯・林肯（Bruce Lincoln, 1981/1991）談到孕婦的女性啟蒙時，稱之為「對立面的互動」（p.97）。孕婦面對的是某種特定的女性啟蒙，缺乏明顯的行動，卻有著辯證上的複雜度。她參與並承受了身體的改變與隱藏的心理適應，這都是對立面，為意識帶來重大改變。

　　以榮格模型而言，身體和心智（心靈）彼此緊密交織。當自主性、充滿感覺的情結被激化啟動了，我們的身體會自動知道。對於強烈的情結，我們可以感覺到能量騷動，就像電流一樣。榮格取向藝術治療師會覺察到患者創造意象過程中的能量模式，房間中瀰漫著患者的情感，肉眼可見，也可以感覺得到心靈能量的流動與釋放，我們也可以經由她選擇何種創作材料，以及她的創作過程觀察到。

心靈能量的移動

　　榮格發展自己的想法時，經常引用科學，作為類比。他用熱力學的理論假設心靈從未失去它的能量，而是從一處流動到另一處，尋找平衡。他假設心靈會自然地同時尋找平衡和對立面。對於自我，心靈能量向內也向外移動，兼具內向與外向。心靈能量就像身體的自主系統，也可以流動或被卡住，導致相關的徵狀與病態（Jacobi, 1942/1973, p.53），患者可以從榮格取向藝術治療獲益。

　　意象可以有不同的強度，可能和跨世代記憶、身體記憶、早期關係創傷、基本直覺導致的情緒與思維有關。以下章節描述與漸進、對等、恆常、強度有關的前行（progressive）與退行（regressive）的能量，並介紹榮格取向藝術治療如何觀察能量。

前行與退行的能量

　　能量漸進移動，像是山坡一樣，會往下或往上。心理上，榮格想像心靈能量像水，流經一條有兩個方向的通道：前行或退行。前行的能量根據自我的願望而移動。如果透過有意義的結構與意象，往外或往上移動，就會覺得舒適自在。退行的能量移動不是朝著自我想要的方向；退行的能量往下，到潛意識去。這是重新充電的時刻，顯示出哀傷、憂鬱的情緒，令人不適。榮格不認為心靈能量的退行一定令人擔心，而是很自然的潮起潮落，最終會在潛意識裡累積足夠的能量，激發出某種補償的回應。於是能量重新充滿，再度前進，回到意識。這解釋了為什麼「問題」會不斷重複，重新冒出來，我們不斷繞著同樣的問題轉。榮格經常將心靈能量的退行稱為「強制執行的內向」。當心靈能量回到意識層面時，會從底下世界帶來「禮物」，也就是對於受苦、哀悼、憂鬱的知識與洞見。如此和潛意識工作，是自我的某種啟蒙過程。自我必須承受這一切，以便獲得柔軟的韌性。

　　我們可以經由情感看到逐漸移動的心靈能量。心靈能量是有目的性的，即使「拚命努力……雖然選擇的主題或是想要的形式都讓人印象深刻，覺得很有道理，但是轉化仍然拒絕發生，只有新的壓抑。」（Jung, 1928/1972, CW 8, p.53）也就是說，僅僅有能量存在並不表示就會看到心靈發展和個體化。或許，榮格會做出這個結論是因為他和佛洛伊德在心理分析潮流上所做的投資。榮格擁有能量，也表達了出來，看似很英勇，但是其中有著個人的犧牲——他自己的心理能量用完了。這可能是為什麼他認為定向思考會榨乾心靈。

　　前行的心靈能量也不見得意味著意識會立即改變。為了改變心靈或改變意識，適量的能量不一定能夠創造出正確的形式（意象或象徵）。榮格解釋道：「形式給了能量品質……沒有能量，只有形式的話，也是中性的……因此，為了創造真正的價值，需要能量和有價值的形式。」（1943/1966, CW 7, p.47）對於榮格取向藝術治療，這一點解釋了為何不是每一個藝術行為都會帶來心理上的轉化。我們可以強加一種形式（干預），或者經由有意識的參與創作過程而讓形式自然產生，後者更有潛力。即便如此，根據能量的品質，有時影響只是暫時

的。有時候，需要嘗試數次才找得到合適的形式，以滿足心靈的表達，就像戴娜的水彩過程一樣，一開始是鉛筆速寫（圖4.1與4.2）。她專注於畫的結構，面對了一些挫折與限制，意義才開始從創作過程以及作品本身冒了出來。

適應與個體化

既然心靈能量總是在改變，而且是有目的性的改變，那麼，如果我們有意識地調整改變與模式的話，將會因此獲益。今天，我們認為這樣就有了心理上的覺知，但是榮格想要瞭解覺知底下的動力。如果心靈逐漸向著意識移動（前行），或是逐漸遠離意識（退行），都是在調整態度，榮格稱之為「適應」與「個體化」。當能量前行時，表示我們的意識自我有彈性（適應），對環境中的狀況或要求作出反應。當能量退行時，我們是在對內在的意識自我作出反應（個體化）。這兩個方向創造出意識與潛意識心靈之間有動力的互動，以及有刺激性的摩擦。兩個方向也經由意象暗示了自我與自性之間合作的潛力。無法遏止的流水（圖4.3），是前行或退行能量的隱喻，意象顯示河水在鬱鬱蔥蔥的環境中流動。

當水淤積在渦流中，停止流動，就代表著退行的心靈能量被儲藏在潛意識裡，直到它找到新的管道，再度開始流動。

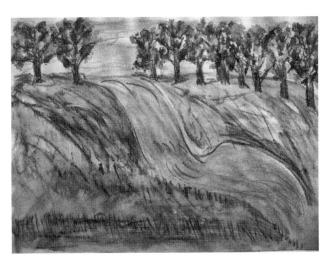

圖4.3 心靈能量的流動

榮格取向藝術治療：蓋爾的故事

　　蓋爾畫的夢（**圖4.4**）呈現了退行的心靈能量的自然流動。她坐在兩位她愛的已逝之人中間，夢境表達了當時必要的退行，退到了一個「池塘」邊，讓她在情感上重新連結到深刻的愛。這時的她正要結束婚姻，感到哀傷與憤怒。潛意識提供了感人的意象，一個保護的空間，提醒她曾經有過的、真誠的愛與支持。池塘中淤積著退行能量，「憂鬱」同時也在提醒她，在困難的時刻裡，可以重新開始。

　　我們都知道，前行能量會讓人重新參與生活、能量增強、產生新的興趣或目的。每次淤積之後，再次流動時，心靈都會重新計算、有目的性的取得平衡。雖然我們不會直接承認，但是前行和退行的能量也會經由兩種思考表達出來——定向思考與非定向思考，這在之前的章節已經討論過了。定向思考也可能成為「超速駕駛」，試圖對抗退行能量。我們認為，潛意識最終會贏。在榮格取向藝術治療中，我們可能看到衝突或潛意識的退行在拉扯著個案，讓他從世界退縮回來，降服於強制內向。常見的退行例子是常會看到人到中年時有很多改變，心靈催促著自我潛意識去改變自己的態度。

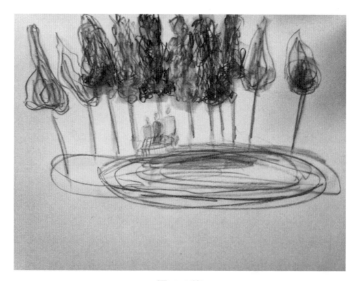

圖4.4 夢

恆常與對等原則

　　類似熱力學原則，榮格對心靈能量也有獨特的原則。**恆常原則**（the principle of constancy）指出，能量維持一定，受到激發時不會增加也不會消失。**對等原則**（the principle of equivalence）指的是移動與狀態，「造成某種狀態時，能量發生了某種程度的提升或耗損，無論是同樣的或是另一種形式的能量，都會在別處發生等量的耗損或提升。」（Busse，引述自 Jung, 1928/1972, CW 8, p.18）榮格相信對等原則是「治療精神疾病時，極具啟發價值……當某種有意識的能量，例如移情，減少或完全消失了，你要立刻尋找取而代之的形式，你會看到對等的能量從別處冒了出來。」（Jung, 1928/1972, CW 8, p.19）能量可能消失，又以其他意象或形式（潛意識或意識）再度出現，因為我們無法創造能量也無法銷毀能量。這是榮格在象徵範例上的理論基礎，尤其是和創傷（如解離）工作的時候。身為心理治療師，我們有意識的考量如何調解意識的解離狀態，我們會經由記憶、情緒與意象，追溯心靈能量的移動與表達。

　　例如，當我們覺得手足無措時，會發生能量總數與恆常原則的現象——某人忽然變得「寒冷」或「凍僵」了，我們可以感覺到他的改變，卻很難感覺到他的能量去了哪裡。恆常原則的概念顯示，如果一個人意識到發生了什麼，他不見得就是有精神疾病或是病態，而是想要調節、掌握對立面的張力，而不想選邊站。當我們試著辨別、區分對立面時，保持平衡是一件很困難的任務。無法掌握張力的話，結果可能退回熟悉的舊習慣，或是採取較具破壞性的行為，例如自殘與虐待別人。這時，我們可以承認能量移轉到了另一種表達方式（對等法則）。

榮格取向藝術治療：梅格的故事

　　我用以下的例子解釋恆常原則。梅格（Meg）畫了一張畫，想要表達她內在的焦慮。她很難用線條、形狀與色彩表達這股能量。她沒有在畫圖過程中多花時間，而是很快放棄了，改為談論另一個主題。我想，要不要回到創作，或是跟隨她的語言，面對她的焦慮。這時，我覺察到自己內在的對立面，往前的路

並不明朗。或許，對於梅格來說，這個議題目前太沉重了，她需要暫時休息一下，或者她可能刻意排斥走入更深處的機會。梅格一向會壓抑情感，但是我也在想，她是否意識到了自己在做什麼，並希望我在治療關係中也注意到。我跟她說了當時狀態的兩面。

梅格可能對自己的畫畫技巧缺乏信心，或是感到丟臉、尷尬；也可能她開始畫的圖畫突然提升了她的身體反應，刺激程度強烈到讓她不舒服。接下來的幾次治療，我們一直圍繞著梅格夢境與作品中的意象，同時她也不斷試圖弄清楚自己接受治療的經驗。最後，她有了足夠的心靈能量，大幅轉變她對潛意識素材與治療關係的態度。她在情緒上對自己的恐懼與抗拒更為敞開，同時表達了改變的意願，也開始想像自己需要做出何種改變。

對於藝術治療師，這些原則非常重要——當個案使用藝術媒材時，他們是在將心靈能量轉移到意象或其他形式，經由需要自省能力的創作表達他的思想或情緒（情結）。可以看見的表達，包括特定的線條、形狀與色彩，攜帶和記錄著被分析者的心靈能量。在紙上有某種特定的置放位置、下筆的壓力強度，以及色彩的表達。可能有重複出現的新生或死亡——我們永遠無法確定。逐漸前行的濃烈能量造成最終的「體現」意象（Schaverien, 1992）。投入創作，持續工作，直到完成，需要**恆常的能量**——包含情感的特定能量。患者保持專注，參與情感與自省的過程以解決問題。這個能量也導致奎克（Cwik, 2011）稱為「聯想做夢」（associative dreaming）的方法，在關係心理治療（relational psychotherapy）過程中，運用意象、圖畫與雕塑形成象徵。過高的張力或過度刺激能夠破壞恆常狀態。但是如果自我的態度夠柔軟，心靈可以承受分化的過程，就能夠堅持並獲得洞見。

對等原則可能產生強烈的身體情緒反應，我們可以將它轉移到意象上。在空白紙張上畫一條線時，這條線會定義並分隔紙張上的空間，創造界線，迎來之後的色彩、線條或形狀的能量**反應**。身體的感覺將持續經由「線條、形狀與色彩」讓自己被看見。新的形式出現了。意象可能補償了自我的態度，成為互補，以肯定之前從未受到支持的態度。創作過程和意象本身都在說出真相。我們需要持續參與意象的創作，經由恆常原則，直到心靈能量找到此刻的最佳表

達。這就是榮格對於象徵的看法——它們會找到此刻的最佳形式，當它們不再有用處時，就會退回潛意識，直到潛意識又找到新的、更好的象徵。

另一個追蹤心靈能量的方法如下。臨床上，經過一陣子刺激之後，能量可能退縮。被分析者可能變得安靜，在椅子裡往後坐，看著遠方。沉寂。在表達與退縮之間，有某種很自然的補償（前行與退行的能量）。或者，能量轉移到了不同的本能，從行動轉移到了反思。意識變得較低，可能帶來洞見或進一步的能量恆常。此時，我們可能看到行動與反思結合在一起，形成有創意的本能。象徵可能在心靈中轉化能量。

端視內容為何，藝術治療師可能感覺到安靜下來了，或是有某種空虛，或是覺得想要有所反應。無論如何，我們都會受到關係改變的影響。為了追蹤能量（我們自己以及患者的能量），我們需要找到並追蹤我們自己的能量，以及我們自己的意象與情結。如果降低自己的刺激，我們會更為恆定。接受分析者的能量退縮可能讓治療師感到放鬆，也會產生焦慮——對於分析師與被分析者皆然——因為我們不知道接下來要做**什麼**，因而可能突然認為自己必須**做**些什麼。但這是我們自己的焦慮。另一方面，我們可能突然覺得放鬆了，然後可以尋找恆常，保持一些距離，安撫自己的神經系統。我們停頓一下，有了一個中空的空間。這個停頓正在邀請我們的想像力。但是這個空間是暫時的，雙方都需要盡力一起承受，一起發掘。如果我們不防衛，而是保持有意識的覺知，雙方就能夠召喚出自己的能力，運用想像反思，**從**意象出發，用語言表達自己（Cwik, 2011）。不過，如果能量被

潛意識吞噬，卻沒有新的能量取而代之……我們需要堅決倚靠對等原則，仔細觀察，個案會很快出現潛意識活動的跡象，例如某些特定徵狀變強了，或是出現新的徵狀，或是做了特別的夢，或是產生奇怪而稍縱即逝的幻想片段等等。（Jung, 1928/1972, CW 8, pp.19-20）

失去能量有點像是哀慟，身心都體驗到失去了某種潛力，失去了某種意象或象徵，因為它們回到了潛意識。對於分析師或被分析者，都可能出現「稍縱

即逝的幻想片段」。可能經由連結與洞見即時看到新的能量移動。有時候，什麼都沒有出現。矛盾的是，什麼都沒有發生，也是一種發生。空白的紙張確實是空白的，但是在榮格取向藝術治療中，空白的紙張也是一種表達。我們可能好幾天都看到一張空白的紙。是個案在抗拒畫畫，防衛著什麼嗎？是個案有某種情結，我們需要溫柔地加以注意嗎？是否需要等待，直到對的時刻呢？當我們看到個案的表達，或是看到他缺乏表達的時候，我們是在面對自然發生的潛意識能量的潮起潮退，我們要保持信念。在榮格取向藝術治療中，二者都是潛意識帶來的有價值的意象。

強度

榮格注意到，能量的強度（intensity）可能攜帶著二者之間的相似性與差異性，從一個結構轉移到另一個結構。這個強度和意象以及情結有關，也和心靈將夢、幻想、腦中的影像與各種藝術創作中混亂的潛意識內容轉化為意象時的創造活動有關（Jacobi, 1942/1973, p.59）。如果第一個結構或情結（自主、充滿情緒的意象或想法，以徵狀或意象表達出來）是關於性本能的話，很自然的會釋放心靈能量。如果能量夠強，也會轉變成為另一個情結或意象——例如哀傷的感覺可能變成一張圖畫或一個雕塑，表達出原本無法訴說的情緒。藝術治療師在進行藝術治療時，經常看到這種心靈能量的移動，也認為這是臨床上的重要改變，但是不太會發現這其實是心靈能量的移動。從榮格的角度看，我們不能假設如果第一個徵狀是關於性的，例如做春夢，那麼，取而代之的徵狀也會跟性有關。榮格告訴我們，這是個錯誤的假設。如果我們這樣想，顯示我們用的是**化約**思考，已經在心理上卡住了。事實上，能量的改變一定是從一個徵狀移動到一個**新的替代**徵狀，榮格將此心靈能量的改變稱為**精神化**（psychization）。

如果我們研究原始的意象，可能會發現和寂寞、渴望、需要創造性表達有關的潛意識情緒。只能在釋放出來的心靈能量被另一個具有足夠能量的意象

或興趣取代之後，個案對某個徵狀、想法或意象的強烈依附才可能轉移。一定要有取代之後，才能從徵狀中將力比多能量釋放出來（Jung, 1928/1972, CW 8, p.21）。榮格指出，如果我們只追蹤佛洛伊德主張的單一的性元素，便意味著能量永遠無法依附在另一個結構上，於是變成「基本元素的『昇華』，其實只是舊元素戴著面具的表達而已。」（Jung, 1928/1972, CW 8, p.22）這就是強迫性重複（repetition compulsion）。對此，有效的解藥就是經由持續的象徵式思考與想像加以擴大，出現新的徵狀，才能改變心靈。

榮格取向藝術治療：吉爾的故事

吉爾（Jill）三十歲，有一個幼兒，在工作上剛剛被賦予領導重任。她說她的焦慮經常「將我吞噬」，其他日子裡，她很有自信。她對自己的新職務感到興奮與恐懼。她的心靈能量既在前行，也在退行。她正在協調內在的張力與摩擦。

有一天，吉爾帶孩子去動物園。她和一隻很大的獅子對上了眼，覺得被彼此之間的連結震懾住了。獅子的能量強而有力，既讓人害怕又讓人興奮激動。「覺得好像永恆。覺得牠好接近，直直地看著我。我們四目相對……我既害怕又非常感動。」

之後的那次療程中，她說：「我本來不想說，但是自從我在動物園接觸過那隻獅子之後，我對於新職位的焦慮降低了。妳會覺得很奇怪嗎？我們之後又去過動物園，牠不是在忙別的事，就是在睡覺。那一天，牠好像在對我自己心裡的問題作出回應，讓我想到哈利波特和蛇的場景 [6]。」她笑了。

之後，她在候診室打開一本雜誌，翻到其中一頁，上面有一隻獅子直視著她。她用這個雜誌上的意象，對自己遇到獅子的經驗做出了回應（圖 4.5）。

吉爾用金色圍繞著獅子，強調他們的相遇。她覺得藍色「平衡了」獅子的力量。她把獅子放在中間，讓人注意得到。對於吉爾而言，要她和這個動物移情經驗工作，實在很勉強。在我們的潛意識裡，大概都會將這張意象簡化為滿

6　譯註：哈利波特（Harry Potter）在動物園和蛇有一場對話。

足願望或性的退行。但是吉爾的投射和強烈的身體記憶十分明顯，某種超越已經發生了——她受到了震動。她暗自決定這次相遇是有目的性的、是一個象徵。然後吉爾承認她用獅子的意象來安撫自己，讓自己獲得力量。意象是在補償她的焦慮，同時也肯定了她自己的威權與穩定性。我們不知道她和獅子四目相望時是否改變了某個神經通路，但是這個經驗確實提供了一個想像的資源，改變了她的思考。這是對等原則的結果，心靈能量由恐懼移動到領導力。也就是說，強而有力的獅子象徵把她的身體經驗帶到另一種表達形式，她可以將之運用在自己的發展上面。

心靈能量如何經由意象和身體反應，讓我們看到它的移動呢？榮格對此感到很有興趣。他是首先對此表示有興趣的心理學家之一。正如吉爾的故事顯示，我們往往先經過身體反應（情結）而感知到表現出對等和強度的心靈能量。然後形成可以看見的意象，接著，記憶、思緒和情緒開始分化（Jung, 1921/1990, CW 6, pp.455-456）。當我們和心靈的動力搏鬥時，心靈能量開始落入敘事的結構，讓內在的瘋狂開始消散。這就是情結的目的，以及原型的療癒效果。

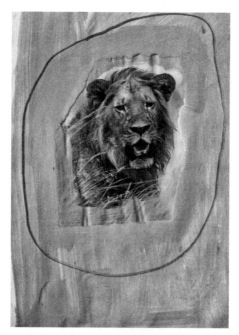

圖 4.5 獅子

移情與反移情

　　榮格首先提倡治療師本身也需要心理治療，他是根據治療關係中與能量有關的移情（transference）和反移情（countertransference）議題而做此主張。

　　患者的情緒總是多少會有一點傳染力，如果他們投射到分析師身上的內容正好就是分析師自己的潛意識內容，就會非常有傳染力。雙方都會掉進同樣的潛意識黑洞，開始參與……佛洛伊德用反移情一詞描述這個現象。雙方都在對方身上投射，被彼此的潛意識綁在了一起。（Jung, 1936/1968/1989, CW 18, p.140）

　　如果主體與客體尚未分化，彼此融合的特質就是參與。這個概念是從**神秘參與**（participation mystique）而來。神秘參與是列維－布留爾（Lévy-Bruhl）[7] 於1912年發表的人類學名詞。榮格延伸了佛洛伊德的性移情概念，進一步包括了其他形式的投射，包括動物（1936/1968/1989, CW 18, p.141）。榮格並用陰影的概念開展我們的投射。

　　榮格的想法也將心理分析從個人的心理學（分析師和被分析者的投射與潛意識材料工作，假設其中沒有分析師的影響，完全是關於被分析者）轉移到了兩人互動的關係心理學（分析師與被分析者合作，在彼此的關係中，以及在治療中，一起處理移情、反移情、投射、潛意識材料）。最終，榮格弄清楚了，在分析過程中潛意識如何扮演有目的性的角色：讓雙方看見意象，接到訊息，兩位治療夥伴分享潛意識的療癒能力（Jung, 1946/1985, CW 16）。

　　我們今天所知道的關係心理治療模型，部分根植於榮格的想法。圖 4.6 說明了有意識與無意識的心理治療關係彼此連結的模式。這是根據榮格在文獻〈移情的心理學〉（Psychology of the Transference）中所繪製的圖表與想法。他在

7　譯註：此處原文（Lévy Bruhl）有誤。列維－布留爾是法國學者，其主要研究為原始心態（primitive mentality），他的作品，尤其是集體代表（collective representation）和參與神秘的概念，影響了榮格的心理學理論。

文章中研究了移情與反移情，並使用煉金術意象解釋他的想法（1946/1985, CW 16, p.221）。這個圖表描繪了在榮格取向藝術治療過程中，能量如何移動，中間有空間放置共享的意象。如圖所示，能量會向各種方向移動，治療師或分析師無法自外於房間中所發生的經驗。心理工作能夠發生的重要元素之一就是他們都要參與治療。

在榮格取向藝術治療中，移情與反移情是一個很大的議題，遠比本書的規模更大。薛弗里恩是最先延展了榮格投射想法的治療師之一，尤其是她主張圖畫是治療關係中共享的意象（Schaverien, 1992; 1995）。她用代罪羔羊的隱喻擴大和陰影與潛意識材料工作時的移情過程。代罪羔羊是很複雜的原型象徵，主要解釋了疾病（diseased）或痛苦如何被轉移到物件、動物、人的身上，解除社群或個人的痛苦。所謂的「不適」（dis-eased）就是某個人因為陰影材料而生病。經由移情的過程，他可以用藝術創作丟掉他不想要的「材料」，轉移給了與他自身之外的東西上（Schaverien, 1992）。

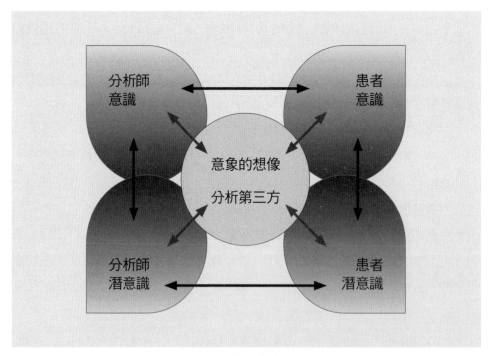

圖 4.6 能量的移動

榮格創作了童年家中閣樓收藏的人偶模型，進行這種移情過程（Jung, 1961）。將內在痛苦置入某種身體之外的形式，可以帶來極大的寬慰。但是，自我無法賦予這個轉變意義，尤其如果沒有干預，或是干預過於強烈或簡化的話。因為我們的理性，能量不會停留或持續得夠久（Jung, 1943/1966, CW 7）。薛弗里恩（1992）解釋說，如果這個現象有機地發生了，被分析者可能在心理上排斥或放逐畫面上他不想要的材料，治療師可以

　　將它視為同盟的一部分。治療師照顧意象、照顧痛苦，因此象徵式的照顧患者。一旦意象出現，便清楚地與痛苦分離開了……可以之後再看或繼續畫。（p.48）

　　正如象徵可以轉化心靈，有意義的意象也含有能量，可以戲劇性地轉變自我的態度，因此個案可以忍耐並承受痛苦。

心靈能量與目的論

　　簡單講一下能量有目的性的方向，我們往往稱之為心靈能量**有目的之移動**（teleological movement），往往和底下的個體化原型模式有關。埃弗斯－法赫（2017）提到象徵範例時，認為象徵具有建設性的目的與方向，但是能量的**目的**不僅僅是自我可以經由簡化的過程，造成機械式的能量與態度的改變。榮格解釋說，「心靈能量非常挑剔，堅持滿足自己的狀態。無論有多少能量，我們都無法運用，除非我們已經成功找到正確的漸進模式。」（Jung, 1943/1966, CW 7, p.52）

　　如果要找到正確的漸進模式，我們需要對立面的補償，以及二者之間自然的節奏，否則不可能有前行的移動。糜爾納（1950/2010）尋找著驅使她以繪畫繼續往前的相同與差異的意義：「重複的傾向是成長的重要部分，前提是對立面的平衡、改變的衝動、變化與新的經驗。」（p.113）

對於榮格取向藝術治療師，我們必須使用意象和材料以促使開展張力與分化，讓我們明白從潛意識冒出來的故事**有何意義**，否則無法運用心靈能量。即便如此，心靈會有目的性地經由心靈能量表達出來，朝向通往潛意識的神秘通路前進，這個過程其實並不容易看見。有時候，如果我們堅持下去，能量會流到當時正確的意象或是最佳的形式，於是我們得到了神秘且無預期的禮物，或許比我們都更大。這時，改變就有可能發生了。波士頓改變過程研究會（Boston Process of Change Study Group）**8** 所強調的就是這一點。最終，最重要的不是可以看見的物件，或是有沒有進展，而是我們對整個會影響意識發展過程的態度。

8　波士頓改變過程研究會強調「當下」（now），也強調某種程度的必要參與，以便在心理治療中發生創造性的改變。即使我們在治療關係中走入了某種死路，我們看不見或者忽視了這個機會，但是改變的機會仍然存在。

第五章

綜合法、超卓功能與藝術治療

榮格的綜合法

綜合法有時也被稱為構成法（constructive method），是榮格心理學特有的技巧，也是分析心理學的主要技巧。第四章提到的兩種思維方式：定向思考與非定向思考就是綜合法的基礎。綜合法原本是用來處理夢，但是榮格取向藝術治療師也可以將綜合法運用在意象或其他藝術作品上。佛洛伊德關於聯想的化約法可以與之互補，偶爾也會用到，但是作法不同。化約法專注於現實，將意象化約成為原始情結或單一的含義。相對的，綜合法是將主體和客體內容聚集在一起，進行分化和放大的過程。我們必須考慮到個人與象徵的可能性，才能夠促進自我態度的改變。

榮格就是用綜合法和對立面工作，以促進個體化過程。將能量範例與象徵範例整合成為榮格的綜合法，「來來回回地」收集並擴大個人聯想。我們在綜合法裡暫時放下判斷，對未知（unknown）保持開放。正如收集柴火一樣，我們

將聯想收集到意象中。意識與潛意識都參與了這個過程，就像兩根木棍彼此摩擦。以隱喻而言，我們是在照顧心靈裡的一堆火。最終，榮格的綜合法會造成意識的延展，化約法則會經由自我取向的理想或英雄式的議程，強行找出解答方法。榮格認為，後者無法造成長遠的心理改變。

讓我們探索一下綜合法如何工作。夢或意象中會同時存在主體元素與客體元素：前行與退行的能量。有些意象甚至被視為原型（第八章會討論到），和集體潛意識有關。當我們分析意象或夢的時候，榮格取向藝術治療師會持續讓被分析者不斷回到**原初意象**，產生新的聯想，直到用盡了與意象有關的能量。我們需要注意到主體元素和客體元素。這很重要，因為聯想一定會協助詮釋。榮格解釋說：

> 我為何在某個階段鼓勵患者用畫筆、鉛筆或筆表達自己呢？我要產生某種效果……是真的，我必須說，不光只是畫圖而已。也必須對意象有心智上與情緒上的理解：必須刻意整合起來，成為可以理解的素材，與之同化。我們必須讓它們進行詮釋的過程。（1931/1985, CW 16, p.48）

我的理解是，榮格的「詮釋」就是「取得觀點、找到語言，讓意象的聲音甦醒過來」的過程，而不是踐踏意象或是讓意象窒息。十之八九，聯想會啟動發現的過程，揭露需要分化與放大的對立面。如果我們能夠維護榮格的詮釋過程，便會創造出第三章提到的摩擦，點燃超卓功能（以下將討論）。為了促進這個詮釋過程，綜合法會運用定向思考和非定向思考，探索主體與客體的觀點。

主體

主體觀點是個人的觀點，和個體（主體）與他對意象的個人聯想有關。基本上，主體聯想是關於個人生活，個案可能之前就接觸過這些意象，可能產生純粹的情感反應，看起來非理性或隨機。主體聯想也是現象描述（故事），或和其他的夢或刺激有關。例如，藍迪（Randy）說，看著自己的圖畫讓他感到生

氣，並想到了另一張畫。我們需要進一步探究的，不是之前意象中出現過的細節，而是之前的整體意象元素會造成什麼反應與投射，而我們可以加以運用。主體聯想有點像字詞聯想實驗，主事者說出一個字詞，個案自主做出回應。這是為什麼我們要一直回到原本的意象，這也是為什麼主體聯想會看似非理性。但是，這些元素會讓我們更瞭解個人潛意識帶來的無價線索，導致有潛力的連結與洞見。主體聯想很重要，因為它們為意象提供了錨，讓意象安穩地待在被分析者內在想像與象徵的生命深處，打開與潛意識對話的大門。

客體

客體連結是關於一個人生命中真實的外在事件（工作、家庭、娛樂），對被分析者造成了影響。夢或意象可能在述說一個和被分析者生活有關的故事，例如和鄰居或家人之間的糾紛，或最近舉行過的慶祝活動。在夢中，故事往往比在意象中更為容易看見。不過，與意象有關的個人故事也很重要，可以由此發現情結的本質。在藝術治療中，被分析者可能由某個特定顏色聯想到一個人或一個事件。例如，藍迪覺得白色和喪禮與死亡有關，因為他母親的喪禮中有白色的百合花，於是他有了這樣的個人聯想。他也覺得黑色代表跆拳道的黑帶，因為他學跆拳道，以保護自己不受到父親傷害。這些都是個人特有的客體聯想，這是為什麼我們不能自作主張地加以詮釋。

擴大

榮格綜合法的獨特之處在於接下來的擴大過程。經由個人潛意識與集體潛意識，意象的現象學活了起來。擴大的過程會選擇某些意象與聯想。這些聯想不僅僅只是個人的聯想，也可能從電影、小說或神話而來，顯示了原型主題。例如，個案的夢中或意象中如果出現了鏡子，可能和納西瑟斯（Narcissus）的神話有關。納西瑟斯長時間望著自己在湖水中的倒影。湖水表面就像一面鏡子。雖然自戀的人格異常疾患便是以納西瑟斯命名，指自我專注、自我中心、無法

看到或同理別人的人，但是我們不能驟下結論，讓意象窒息了，因為鏡子也和殺死蛇髮女妖美杜莎（Medusa）的柏修斯（Perseus）有關。他把盾牌擦得晶亮，用來反射美杜莎的容顏，而不直接看著美杜莎的臉，自己才不會被變成石像。柏修斯與美杜莎的神話可能指向保護的主題、表示我們無法面對危險，或是暗示著可以用寶劍解決問題以及我們需要制訂策略。寶劍代表分化、區別和辨識。在這個例子中，經由患者的個人主觀聯想，發現個案可能需要對某個狀態更有分辨力，她需要分辨何者有價值、值得忍受、接受，甚至選擇做為正確的行動，正如柏修斯一樣。也就是說，被分析者可能需要採取更加決斷的態度。在意象周圍繞行可以拓展我們對意象的知識。在某個時間點，擴大會提供足夠的能量，讓意義與目的都被點燃了。

　　榮格告訴我們，接下來必須將意象轉譯成為具體形式。第二章中的艾倫對窗戶的意象有深刻的連結（圖2.13）。但是直到她把意象畫出來，並用黏土捏出來之後，她才明白，這個意象在她一生中的深刻影響。這個意象也在我們的工作中提供了重要隱喻，瞭解情緒的窗戶何時打開、何時關閉。有時候，擴大可能對治療師的想像更有影響。但是，如果治療師過度自主地分享，可能很容易就搞錯。這些聯想太容易干擾雙方關係的連結，打斷患者的內在想像。治療師的擴大確實可以闡釋敘事中主體原型與客體原型的本質，但是往往無法協助患者（除非是個案自己想到的），他們會覺得不相關，或是過於知識性，打斷了心靈能量的流動。治療師會學到，什麼時候必須將這些原型聯想留給自己的臨床理論或理解。

藝術治療與綜合法

　　當被分析者將內在意象轉譯成為可以看見的意象時，她就不知不覺地運用了綜合法。榮格取向藝術治療中，我們使用的綜合法類似用在夢境上的綜合法，同樣地，我們探索主體與客體，也探索定向思考與非定向思考，以找到和諧。當榮格鼓勵患者畫畫，經常遇到「抗議……我通常回答……不是要畫得美，而是畫的過程……畫我們眼前的景象和畫我們的內在景象，是不一樣的藝

術。」（1929/1985, CW 16, p.47）有時候，除非真的開始把意象畫出來，我們其實很難「看見內在景象」。

受過訓練的藝術家接受治療時，往往也和感覺幼稚無能的素人一樣，很難自由使用藝術創作材料。他們的自我意識往往凌駕於心靈之上。榮格發現，如果自我有過多的自戀傾向與批判，很容易讓潛意識意象窒息。他挑釁地說，治療中繪製的意象不是藝術。這句話可能被表面解讀或片面解讀。我認為他是在鼓勵我們擁抱生命的謎題與自發性表達，對於自我矛盾或者重新畫好，成為可以接受卻缺乏靈魂的意象，保持尊敬即可。榮格的訊息很複雜，但是我懷疑他是在維護意象本身的個體化，要我們避免對意象過度認同或過度理想化。為了逃避自我的強勢態度與過度認同，我們可以畫「醜陋的意象」，這個方法可以引導我們更注意心理對話和創作意象的過程。

意象自主出現之後，當創作者和意象已經有一些距離時，我們會開始收集聯想。有時候，我們在創作過程中，只是經由特定的藝術創作材料（油彩與水彩、薄棉紙與膠水）選擇，就可以發現主體與客體的對立面。有時候，個案需要很專注的面對選擇與處理創作材料時所產生的張力，意象才會出現。其他時候，我們可能被兩個對立面控制住了。經由視覺顯示，我們能夠消耗掉相關的能量情結，找到意象中新的、有興趣的地方。心靈能量會因此轉移。一旦經由繪畫或立體創作，在視覺上將對立面具體呈現出來，之後便可以收集各種相關的聯想，引導個案想起某些特定的回憶或時刻，讓我們瞭解其中的情結。每當有人感覺自己「被撕裂了」，表示張力正在心靈中增強，我們會有意識或無意識地想要逃離。但是榮格說，我們必須抗拒逃離的衝動，穩定心智與情緒。這些探索將造成超卓功能，產生象徵，說出真相。

超卓功能

超卓功能的角色

　　榮格發展出超卓功能的概念，這是心靈內在的過程，我們掙扎著尋找解決問題或消除徵狀的辦法，改變我們的態度。我們的臨床問題往往來自潛意識試圖讓意識明白些什麼、明白心靈整體的目的是什麼。榮格發現，因為超卓功能強有力的角色，以及超卓功能與對立面和象徵所形成的關係，綜合法比化約法更有效。根據榮格，徵狀來自兩個對立面之間的張力，從兩個對立面中會出現第三者，榮格稱之為超卓意象（transcendent image）或象徵。這是為什麼榮格那麼堅持地認為，象徵是改變心靈的機制。

　　一直到榮格指出來之前，心理學都還沒有提到心靈的改變[1]：

　　整個過程稱為「超卓功能」。它既是過程，也是方法。潛意識產生補償是一個自發發生的**過程**，意識的實現則是**方法**（原文強調）。它是經由對立面的彼此對抗，促使心靈從一個狀態轉化為另一個狀態，因此稱之為「超卓」。（Jung, 1954/1975, CW 11, p.489）

　　我們需要耐性和持久，才能找到正確的解決之道。「意識面對了心靈新的狀態，意料之外地刺激出了不同的問題，或是修改了原本的問題。」（Jung, 1954/1975, CW 11, p.489）因此，我們可能多次繞行同一個議題，直到原本的問題找到解決之道。這不是自我驅策的過程，而是從和潛意識材料做心理工作時冒出來的。

1　1916年，榮格寫了〈超卓功能〉一文，他當時也在寫《紅書》，之後才在1957年發表。此文闡明了榮格關於心靈的創造性過程、心靈能量的移動、自我與潛意識的關係、藝術治療如何運用創造與分析過程的關鍵理論。最重要的是，此文列舉並強調了潛意識的自主性。

超卓功能的匯聚

面對外在情況時，自我會從潛意識無法預期地自主產生能量，我們因此感到受阻或更有活力。心靈張力逐漸匯聚、累積，直到足夠能量促成改變之前，自我都會卡在中間，忍受著張力。受分析者的痛苦工作就是保持好奇，並有意識地看到問題的兩面，願意接受尚未有解答的狀態，忍耐未知。然後逐漸有了足夠的心靈能量：

對立面（移動）到一個共同的管道。克服了僵持的局面，生命帶著新的力量，可以朝著新的目標繼續流動了……論斷與對照雙方一起塑造新的材料，在這個塑造過程中，對立面合而為一，形成象徵。（Jung, 1921/1990, CW 6, p.480）

雖然意象與象徵會直接進入意識，但是榮格瞭解，超卓功能的深度神秘而無以言喻。背景裡一直有著心靈能量的影響，以及自性的心理功能，驅使著心靈朝向完整成形。

超卓功能與人格面具重建

榮格建立了以下的概念：當對立面不對等時，如果一方的能量消耗殆盡或充滿的時候，就像翹翹板一樣，雙方會**失去平衡**，於是退回到舊有的適應模式。榮格稱之為**人格面具的退行重建**（regressive restoration of the persona）。當意識垮掉了，退行到熟悉的舊有模式，我們會無法知道是憂鬱沮喪或是自我膨脹。不平衡會以各種方式出現。如果能量對等，心靈會停滯，往內走，表現出來就是憂鬱沮喪。能量的不平衡可以造成輕微的徵狀，例如精神官能症，也可以是更嚴重的解離，甚至是嚴重的心理分裂。當我們保持平衡，有意識地研究、好奇與分析，意象可以穩住我們，讓我們瞭解憂鬱沮喪與解離的徵狀。心靈的兩面都參與這個動力過程，而不是單方面提出的解決辦法，這個「對立面的結合……是提供動機的力量，也是個體化過程的目標。」（Jung, 1945/1983, CW 13, p.307）

佛羅倫斯・肯恩：超卓功能、對立面

　　佛羅倫斯・肯恩在《每個人都是藝術家》一書中，特別提倡的藝術創作方法就是以動作與節奏促進對立面超卓功能的能量。除了技巧，她也鼓勵自主化（spontaneity）。肯恩解釋了藝術治療師如何使用能量，特別是「對立面之間的互動」。這是分析心理學的重要內涵。毫無疑問，她的知識出自榮格理論，她說：「有意識地──有節奏地──在給予和吸收之間替換，看似如此簡單，十分明顯，但是很少人運用。」（1951/1983, p.22）肯恩似乎明白，榮格模型和藝術治療與創作可以兼容並蓄。肯恩不會推動單方面的發生，「如果學生學會處理節奏，就會找到新的能量、新的創造力。簡單的說，他會遵守著自己的自然法則。」（p.22）肯恩用兩張照片說明孩子積極主動與反思的狀態，然後接著解釋對立面如何

　　彼此平衡……近處與遠處的東西創造了張力，產生空間感；黑暗與光亮創造了形體；暖色與冷色並列會更強化色彩；移動並進出畫面會建立活生生的景象。在好的設計中，大樹幹和小葉子都有自己的位置。我們需要平衡與理解才能同時覺察到二者。（pp. 22-24）

　　肯恩也說過，小孩的藝術創作一開始是無意識的（比較沒有分化），但是當他們的技巧（自我）成熟，創作就會更為刻意了：「經由不斷將技巧與創作連結在一起，我們強化了學生的信心與能力。」（1951/1983, p. 44）確實，創作過程包含許多錯綜複雜的面向，肯恩似乎在教育上仰賴榮格的理論模型。她知道想像力可以表達身心連結產生的能量，有節奏的呼吸可以喚醒創作的本能。確實，對孩子以及他建立關係的能力而言，節奏是很深刻的本能以及自我組織的技巧。呼吸可以協助自我協調，具有調和功能，在社交、情緒、心智上，都可以支持他們對集體社群與個體化過程的連結與適應。往內和往外同樣重要。

　　我們從肯恩的教育可以看到，藝術治療師在學術上的學習根植於榮格對能量、兩種思考方式以及綜合法的理論。肯恩讓我們看到，榮格取向藝術治療師

在使用素材、培養想像力與表現的技巧上，都非常重視各種象徵以及身體與具體的對立面。創作意象是一個來來回回的過程，一直和對立面（內在與外在、主體與客體、意識與潛意識）工作。

我們可以用外在意象的發展，呈現出內在的心理景象，但是意象也可以來自生命的內在。努力傾聽，意象會成長並發展成為有意義的象徵，轉化心靈，讓我們獲得新的覺知，有時候甚至達到合一與心理寧靜的啟發之地。藝術家觀察能量的品質，進一步肯定了榮格的心理學理論與肯恩的教學法。糜爾納（1950/2010）檢驗了這個有動力的互動，塞拉亞（Celeya, 2010）也以自己的方式提出證明：

　　我探索經驗中主體與客體之間的關係。當治療有了概念化的傾向時，創作本身可以讓工作不致成為哲學或詩。意識是心智無可或缺的客體，創作結合了意識與反思，體現在藝術創作的經驗中。在這種方法中，意義不但受到直接與刻意表現（甚或是真實與虛榮）的威脅，同時也仰賴直接與刻意的表現。（p.60）

超卓功能、象徵與藝術治療

　　榮格取向藝術治療頌揚從潛意識發現的象徵。榮格提醒我們「象徵……只存在於觀察者尚未知曉的某種預言達到最佳與最高的表達時。它……有著給予生命與提升生命的效果。」（1921/1990, CW 6, p.467）並且，象徵充滿了能量，仰賴治療關係和容器以進行心理工作。

　　每一位榮格取向藝術治療師都用某種個人風格促進超卓功能。我的諮商室有一個正式的區域，但是有足夠的彈性，以創造更像畫室的環境，個案可以把紙張放在地板上或牆上作畫。我會提供紙張和材料。我相信畫筆和顏料可以提供美感品質，在視覺上挑戰個案對於冒險、失敗、結構、勇氣與可能性的想像。在某個時機，我可能會問：「你想像潛意識在試著告訴我們什麼？」或「線條、形狀和色彩會看起來如何呢？」或「你可以感覺到你的身體裡在發生什麼，

並畫在紙上嗎？」移動與呼吸可以創造塗鴉，打破恐懼，讓心智自由。有些被分析者會整場都在一面說話，一面很自然地使用媒材，其他人則可能需要更多時間、鼓勵和教育。治療師需要跟他們解釋，他們毋需是藝術家才能運用這些材料創作。有時候，我們一起創作意象，藉以減少焦慮，或建立雙方一起工作的橋梁。有些被分析者會回家自行創作，再帶來與治療師一起探索。身為藝術治療師，我們知道任何材料的使用都可能帶來更多的覺知，所以我不願意太快認為意象是創造性或非創造性、前行或退行，因為我們不一定能立刻清楚目的是什麼。在藝術治療訓練團體中，這一點非常明顯。即使是小小的動作或安靜的話語，有時就非常豐富，對於團體過程以及之後的意象都充滿意義與方向。（Swan-Foster et al., 2001）

我同意多爾蒂（2010）說的，她不用「藝術」的字眼，但是會要求被分析者「往內走……閉上眼睛，深化呼吸」，鼓勵個案畫出簡單的斑點或痕跡，而不是畫出整張完整的圖畫（p.136）。多爾蒂也陪著被分析者做同樣的事。她保持「和被分析者調和一致，我會出聲表達我的內在衝突、哀傷、困惑或卡住的感覺，好像想要引起自己的注意。」（p.136）然後她鼓勵個案選擇色彩，畫出內在的發現。愛德華茲（1987）指出，非藝術家的素人面對視覺材料的時候，往往會懷疑自己，但是他有自己的獨特方法以刺激個案的創作過程；華萊士（1987）也有她自己的方法：用薄棉紙和膠水捏出自主出現的意象，然後慢慢變成它自己的形狀，得到了視覺上的聲音。在這些例子中，患者都受到鼓勵，注意自己的內在空間，和潛意識素材工作。這一切都能促進超卓功能。多爾蒂（2010）進一步解釋：

創作意象的過程中，兩位分析夥伴都需要忍受退行的閾限性與預期的心靈能量。這會激活了幼稚的殘留物，也激活了原型的潛力。這些都在經由一般的意象管道尋找有意識的表達。很顯然，當患者在分析師面前創造意象時，對雙方而言都可能是充滿意義的經驗。（p.136）

花時間在意象上的價值非凡。有時候，靜默比言語說得更多。在一開始省

思的時候，患者很少能夠接受詮釋，尤其是他如果正在經歷過程中幼稚或退行的情緒時，更是難以接受。經過一段時間，自我穩定了，提到意象時，溫和的提問或詮釋才可能產生重要的連結。很重要的是不要干擾意象的生命，不要為了取得自我驅動的清澈與定義而放棄逐漸顯現的過程。我們心裡要記得，意象是神聖的，在世界的眼光中是脆弱的，值得我們尊重、保護。當它們準備好可以出聲的時候，就會出聲。

超卓功能的實際進行

榮格取向藝術治療：茱莉的故事

以下的故事說明了茱莉（Julie）如何創作意象，以便和關係的創傷工作（圖5.1）。她運用創作材料，和對立面搏鬥著，穩穩地持續畫一張讓她很挫折的圖，最後終於完成了。令人不適的摩擦創造了足夠的心靈能量，超卓功能才得以自動提供了意識上的改變。

我們討論了她在某些創傷材料上工作了多久、多困難，以及她未來想要什麼（定向思考）之後，茱莉又要求用材料。她用大支的水溶性色鉛筆，安靜地畫了一張自主性繪畫（非定向思考）。畫完之後，她說圖畫裡有四個不同的部位都有可能性，但是指出右下角的第五個意象是她的「家庭創傷」。「我不喜歡它的顏色或是組合，太僵硬了。我畫的時候就不喜歡它，但是我一直努力。」這些話描述了意象的創作，同時也描述了她在生命中的適應過程——即使不喜歡，卻仍持續做自己不喜歡做的事情。茱莉決定用濕的畫筆軟化色鉛筆畫出來的界線。不成功——當她掙扎著尋找解決之道時，房間裡有一種「過往一切聚在此刻」的感覺（Ogden, 1994）。接下來，她嘗試用白色鉛筆蓋過顏色，然後用濕畫筆的水畫過去。確實有一點軟化了，但是鉛筆線條的痕跡依然在那裡，就像她的過往在她生命中留下了印記一樣。

茱莉要求用剪刀，她的聲音裡帶著些挫折。她想要完全剪掉第五個意象。這或許是她的潛意識想要快速解決不適的感覺。這可能是因為當時已經變得偏向一方所造成的反應，她想要釋出一些張力。剪完了之後，這個部分「看起來就是不對勁」。有一個洞。對於被剪掉的部分，她說：「它像一顆蛋！」她一面把它弄得更像蛋的形狀，一面說到那一週發生的一個正向經驗。這表示她已經開始想像自己超越過去、想到自己可能有的韌性與資源了。她用剪刀把圖畫剪成一塊一塊的。在心理上，她是在分化，同時也是在做出連結。整體而言，茱莉用了定向與非定向思考，而不是潰敗地逃到原本的人格中。

　　她用一張新的紙，畫了紫色的背景，然後黏上剛才剪下來的兩個意象，成為一整張圖畫。經由兩種思考方式，以及與對立面的掙扎，超卓功能很明顯地獲得了能量，並發揮了作用。她對自己呻吟、抱怨，掙扎著尋找黏貼的正確位置，強化某些色彩，加上一些細節。現在，茱莉正在經歷她的問題，不只是真實生活中的問題，也是創造象徵的過程中遇到的問題，她的努力為她自己發掘出了意義與目的。她在第一張圖上面卡住了，但是她忍住了不適與造成不適的張力，現在她很驚喜地看著眼前的意象對她的懊惱與痛苦做出了回應。

　　茱莉能夠分化、弄清楚，然後創造新的意象、新的形式，以新的方式結合對立面，讓心靈能量充滿了生命力量，繼續流動。我們可以將最後的意象視為「第三方」（the third）或「體現意象」（embodied image）（Schaverien, 1992）。茱

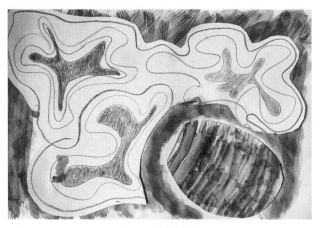

圖 5.1 茱莉的蛋

莉感到深刻的滿足。因為意象對她的含義，以及她在過程中的掙扎，她發現了自己擁有做出改變的能力。她認為有些部分需要繼續修改。聽到自己說的話一語雙關，她微笑了。其實，在視覺上，意象的完整性已經提供了解決之道了。茉莉描述著自性的部分，說：「紫色背景是掌握一切的神秘力量──神聖女性。」就在結束之前，她又去強化了那顆蛋的色彩，畫上了更多的顏色。她在每一個小圖塊旁邊畫了顏色，把它們連在一起，承認了彼此之間有著連結。茉莉積極參與了榮格認為很難描述的一個過程：「在這個過程中，他（她）和一個象徵性的意象工作，暫時脫離了可憐的心智狀態……只要事情變得很糟糕，他（她）就會回到這種宣洩的方式……他（她）不再仰賴……夢或……醫生的知識。」（1929/1985, CW16, p.49）榮格非常瞭解，長遠的改變不是來自治療師的詮釋，而是來自個案某個時刻的洞見。

　　榮格取向藝術治療需要韌性，同時也建構韌性。意象有時讓我們手足無措，有時又能強化我們。榮格提醒我們「經由畫畫，讓自己有了形體。他畫的是積極的幻想……他努力抓住內在媒介，最終只是發現了永恆的未知與陌生，心靈的隱藏基礎。」（1929/1985, CW 16, p.49）或許，對茉莉而言，紫色暗示著她的心靈的隱藏基礎。她經由加強與擴大某些部分，最後再度將它們連結成一張意象。在茉莉的創作過程中，很重要的一點是她經由具體的意象修復、分開與重新連結，滋養了她的信心與韌性──藉以對抗她長年忍受的虐待與創傷，以及她的疲憊心靈中經常出現的失敗感與無用感。茉莉進行了創作、分解、重新創作的一連串過程，創作出一幅新的意象。她發現了問題的意義，因此戲劇性地改變了她的心靈。

　　茉莉的過程示範了綜合法與超卓功能的目的：

　　創造出某種效果……（被分析者）開始扮演積極的角色……他被動地看到了內在意象，並主動地在紙上將它轉化成刻意的行為。他不但討論它，也實際地做了些什麼。（Jung, 1929/1985, CW 16, p.48）

榮格取向藝術治療建立在榮格的臨床發現上，圍繞著個案採取行動的能力、尋找目的與意義的努力。榮格尊重意象，他說：「將意象具體創作出來，加強了對意象各個部分的持續研究，它才可能完全發揮效果。」（Jung, 1929/1985, CW 16, p.49）

榮格取向藝術治療：學生的故事

有幾名學生積極參與了創作過程，實際體驗了榮格的理論。在班上，凱倫（Karen）承認自己很睏。她創作了一張薄棉紙貼畫，開始感到活力充沛，她說在掌握材料時，能量改變了。她注意到了色彩，逐漸出現的意象刺激著她的感官。大家也討論到佛洛伊德說的情感宣洩（chaotic discharge）與原初歷程（primary process），對照經由意象創作，觀看心靈中原始、基本、未分化的混亂，將之帶入意識，成為已知，並進一步分化的過程。當學生發現了基本結構與形式（原型），並承認與最終作品裡面逐漸清晰並轉化的過程有關的情緒（情結），組織就出現了。在另一個班上，我們專注於榮格與煉金術，用各種媒材，例如油畫棒、水彩與鹽做實驗，處理創作材料刺激出來的原初材料（prima materia）（**圖 5.2**）。這個自主過程鼓勵探索與反思，用到定向思考與非定向思考，促進學生的想像。我們可以進一步使用榮格的積極想像（active imagination）方法（第十章會討論）。榮格解釋說：「心智無法解答的謎題，雙手知道如何為其提供解答。我們形塑意象，在清醒的狀態下，用更多的細節，繼續做著夢。」（Jung, [1916]/1957/1972, CW 8, pp.86-87）

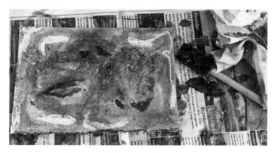

圖 5.2 原初材料

榮格取向藝術治療：克萊爾的故事

克萊爾（Claire）有早期關係創傷。她用手捏塑小型陶土作品，放在盒子裡，代表著她在治療時談到的「小小片段」。隨著時間流逝，小型陶土作品越來越大了，她的故事也隨之有了「分量」。這些陶土作品是她的護身符，留在辦公室，當作代罪羔羊，代表著無法言說的內容（Schaverien, 1992）。厚重的大箱子每週提醒著她，她有理由維持清楚的界線。每一件作品都帶著哀傷的故事，記錄著某一個時刻。最後，這個儀式結束了。能量耗盡，換到了心靈的另一處——她開始縫紉。這是非常不同的創造性表達。心靈能量的改變提醒我們第四章討論的對等原則。治療末期，克萊爾注意到陶土作品已經失去了能量，但是她記得轉化的過程。她把這些陶土作品「種」在花園裡。她說：「它們需要回到土地裡。」她曾經圍著她的歷史繞行，現在，克萊爾可以活在當下，為自己做計畫了。

藝術與個體化

超卓功能也會促成個體化。因此，榮格把超卓功能視為心靈的引擎或挽馬（work horse）。我們每一次參與潛意識時，都面對新的掙扎，有新的機會「走上個體化之路。」（Ruff, 1988）意象既是行動，也是反思的一部分。榮格認為，如果我們過於重視藝術與美學品質，就可能阻礙了表達與洞見。同樣的，追求完美也會干擾創造性表達、抗拒潛意識、抗拒潛意識深刻的目的與意義。反之，當我們追求意義，就可能過度看重或理想化其中的內容、詮釋與心智上的分析。例如，有些畫非常寫實、非常有美感，但是缺乏意義，有些畫有概念與心智思考，但是缺乏美感。張力之外，還有補償：

一旦達到某種美學程度，潛意識的作品會受到過度的讚譽，正是因為它們之前被過度低估了。表達潛意識素材時，最大的障礙之一就是低估作品。（Jung,

[1916]/1957/1972, CW 8, p.85）

　　身為榮格取向藝術治療師，我們持續面對著低估了潛意識素材的困難挑戰。不只是對被分析者而已，我們對自己也會遇到這種挑戰。如果我們會低估，同樣也會高估。如果我們低估了，可能忽略意象的角色。意象是來自潛意識的聲音。榮格在心靈內尋找平衡，特別是尋找那些不容易看到的。這可能部分解釋了為什麼榮格對「藝術」一詞充滿掙扎，拒絕某位阿尼瑪人物的主張，不肯將他在《紅書》裡的意象稱為藝術。他拒絕她的鼓勵與觀點，可能讓某些人感到失望，因為他排斥了他自己說過的話，他之前說要尊重潛意識的智慧。榮格拒絕她的建議的同時，卡爾‧榮格這個人被看到了：即便是**他**，也可能抗拒潛意識。或者，他警覺到了我們在藝術治療中，面對心靈能量的流動時，難以看到的某些東西？他看重美學與技巧，也看重象徵與想像。藝術家創造的、目標不是心理治療的藝術作品，與治療的意象之間有差別嗎？榮格很在意這些問題。他要提倡一個新的訊息，積極想像創造出來的藝術和一般的藝術不同，因為有心理上的動機，要拓展意識，推動個體化。當我們過於專注在創作的技巧和技術面，我們會卡在自我期待中，忽視了潛意識不完美但天生的表達需求。榮格使用這些意象時，大部分都會為了公開發表而忽略了個人的臨床內容與聯想。他主要是從原型的觀點看待意象，雖然他對治療過程也有突出的反思。

榮格對意象的兩個方法：創新規劃與意義

　　意識到潛意識的藝術作品時，榮格認為有兩種方式繼續針對其內容工作，直到被分析者達到某種特定的心理發展階段為止。一個是**創新規劃**（creative formulation），經由分析繼續磨練並緊實，直到出現精緻的意念並達到美學要件，另一個方法則是專注於**意義**，加以發掘、理解。

　　例如，在第二章，艾倫正在進行心理上的過濾過程，拒絕將自己的圖畫和陶土作品稱為藝術（**圖 2.13**）。如果稱之為藝術，她在創作過程中會受到抑制。她對這個窗戶意象有許多的迭代覆述，逐漸在她的內在與她一起成長，提醒了

我們，意象和個人有彼此分開，但是又彼此交會的個體化道路。雖然艾倫不將作品稱之為藝術，但是當她將陶土小偶加入意象中的時候，艾倫還是找到了自己的「玩耍」過程。用她的意象當作背景或自然環境，以有目的、有意義的方式在其中放置陶土小偶，以表達無法言喻的一切。

我們很自然地會問：這是藝術嗎？我們比較少問：這是潛意識在創造轉化嗎？有時候，二者皆是。但是正如我在艾倫身上看到的，我們可以避免爭論這是否是「藝術」，轉而重視創造過程以及意象本身，同時不高估結果，不將作品理想化而加以孤立，以免無法表達真正的本質，無法被同化。根據榮格，象徵如果沒有了對話關係，就無法提供深刻的意義。我們要對綜合法有信心：綜合法可以作為深化藝術治療的架構，讓我們從簡單的自我取向個人治療，轉而承認底下的相關生命力量可以滋養心靈，我們將看見具有目的性的需求獲得全新的能力。

促進超卓功能

超卓功能讓我們從一種態度移動到另一種態度，解放了我們的個性。以下是需要考慮的事項：

1. 需要有意識地注意到潛意識的內容——從夢、藝術、想像或積極想像而獲得。
2. 不要踐踏或窒息意象。
3. 瞭解意象是從靈魂來的內容。
4. 指認意象中呈現的素材，承認它們的獨特性。
5. 用綜合法擴大和原本意象有關的主體與客體。
6. 練習有耐性，慢下來，配合自我與潛意識之間的對話過程。
7. 考慮自我與潛意識之間的關係——自我想要避免什麼？潛意識試圖顯示什麼？
8. 研究意象中天生的張力。

9. 花時間思考擴大、原型主題、以及文化潛意識和集體潛意識的連結，但是不要過度強調或失去個人的連結。

10. 要記得個體化過程是受到自性的驅動，不是自我。

11. 瞭解到意象也有權體驗個體化過程。

12. 不要過度詮釋，和意象與個案表達的情感保持親近。

　　綜合法與超卓功能是和潛意識工作時重要的結構方法。當我們瞭解榮格如何使用這些方法，便更能記得，潛意識有很強的動機促進個體化。無論是否有意識地承認，我們的人生都會持續進行，從一個事件移動到另一個事件。這些內在或外在的事件都是生命旅程的地標，有時候會出現徵狀或反應。榮格的主要興趣是促進意識，榮格取向藝術治療則是附加的過程。在他的模型中，一個重要元素就是使用想像。下一章會進一步討論。

第二部

臨在

參與潛意識

　　潛意識迫使我們面對問題，「臨在」（attending）則標誌了我們接下這個任務時的臨界狀態。這個狀態與線性的時間無關，也與古希臘神話時間之神柯羅諾斯（Cronos）的時間順序無關，而是指我們停留在古希臘神話機會之神凱羅斯（Kairos）的「適宜時機」（liminal time，也稱為「化時為機」）。此時，我們傾聽內在屬於我們本質的節奏。此時，我們面對情結，並和原型能量工作，充滿了靜默、黑暗、不確定性。我們需要勇氣與耐性，等待著象徵性表達的出現。我們要每天花時間記錄我們的夢、圖畫、書寫的文字、雕塑作品，這成為了一件重要的事情。我們犧牲一般的日常規律，劃出一塊想像的空間。臨在階段有著存有（being）與成為（becoming）的品質——當下安靜，卻同時延伸到未知。

第六章

想像：創造想像的空間

想像

想像（imagination）與**想像界域**（the imaginal）都是榮格取向藝術治療中常用的詞彙。想像界域指的是心靈中被概念化的一個生命空間，這裡有意象，提供通往潛意識的理智道路[1]（Corbin, 1069/1989）。科爾賓（Corbin）說，在我們發現、探索內在世界時，想像界域擴大並協助我們。這裡不只是想像，也是真實。想像打開了心智。在這個想像界域的生命空間中，象徵對靈魂造成了影響（Corbin, 1969/1989; 1972）。對於我們的臨在與對當下的感知而言，想像界域是沉思與好奇，而不是審查、評估或批判之處。

想像和幻想不同，雖然榮格有時也會運用幻想。即使到了現代，許多心理

1　noetic 這個字來自希臘文 *noesis*，表示「純粹知性的作用、認識、念想」，指的是根據經驗或主觀理解而直接知道或獲得內在智慧。經由這個直接的智慧，我們會和我們的靈魂產生直接的關係。

分析文獻中也持續地運用幻想。在此，為了本書的目的，幻想的定義指的是心靈中循環的、解離的、非定向的、被動的品質，是非創造性的，甚至有破壞性（Winnicott, 1971）。之前，煉金術士帕拉塞爾蘇斯（Paracelsus）就已經發現，幻想缺乏本質上的基礎，是「瘋子的基石」（引述自 Corbin, 1969/1989, p.179）。相對的，榮格取向藝術治療裡的「想像」則是以各種形式與各種感官**抓住潛意識**之前不為人知的意象，並積極參與的過程。因此，我們有意識地追蹤、掌握從想像而來的意象，經由線條、形狀、色彩、形式與質感，賦予它們能量與生命。就像孩子伸手試圖抓住風中吹散的蒲公英，我們也如此試圖抓住夢、視覺意象與想像中出現的意象。有時候，經驗如此無法言喻，直到完成之前，幾乎都無法感知我們帶到意識中的到底是些什麼。有時就連完成之後，也無法知道。我們運用想像，參與了我們無可言喻的、最深處的自我，去到了一個之前接觸不到的地方。直到勇氣與決心都成長到了足夠強壯的程度以前，這個地方永遠待在黑暗中。我們經由創造性行動創造意象，讓精神有了形式與色彩。這個過程非常神秘且魔幻（Corbin, 1969/1989）。

詹姆斯・希爾曼（James Hillman）針對心理學與想像做了許多頗具詩意的探索，為榮格學說重新注入了活力。對於和潛意識神秘意象工作的藝術治療師而言，榮格學說非常重要。希爾曼提醒我們，「靈魂」是我們存在的核心力量：「如果正如榮格所說，『意象即心靈』，那麼為何不進一步說『意象即靈魂』呢？我們跟個案的工作就是與他們在靈魂的層次相會。」（Hillman, 1977, p.81）象徵範例帶著靈魂行經生命閾限的神秘黑水，無論我們是否有意識地追蹤其過程，這個想像界域都會持續下去。榮格與希爾曼都告訴我們，這是靈魂在說出真相，每一個意象與每一聲耳語都述說著真相，都是從我們內在冒出來的一小塊靈魂。

從另一個方向而言，神經心理學的研究已經提供了洞見，讓我們看到想像的生理機制。越來越多的證據指出，經由想像，我們的心智能夠在神經的層次，創造真實、做出適應、改變態度。道奇（Doidge, 2007）在他的《改變是大腦的天性——從大腦發揮自癒力的故事中發現神經可塑性》（*The Brain that Changes Itself*）一書中舉了幾個例子，顯示如何使用想像刺激腦部改變。例如，

一群正常人被分在不同的小組，有些小組需要實際進行某些肢體任務，有些小組則想像自己進行同樣的任務。好幾個實驗一再地顯示並記錄了，單單運用想像力，只在腦中進行活動的人和實際執行任務的人一樣，都增加了肌肉量、學會玩某種樂器或提高了速度。這個實驗證明了，想像可以改變神經通路，而且大家都很容易做得到，但並不保證我們真的會實際運用想像來提升自己。

想像也和玩耍有關，不但對個人很重要，對文化發展也非常重要，但是首先需要我們相信想像的價值，並積極地想像。榮格解釋為何「玩想像力」對我們有益：

每一個好點子與所有的創造性工作都會從想像中獲益……幻想的動力原則就是玩耍遊戲，這也是兒童的特質，因此在原則上看起來和嚴肅的工作不一致。但是如果沒有了玩耍……就不會產生有創造性的工作。（Jung, 1921/1990, CW 6, p.63）

對於某些女性，當她們參與懷孕的啟動過程時，會出現關於**懷孕的想像**，願意和自己身體的神秘狀況玩一玩。不過，即使身體狀況的影響非常強而有力，有些女性對此還是沒有興趣（Swan-Foster, 2012）。在現代西方文化中，我們的習慣與生活方式並沒有很多時間或空間進行想像，身邊的人也不會重視想像，所以我們會缺乏動機、缺乏練習，也缺乏信心。進行榮格式心理分析或其他形式的心理治療時，我們設立了特定的時間與空間讓想像奔馳，遠離日常生活。這是神秘之地，我們受到鼓勵，找出我們的想像。在榮格取向藝術治療中，我們可以清楚看到，患者需要達到某種動機與勇氣的時刻，才能親近一直在那裡等待著他的藝術媒材。他需要拒絕懷疑、願意保持好奇、願意犯下錯誤。最重要的是他要有能力忍受浮現到了意識層面的一切。

一旦和**穆圖斯想像世界**（mundus imaginalis）**2** 培養關係，我們會發現，我們

2　譯註：又譯為乾淨的想像世界，也稱為 the imaginary and the imaginal（想像與想像界域）。

在生理上與演化上，都對創造性遐想有很大的需求，我們會想要「創造某些特別的東西」（Dissanayake, 1988, p.92）。當我們探索各種文化，研究藝術如何成為人類的基本行為時，就可以看到，藝術在特別或重要場合所扮演的角色。人們將藝術作品放在超乎日常平凡生活的場域中，「讓它顯得很特別，意味著某種意圖與刻意……某種特別性，如果缺乏個人的行動或重視，就無法存在。」（Dissanayake, 1988, p.95）「顯示了人們在某些特殊場合，需要誇張和某種外形，需要比平常做得更多。做這些事情純粹就為了激發和日常生活不同的秩序。」（Dissanayake, 1988, p.96）瞭解了這一點，榮格取向藝術治療師會使用藝術或夢來擴大某項情緒記憶或經驗。患者經由反思的過程，根據個人和普世的心理智慧，進行「特別的創造」，賦予作品價值，並因此促進日常生活中的新秩序。

　　創造神聖作品的過程也包括了自性的影響。這是自性決心擴大並延伸自我的尋常狀況的方法之一。自性提供了滋養與療癒的可能性，雖然並不保證一定如此發生。當患者的自性匯聚一處，我們就進入了不同的「時間區域」。心靈圍繞著核心，整合與療癒在此發生。我們將努力專注於自性的匯聚，這是我們的目標，同時也要和個人保持連結。當自我進入新的領域，自性（超個人心靈）可能參與創造性過程，鼓勵合作，也鼓勵自性意象與象徵自動出現。榮格很看重這個過程，模糊、未知的某些事物提供更多色彩與形狀，使它更加可以理解。如果我們深深傾聽，就可以為這些意象的生命提供服務了。

　　例如，懷孕時，女性的身體擴張了，心理上可能覺得想要延伸到她不熟悉的區域去。當她移動到了新的想像界域，她的藝術作品會表達出以往未知的事物，意象會表達出**令人敬畏的神秘**（mysterious tremendum），或是超越了個人情緒過程的超自然意象 **3**。同樣的，各種感官都感覺到了我們的情感，讓我們接觸到滋養我們的原型意象，例如井旁邊的水桶、火上的大鐵鍋。意象提供了想像界域在空間與視覺上的經驗，我們在這個心理空間裡勇敢等待，我們的思考與感覺都受到了震動，我們的直覺混合了實際的生活事件，直到某些新的東西成形。

3　1923年魯道夫・奧托（Rudolf Otto）出版了《論神聖》（*The Idea of the Holy*）一書，寫到「令人敬畏的神秘」，以及人類經驗中的超自然現象，他稱之為「超凡脫俗」（numinous）。

榮格使用的德國字「授孕」（betrachten）原意是「用你的注意讓某件東西受孕」（引述自 Chodorow, 1997, p.7）。我們為意象或象徵注入生命，創造了意識。懷孕的意象包括子宮這個容器，或是煉金術裡的**容器**（vas），都可以進行想像的孕育。榮格的「考慮」概念很重視參與並擴大想像過程，承認想像中隱喻的價值。在榮格取向藝術治療中，我們往內注意自己的情緒、思考或夢，往外則透過材料與意象，藉由雙手在紙上發聲，創造出不尋常的作品。這是既往內又往外的過程，匯聚成為對立面自然產生的張力。用烹飪的比喻來說，我們看重打開與軟化意識的過程，讓想像界域的潛在空間得以產生不同的可能性，且創造出可口又可以消化的形式。

想像的歷史

想像，以及它與具有創造性的潛意識之間的關係都有很長、很錯綜複雜的歷史，遠遠超過了本書能夠涵蓋的範圍，但是對於不熟悉這個概念的人而言，還是值得我們做一個簡要的總結說明。想像的歷史根源與自從古埃及以來的各種催眠術有關。文藝復興時期的哲學家與醫生對想像特別有興趣，建構了之後對於想像的概念基礎。精神醫學最初的重要來源就是針對想像的古老觀念，**想像**（imaginatio）一詞描述某種心智力量，其定義遠超過我們現在對想像的概念。在心理學早期，心理學者經常使用想像一詞，其中包括暗示與自動暗示（Ellenberger, 1970, pp.111-112）。那時候，**想像**被視為某種傳染，會導致各種疾病、情緒異常、心智異常、聖痕 **4**（stigmata）、性別改變，甚至死亡（p.112）。然而，想像也是治療這些疾病的方法。也就是說，**想像**既是毒，也是藥。

1875 年，哈佛大學教授威廉・詹姆士在他的心理學課堂上使用自動書寫（automatic writing），視為一種科學方法。在佛洛伊德發現潛意識之前，大家就對這些現象非常著迷，不只是一般的興趣，而是對於可以「凝視」並取得資訊

---

4 譯註：和耶穌被釘在十字架上造成的傷痕相同的痕跡。

的靈媒產生了一波非常強烈的好奇，並可能暗示了某些移情與反移情的前身元素[5]。心理學早期的許多研究者都對心智接受暗示與解離深感好奇。1880 年代，「英國心靈研究協會（Society for Psychical Research）做出結論，認為這些方法就像自動書寫一樣，都是探索病患心智材料的工具。」（Ellenberger, 1970, p.121）進一步肯定了歐洲卓越心理學家沙爾科（Charcot）、珍奈特（Janet）與佛洛諾伊（Flournoy）使用的想像與催眠語言所扮演的角色。

榮格使用想像是受到集體社會中的兩個重要元素影響：神秘學與浪漫主義[6]。榮格出生、成長並受教育的家庭中，充滿了神秘學的**思潮**，包括占卜、催眠、母親與女性親戚舉辦的降神會。他的早期心理學研究就是專注於神秘學的現象。並且，榮格的個人本質與當時的工業發展所造成的心理需求，以及與集體社會造成的需求之間的張力，持續成為分析心理學以及榮格個人的探索主題。對於榮格，面對潛意識時，想像成為方法和解決問題之道。

想像與象徵性思考

如果創造空間與時間，讓我們可以在其中自由使用想像，象徵性思考便可能隨之出現。意識變得更柔軟，**想像界域**產生了聯想與意象，最後成為象徵。象徵性思考的本質是我們暫時停下定向思考以及嚴厲的意識態度，軟化自我，用有覺知的想像，思考日常事件與具體事件。在這種狀況下，意象與象徵最終都會湧出來。例如，我們知道蛇是一個豐富的、處於冥冥（chthonic）[7]之中的圖

5　研究者注意到了患者對治療師的感覺。佛洛伊德發展出了**移情**與**反移情**的詞彙，描述這個現象。當時很多人認為，通靈者或靈媒才有這個現象。確實，榮格的某些觀念植基於靈媒文化。今天，光是針對移情與反移情，就有一大堆的臨床工作。

6　這個時期正值1800年代中期，歐洲對工業化以及理性思考的啟蒙時代做出了這種反應。

7　榮格描述象徵與意象時，經常使用「冥界」（chthonic）一詞來描述或談到從底下浮現的形體或事物，隱藏的、黑暗的、未知的一切，我們的意識可能無法理解。例如希臘神話中，冥王黑帝斯（Hades）與他的妻子冥后普西芬妮（Persephone）是地下冥界之神，女神赫卡忒（Hecate）是冥界使者，可以到地底的最深處，並安全返回。這些都是冥界之神。

像，在不同文化中都有諸多含義。經由擴大，我們讓象徵與其他與蛇有關的神秘意象產生連結，象徵就變得更大，更容易被看見了。例如亞當與夏娃、昆達里尼瑜伽（Kundalini yoga，也稱為「拙火瑜伽」）或北歐神話。我們也可以將它維持在個人層面，直到心靈準備好可以做出更超個人的聯想。

象徵性思考：發展過程

以前的人認為，想像植基於嬰兒時期的感官經驗，與理解、渴望、排斥的能力有關，但是最早觀察得到、孩子主動表達的想像則是上學之前的幼兒時期。象徵性思考是經由孩子的創造性探索發展出來的一種思考方式。溫尼考特（Winnicott, 1971）探索了如何經由遊戲演化出象徵性思考，刺激、激發與調節與其有關的興奮與危險不安的感覺。象徵性思考是一種思考能力，能夠思考在想像、神秘與魔幻的領域中無法實際合理存在的事物，為了暫時的遊戲過程而賦予客體不同的角色或意義。榮格的文章〈兒童原型心理學〉（The Psychology of the Child Archetype）將真實的兒童與想像的兒童整合成為一個原型，象徵著我們每個人都擁有的創造與神聖潛力：

> 「兒童」由潛意識的子宮孕育而生，來自人類天生本質的深處，或者可以說是來自活生生的大自然本身。它是人格化了的生命力量，超出了我們意識的限制……完整，並擁抱著大自然的深度。（兒童原型）代表著每一個生命中，最強烈、最無可避免的欲望，也就是自我覺悟與自我實踐。（Jung, 1949/1990, CW 9i, p.170）

如果認真以待，我們對待意象的態度往往使得象徵意象具有療癒效果。我們可以想像意象是一顆電池，可以轉化心靈能量，喚醒原型的整體性。意象是一座橋，表達了直覺的動機，並將我們的情緒與經驗結合在一起。我們可以分解或消除解離的現象，代之以整合與完整的感覺。但是，首先，我們接觸意象與象徵，以感覺我們的情緒，並融化了潛意識中曾經冰凍的部分心靈。

榮格認為所有的潛意識材料都能夠補償自我的世界觀，因此都可能有象徵意義。薛弗里恩（1992）解釋說，意象不只是從內往外的投射（陰影的投射與內射〔introjeciton〕都是動力過程的一部分），經過情緒的各種掙扎，意象也會變得比徵狀更有價值：

> 患者經驗中主體與客體的本質因此調和起來……意象不再只是心理治療中的女僕而已……而是在針對潛意識心智建構有意識的態度時的重要元素。（p.11-12）

潛意識的語言很難懂，但是我們可以和來自潛意識的詞彙、意象、夢玩一玩，向協助我們定向的參考象徵學習，久而久之就學會了。有時候，我們可能覺得好像在學一種新的語言，也確實如此，因為潛意識以非常個人的方式對每個人說話，提供機會讓我們更能經由象徵活動瞭解我們自己以及整體自我。如果從小就養成習慣，藉由創造力對周遭世界保持「聖童」（divine child）的態度，隨時維持、隨時可以取得這些資源與能力，找到意義，重新和我們的靈魂連結。溫尼考特（1971）要求每一位治療師：

> 允許患者能夠玩耍遊戲，也就是說，在分析工作中允許患者有創造力。知道太多的治療師太容易偷走個案的創造力了。其實，治療師瞭解多少根本無關緊要。（p.57）

榮格取向藝術治療中，最重要的是：治療師是創意發現活動中的盟友。

創造性想像

正如定向思考或建設性思考一樣，榮格相信也有創造性想像。榮格後與當代的心理治療師及心理分析師產出了大量研究，觀察嬰兒到童年早期的發展與

依附理論，以及更多的研究，在在都證實了**想像**能夠療癒破碎的連結，促進身心轉化。事實上，在與創傷工作時，潛意識的想像與**神話般**[8]的本質是極強大的療癒元素。從精神醫學早期就已經認識到了這一點（Ellenberger, 1970, p.150），並一直持續到現在，有了新的理論應用。

雖然榮格無法證實自己的想法，但是他非常有先見之明地將想像的能量列為心靈中優先的療癒因素，尤其是當他看到象徵性思考如何透過帶有意義的生命力量的圖樣，提供了明確的資源。我們現在知道，想像是促進腦內能量的關鍵，以重新定向神經途徑、修復創傷記憶、療癒關係之間的裂痕。尤有甚之，想像有時能夠安撫受到過度刺激的自主神經系統與交感神經系統。許多研究都證實了這個事實。有些意象會經由扎根或安撫心靈來補償過度活躍的心智，有些意象則刺激不夠活躍的狀態，讓它採取行動。想像不但在心靈的意識與潛意識之間提供橋梁，也連結了存在的孤寂與有目的、有意義的一切，成為二者之間的導管。

因此，身為榮格取向藝術治療師，我們推動並提倡在理智的想像世界裡投入我們的信任，有目的地知道我們可以將想像世界當作能倚賴的資源，以便更深刻的理解、重生與超卓。即使當我們的想像過度活躍，變成對立的狀態，成為焦慮或黑暗的想像，榮格取向藝術治療的工作都可以將適當的形式導入不舒適的感覺，將狂野、具有破壞性的意象繫在岩石上或柱子上，然後將其帶入我們的日常關係經驗，正如艾倫對她的意象所做的一樣（請參考**圖6.1**和**圖6.2**）。

如果我們和我們的想像之間沒有連結，我們可能覺得漫無目的，不但失去自己、失去別人，也失去自己的靈魂。我們可能覺得準備得不夠，無法參與或無法談起每一個時刻都活生生的深刻意義，但還是多多少少地知道。榮格在《紅書》的前面幾頁描述了面對挑戰時，我們許多人的感覺：

---

8 「神話般的」（mythopoetic）一詞代表和神話有關或創造神話，現代的心理學經常用來指創造並理解自己的個人神話。

我的靈魂，你在哪裡？你聽得到我嗎？我開口了，我呼喚你，你在嗎？我回來了，我又在這裡了。我抖掉了腳上來自各地的塵土，我來到你身邊，我跟你在一起了。經過了許多年的遊蕩，我又回到了你身邊。（Jung, 2009, p.127）

他從心裡發出的話語表達了我們遠離岸邊時可能有的感覺，在想像中迷失，在意識與潛意識的力量之間卡住了。

榮格藝術治療：艾倫的故事

艾倫有一系列長長的畫，名叫「山脊線」（**圖6.1**和**圖6.2**），描繪了她面對恐懼與拋棄，以及失去自我意識的絕望時刻。她的意象與孤單以及手足無措的感覺有關，當她「卡」在這裡時，艾倫知道她正處身於心靈的荒野之中，十分脆弱，直到我們能夠引導她找到某些有意義的東西為止。山脊線系列作品有不同的品質（空間、線條、色彩），有著些微的變化，表達了她的情緒改變。

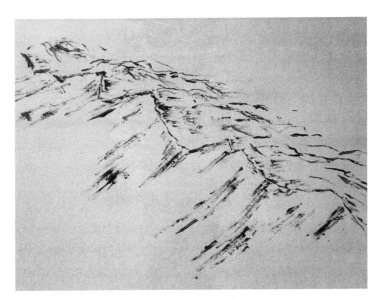

圖6.1 山脊線一號

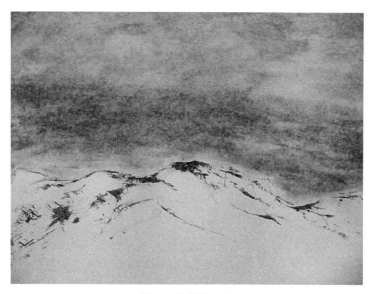

圖 6.2 山脊線二號

破壞性想像

　　當我們缺乏想像，有時候會感到無聊。如果我們等得夠久，一個小火花可能引導我們發現新事物。有創意的人往往有著過度活躍、具延展性的想像力，但是有時候也會變得焦慮與黑暗。當**意志**過度有力、超速行駛、凌駕一切時，會阻礙想像。我們被幻想抓住，無法脫身。我們可能覺得被封鎖住了，感到寒冷；可能覺得力氣耗竭、無聊、灰暗，甚至死亡。以隱喻而言，爐子冷掉了，或者又深又黑的井中沒有了水。

　　有時候，這些黑暗之地可以帶我們到另一個新的想像，但是首先會有兩種思考：創造性思考與破壞性思考，還要能夠分辨什麼有創造性、什麼有破壞性。在極端的例子中，破壞性的想像引導我們落入陷阱，自我完全迷失。所以這條路十分艱險。例如，艾倫有時候會著迷於心靈的某個特別吸引她但還不成熟的部分。幻想會帶她走到某條路上，最後她會告訴自己，她是個壞人。這是想像的陰影面，是幻想的例子。艾倫失去思考的自主性，她被心靈的碎片（情結）

征服了。她的自我變得不穩定，失去了和自己與別人好好連結的能力。在非常困難的時候，她會覺得孤立、徒勞、害怕未來。她這個人最棒的部分、她最想成為的自己，都被綁架了，於是她迷失了。

有人認為，榮格對於各種文化中強而有力的破壞性力量的評估缺少了某些非常重要的重點。因此，榮格對這些力量的**神話**解釋並不總是能夠完全滿足採取榮格模式的人。例如，卡爾謝（Kalsched, 2013）指出，榮格將破壞性與邪惡力量的原型歸因於潛意識，因此忽略了一件我們現在已經知道的事情：遇到早期關係創傷的心靈雖然還在發育，仍會知道如何保護自己。這些心靈會發展出聰明而有破壞性的防禦與分裂，以便從生活的危險事件中生存下來。在複雜的自我照顧系統中，原本應該自然發展的攻擊性受到壓抑與扭曲，並轉而背叛自己（Kalsched, 1996）。榮格解釋邪惡攻擊性所扮演的角色時，認為它是潛意識中破壞性力量的自然過程，需要意識的參與。在榮格之後，關於嬰兒時期與兒童時期發展出來的防衛與情結，目前累積的證據已經足以說明，榮格的這個觀念有其限制，無法滿足臨床需求了（West, 2016）。

榮格取向藝術治療師不能假設心靈的破壞性就像創造性過程表現出來的起起伏伏而已。這樣講會過於理想化，對於某些有早期關係創傷的人而言，我們可能錯失重要的、根深柢固的心靈元素。根據卡爾謝（2013），我們必須考慮到「在一開始的創傷之後，**防衛的過程**（原文強調）讓攻擊性往內走，一定會威脅到新的生活。簡單的說，就是⋯⋯創傷後的心靈包括**暴烈的、病態（反生命，**原文強調）的力量，對療癒產生抗拒。」（p.83）其實，我們的心靈裡都有反生命的部分。如果我們生命早期遇到創傷，反生命的部分受到滋養，蓄勢待發，以沉重且尖刻的方式統治成人，完全排斥任何的修正或自省，更沒有想像與同理。他缺乏的，正是我們在深度心理工作中尋找並希望找到的東西。我們在治療的關係模式中，逐漸修復被撕裂的心靈。

薛弗里恩（1992）觀察到，對某些人而言，經由藝術治療表現出來的憤怒可能有益，但是也可能讓心智做出自殘的行為。如果意象是活生生的，那麼它同樣也可以用破壞性的黑暗方式影響想像的過程。我們需要謹慎，不要對暴力行為或內化的負面思考做出壞種子的「原型解釋」。藝術治療中，創造／破壞

／再創造的過程可能就只是創造／破壞／再創造，但也可能代表早期關係創傷，自主性地、強迫式的反映出了心理上與精神上的大屠殺。我們和關係創傷患者工作時，很適合使用榮格取向藝術治療，因為材料有韌性，形式則提供了讓無法言喻的一切可以表達出來的涵容。故事可以被說出來了。緩慢而深刻的臨床工作會專注於個人材料，經過了有時像風暴般但有韌性的治療關係，個案將越來越能夠忍耐一層又一層的哀傷。

經由意象與隱喻述說無法想像的一切，可以鬆動無法觸及的創傷記憶，否則我們會覺得脆弱，或是卡在一個空虛的空白之處，感到無法控制的滲漏或墜落，陷入原始的**想像**空間。這往往和尚未解決、尚未找到言語、但是留在身體裡的創傷有關，充滿了感覺。此時，象徵尚未出現，如果出現了，也是來自精神疾病的範疇。情結保護我們，讓我們不致落入這個非常有自主性的所在，但同時也會迫害我們，限制情緒的連結，關掉心靈能量、減少建設性想像的耗損。下一章會討論到，情結可能會經由繪畫或陶土而不請自來，尤其當可能有療癒效果的理智想像面對了再次可以存在並擁有完整生命的機會時，更是如此。

這一切都表示，心理分析是建立在培養想像之上，仰賴象徵的療癒功能，當我們面對與早期關係創傷有關的議題時，暴烈的病態力量阻礙了治療中的關係，使得個案的自我變得不穩定。治療的過程並不總是直線進行。榮格模式重視治療工作中的關係，以及雙方經由一起分享意象與象徵所產生的療癒力量。受傷的療癒師的意象與榮格取向的心理治療有關。在這個意象中，我們可以想像雙方的轉化，讓分析的雙方都進入早期童年與關係創傷，一起找到療癒之路（Sedgwick, 1994）。工作並不是單方面的，而是雙方一起的。榮格從他在伯格霍茲里精神科醫院的時候就認定了，治療關係提供了主要的情緒黏著劑，讓心靈的修復與療癒得以發生。

榮格取向藝術治療：卡蘿的故事

卡蘿（Carol）的工作環境中充滿了強勢的男性。當她的懷孕變得明顯時，她覺得自己越來越被工作社群拋棄。她感到自己很礙眼。卡蘿認為這可能是她

唯一的一次懷孕，想要好好觀察注意自己發生了什麼事。過去，她一直認同男性，在職場上犧牲了自己身為女性的需求。卡蘿的父親強勢霸道，母親則已經過世，像是許多童話故事的情節，卡蘿的生命中缺乏母親或女性的角色。她經常向丈夫尋找情緒支持，但是沒有信心他在孕期中能夠提供情緒支持。

卡蘿懷孕了，隨著孕肚越來越明顯，身體不斷改變，她想要探索女性到底是怎麼一回事。她說：「我猜，我生命中的這些人（男人）一直認為我就是他們中的一份子，完全沒有任何人可以分享我的想法。」她從比較自我的角度和潛意識工作，以便瞭解她身為女性的一面。這個做法從一開始就有問題，因為這樣做並不保證她能夠接受或整合這個新的態度。我給她材料，她開始裝飾一個盒子。她很仔細的裝飾了盒子的外面，黏了羽毛和看起來有一點像獨角獸的一枚貝殼（**圖 6.3**）。

盒子是一個錯綜複雜的象徵。盒子和誕生與死亡都有關。它是一個容器，可以在有限的空間中裝載新的物品，但是這也是一個轉換的空間，同時裝載了舊的物品與死亡。盒子四周有界限，暗示著身體是靈魂、器官、生命、能量和廢物的容器，也是感覺、思想、身體經驗的容器。孕婦的子宮也是一個盒子，裝著胎兒。在俚語裡，女性的「盒子」有時指的是她的陰道。陰道有可能裝載

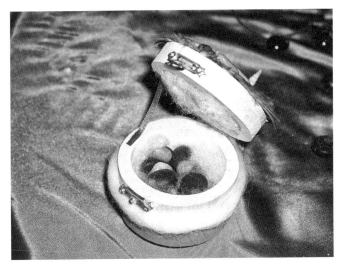

圖 6.3 卡蘿的盒子

了各種不同的東西，例如喜悅、熱情、痛苦與受難。有蓋的盒子和沒有蓋子的盒子有不同的暗示。打開盒子可能引起與期待、興奮、害怕，甚至恐懼有關的情緒。關於盒子，最常見的原型參考是潘多拉的盒子（Pandora's box）。這個容器中包含了糟糕與歡喜的東西。另一個參考是賽姬（Pshche）聽從希臘女神阿芙蘿戴蒂的指示，去冥界竊取了冥后普西芬妮的「美麗之盒」。

卡蘿的盒子開口的隱喻代表了心靈現象：貝殼暗指獨角獸，表達出了當她發現自己懷孕時，感覺到的力量，以及孕期中的奇蹟感。但是她也語帶不屑地說：「感覺真是『女孩子』的事。」她在盒子裡面放了紅色石頭，代表她的女性。羽毛則讓她想到她和自己身體暫時的神秘關係。羽毛和獨角獸也闡明了對立的內在關係，卡蘿自由與輕鬆的感覺，相對於她的女性身體趨向土地的內在品質。盒子結合了二者。卡蘿用喜悅的言語表達了這些衝突，情感卻是平的。

之後，卡蘿帶著兒子回家了（她原本希望是女兒）。這時，她認為盒子代表著「一個新的人，生產以及看到我的新生兒所產生的能量完全體現出來了。我情緒高昂。」生產之後，緊接而來的是提高的覺知，她把盒子拿到屋外，「用力摔碎，丟進垃圾桶裡。我不再需要它了。」她解釋她是刻意摧毀這個盒子的，就像當初她刻意創作了這個盒子。她說：「我現在有我的寶寶了，沒有任何東西像他那麼美麗。」根據卡蘿的說法，她生產前做的盒子完全無法相比較；盒子的任務已經完成了。

在我聽著卡蘿跟我說她如何摧毀盒子，隨意地丟掉時，我注意到我的反移情反應：震驚、不敢置信、懊惱，即使她說她是刻意的。我想著：**是我太在意了嗎？**可能是，但是還有別的要考慮。這個破壞性的過程聽起來對她有益，她也已經將能量轉移到寶寶身上了（這是正向的），但是我仍然有一些疑問。然而，她被公司轉到了另一個辦公室，因此要終止治療……，我們不可能再一起探討這些問題了。如果這是**重建人格面具**（restoration of the persona）的過程，那麼，接下來的問題就有答案了。她是在潛意識中懺悔自己無法整合自己女性經驗的深度，以及無法尊重潛意識的工作嗎？或許她覺得面對自己無法維持住過程的兩邊的羞恥與失望太難了。我明白自己對卡蘿抱持著過度正向的觀點，我不切實際地希望她在榮格取向藝術治療中，能夠消耗掉她霸道強勢的情結。事

實上，卡蘿的反應可能是潛意識地承認她無法承受我的過度期待，因此有了破壞性的感覺。卡蘿認為她「刻意」的行為是恰當的，甚至是必須的。也有可能是因為她剛剛經歷了生產，心靈擴大膨脹了，於是有了這個陰暗的破壞性行為。在這個膨脹中顯然有破壞性的自我照顧系統。在膨脹中，她不再需要關係，她的想像也不需要再次被提醒。有一股**反生命**的力量說話了，表達了她對潛意識帶來的禮物務實的漠視。

卡蘿潛意識裡有破壞性的內在攻擊性。與此相反的是露欣達（Lucinda）的故事，她承受了數次改變她生命的事件，甚至差點毀了她的生命。雖然很艱難，但她知道如何重新開始，積極努力，找到方法，和創造本能保持連結，在不確定性中找到意義。露欣達的故事示範了心靈中創造／破壞／重新創造的模式，喚醒想像，與複雜的潛意識力量工作。

榮格取向藝術治療：露欣達的故事

想像需要我們首先能夠注意到**適宜時機（化時為機）**發生了什麼。靈魂的節奏與聲音對我們喃喃耳語著超乎二維空間的經驗。我們受到深刻的情緒、顏色、質地或氛圍的吸引。有些人不相信這一切，可能是因為害怕這趟旅程，或是覺得可笑或幼稚，總之，他們沒有被想像帶著走。以下簡要說明露欣達的想像與夢的世界如何吸引了她的注意，以及她如何從潛意識的神秘表現中獲得支持。

六十歲的露欣達來接受治療，要求使用藝術媒材。她用水彩鉛筆安靜工作。她注意到外面下著大雨，大部分時間裡，她安靜不語。就像一般人一樣，在深深陷入意象創作時，她得專心面對逐漸從紙上的紅色圓形冒出來的意象，並不想和我說話。她用水彩鉛筆在紙中央創造了一個非常生動的彩色世界。當她開口說話時，會停下筆，專注地說起日常生活中的某個重要事件。背景中有許多令人痛心的失落，所以她來做榮格分析。露欣達最近才從一個改變了她生命的深刻陷落中「回來」。她單身，和成年子女同住。她正在面對著自己關於「歸屬」的情緒。畫完之後，露欣達忽然加了幾筆強烈的黑色，與其他柔和、有節奏的明亮顏色形成對比。黑色線條攜帶著刻意宣言的能量，清晰有力。

我們把畫放得有一點距離，這個空間距離讓我們得以安靜下來，適應一下。這時，意象和我們自動分離了，我們和意象的關係改變了。意象在我們之間，我們討論著想像界域，回想剛才的過程中，她身體感覺如何、她想像了什麼。我們欣賞色彩、形狀和強度。我知道她的宗教背景，懷疑黑色是否代表十字架，這會不會是她過往生命中出現的意象，代表著受苦。露欣達說不是，黑色比較像是一把劍，斬開意象中舒緩的母性感覺，她「覺得它尖銳、強壯。」

榮格鼓勵分析師跟隨做夢者的詮釋，露欣達對她的畫表達的觀點是正確的。她和她的潛意識最為親近，我需要跟隨她的想像。我們討論了劍、劍的品質、劍的感覺、劍的區辨能力、劍的力量與知識。她指出，黑色線條很有力，「斬開」了某些東西。她說：「有些衝突正在發生之中。」似乎，潛意識沒有被痛苦壓制，而是給了露欣達採取行動的能量。我們還記得分析開始的時候，她畫的煉金術意象——鐵匠與心的回火（the tempering of the heart）（Swan-Foster, 2016）。現在又有一把劍。露欣達想到夢中有一隻公牛衝進她的廚房，唯一可以安撫這隻公牛並安撫她身體失衡的方法，就是她每天進行的積極想像。她注意到，公牛已經安靜下來了，他不再攜帶著擔憂的能量。榮格可能會說，作為一個象徵，公牛已經掉進潛意識裡，以便露欣達可以為心靈能量找到另一個更恰當的新形式。劍是什麼？或許我們還可以詮釋別的元素，但是沒有必要。我們相信「真相」會在它自己的時間點被說出來。

意象就在我們眼前，我們坐在閾限「中間、之間」之處，帶著好奇與疑問，對所有的可能性保持開放。露欣達曾與許多情結掙扎，在人生中做過許多犧牲，迫使她「阻礙了個體化」（Ruff, 1988）。她在想：「接下來呢？」我則在想著，這是否是與潛意識衝突的另一個伏筆？或者，這把劍斬開了負面思考或解離，讓她覺得更為整合。露欣達舊有的生活已經死亡了，現在新的生活正在成形之中。她需要思考許多事情。對於她眼前的道路，意象提供了象徵性的利器嗎？潛意識也指出我們治療關係的改變。這是自然的，被分析者有了轉化，重新在自己的生命中好好活著。

露欣達帶走了她的圖畫。我提醒她，用積極想像持續與意象工作。榮格鼓勵大家做積極想像，說是「讓意象懷孕」，用呼吸與想像讓意象活起來。也就是

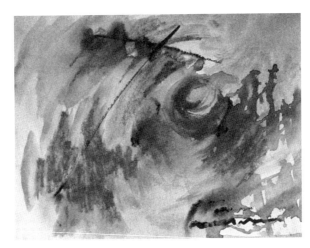

圖 6.4 宇宙衝突

說，我們需要用愛讓意象活起來。希爾曼（1977）提醒我們，「我們可以將意象深不可測的深度稱之為愛，或者至少說，如果沒有愛，我們將無法瞭解意象的靈魂。」（p.81）

露欣達離開我的辦公室時，遇到大雨，她將圖畫暴露在雨中。圖畫原本已經乾了，煉金術般的「洗刷」又帶給了她更多啟示（**圖6.4**）。後來她說：「它呈現出童話故事裡的場景，有城堡、劍、神秘。我用愛自己（投入），才能接觸到意象的靈魂！」

然後露欣達做了以下的夢，這是夢的簡要版本：

我們要舉行儀式，讓國王重新回到他的信仰立場。他看著我，要我開始。我開始吟唱。我找到新的歌詞、新的旋律。存有籠罩了我們。國王說：「喔，是的，我記得你讓我想家──吟唱讓我們記起我們的目標、傳承與召喚。」

有幾次會談，露欣達和我仔細考慮了夢的能量、意象，以及對她的想像與日常生活的影響。夢帶著情緒與能量活在她裡面，她的情結受到刺激。夢裡的元素與結構在心理上是有用的，但是如果我們讓它變得更具體，過度地和日常生活有關，我們就會讓充滿想像的呼吸窒息了。露欣達需要和靈魂的意象一起

生活，才能聽到心靈的聲音。這是一個微妙的平衡。她所知道的是，她的國度失去了信仰，大家請她和國王合作。這時，她發現了自己靈魂的音樂，或許是自性的新語言，讓她與心靈中重生的神秘過程重新取得連結。當露欣達採取行動，在治療時（自我）自主畫出意象，因此從她的靈魂引出了一個關於內在國度以及宇宙衝突（潛意識材料）的童話故事。國王要求她參與，她藉著吟唱、愛與奉獻參與，內在故事逐漸顯現，成為有意識的。不久之後，露欣達翻著自己的筆記本，發現了一首詩。她明白了，迷失的國度已經存在了好一陣子。她背誦了詩的一部分：

你不敢躲開死亡的痛苦
我緊緊抓住，它掙扎著
我的國度，我的獎盃，我的統治者自我
我的舊世界秩序與城堡的牆

露欣達的心理發現不是來自臨床詮釋或線性思考，而是我們不斷圍著意象裡表達的痛苦繞行而來的綜合法結果。我們一起想像，合在一起，帶領她達到最後的覺醒，看到了有創意且具挑戰的內在動力。本質上，這個動力既個人也具有原型的本質。她的意象的象徵意義逐漸被揭露了，我們一起為了這個神秘過程感到高興。有時候，這些無法言喻的時刻意外出現，我們懷著愛，學習輕輕握著這些時刻，像是握著風中的羽毛似的。露欣達再度受到潛意識的召喚，她以好奇心、愛與奉獻做出回應。當我們愛我們的命運，正如拉丁文的**命運之愛**（amor fati）一樣，我們的態度打開了大門，歡迎靈魂的想像界域，以及其中最困難的故事。露欣達提醒我們，坐在想像的桌前，我們可能感到哀傷與痛苦，但也會找到深刻的滿足。我們每一次繞行，回到這裡，都會獲得千百倍的**超凡脫俗的**食物——我們的完整性。

第七章

情結理論：轉化的材料

　　情結的定義就是一群有自主性的聯想、意象、想法或記憶，圍繞著原型核心意義，以某種情緒基調維持在一起。情結會經由意象現身。榮格分析師派翠西亞・維希－麥格魯（Patricia Vesey-McGrew, 2010）畫了薛西弗斯（Sisyphus）的神話故事，藉以說明我們和我們的情結工作時，所顯現的關係。在神話中，科林斯（Corinth）之王[1]以為自己可以贏過神祇，大膽地試探宙斯，結果被流放到冥王黑帝斯那裡。在那裡，他每天推巨石上山，到了山頂，巨石又會滾下山。這個不斷重複的景象放大了我們具有自主性的情結是怎麼一回事。情結來自我們的個人歷史，表達了我們的個性。

1　譯註：薛西弗斯是是埃俄利亞（後來的薩色利）國王埃俄羅斯（King Aeolus of Thessaly，風神）和厄那瑞忒（Enarete）之子，也是科林斯城的創建者。

情結的基本特質

對於榮格取向藝術治療，情結有三個清楚的特質：情結可以經由意象看到、情結有自主性、情結呈現心靈的多元性。我們接下來會討論這三個特質。

意象

情結由記憶、身體反應、情緒、情感與想法組成，可以經由意象表達出來，讓我們可以意識到或覺察到。我們可以經由圖畫、夢、想像或視覺上可以看到的身體反應，例如臉紅或心跳加快，而看見情結。

自主性

第二，情結有自主性。榮格強調情結，認為情結表達了與情緒有關的心靈能量，往往不請自來地出現。因此，在本質上，情結是強勢的、有自主性且屬於潛意識。我們經常無法覺察到我們正處於情結之中，因為情結一直埋藏在潛意識中，直到有人向我們指出來。有時候，我們可能感覺到內在有了一些變化，或者是有情緒。情結與自我是分開的，除非自我能夠承受情結的存在，否則這個心靈碎片（情結）會一直不被知曉。相對於其他心理模型，佩里（Perry, 1970）解釋榮格的情結模型時，做出了重要的區隔。他認為，其他理論模型主張情結是自我的功能，而榮格則將情緒（情結）視為潛意識的自主性功能。換句話說，情緒會不請自來。情緒是**從潛意識冒出來的自我**，而不是試圖適應的、有意識的自我（Perry, 1970, p.1）。這是一個很重大的理論差異。榮格如此描述情結的自主性：

情結是某種心靈狀態，強調情緒，並與意識習慣的態度極不相容。情結的意象有很強大的內在連貫性，有它自己的完整性，並且有相當高的自主性。因此，情結受到意識控制的程度非常有限，在意識中像是外來異物。我們往往可

以用意志力把情結暫時壓下來，但無法靠理性辯證消除情結。一有機會，情結就會重新出現，力道不減。（1934/1972, CW 8, p.96）

這讓我們來到了情結的第三點，壓抑之後會怎樣？

多元性與分裂

我們都知道，榮格認為心靈天生就有多元性的傾向，所以他知道，心靈很自然的會分裂、解離。分裂主要是來自意識（自我）排斥潛意識的情結材料。在生命的不同階段，我們都會這樣做。情結的內容埋藏在我們的個人陰影中。它們屬於潛意識。分裂的內容往往來自一連串的早期經驗、某個事件，或是面對某種立即的狀況，使得心靈必須做出分隔。例如，外科醫生必須幫槍傷患者動手術，或是救援人員必須在緊急情況下快速採取行動。情結的三個特質讓我們瞭解榮格如何定義情結是否存在，以及情結對心靈的整體影響。

毫無疑問，情結會影響我們的現實感，干擾自我的行為、視野與思想。情結的價[2] 會帶給我們不舒適的感覺，內在感到痛苦，關係也跟著受苦。榮格提醒我們，當情結干擾了自我的目標與意圖時，「理論上而言，更重要的是情結**擁有我們**。」（Jung, 1934/1972, CW 8, p.96）自我必須脫離情結壓倒性的能量，像是鑄劍的金屬般不斷回火，情結才有可能同化，讓自我更為柔軟。如果解離性的分裂非常極端，人格便會有病態的品質。在解離與多元性之中，心靈沒有意識中心，沒有自我的記憶或身分認同。這時，人格缺乏核心意識自我的記憶與合一。

榮格學說中的**群集**（constellate）一詞，指的是情結的激活，是某個特定內容的能量充滿了，準備要回應某個外在情況，要有所行動的狀態。我們可以經由

2　在心理學裡，「價」（valence）就是指連結的傾向，或是某種能量反應。反應的對象可以是針對任何情況的數據，或是有對立「價」的個人，或是針對個人心鎖的某種像是鑰匙般的價。也就是說，情結的鎖被打開了，開始表達自己。

特定的情結指標（specific complex indicators）看到情結的群集。這些指標針對某個特定情結，也針對個人。情結的個人部分與個人的記憶、看法與經驗有關。

當我們查對核實了**群集情結**的刺激來源之後，意象可能成為榮格取向藝術治療中的視覺地圖。這個過程表達、記錄、提供了關於情結的種種反思。我們可能運用靜心或放鬆的技巧，暫時克服情結，但是不保證我們真的可以控制情結。當然，我們的目標是獲得覺察，提升我們的意識。不過我們是人，我們的意識可能會讓我們失望。榮格取向藝術治療支持我們在面對某些情況時，變得比較不會直接做出反應，或比較不群集在某個情結上。在治療中，情結的能量已經外化，成為具體的形式了。如果我們阻礙了心靈能量的自然流動，可能無意識地導致有害的效果，這也是為什麼榮格模型強調，雖然痛苦，我們還是要和情結建立關係，而不要試著壓抑或否認情結的存在。

榮格認為，個體化過程是受到情結的激發。他的文章經常指出，為了心理成長與發展，我們需要情結，因為情結會推動意識。作為隱喻，和我們的情結工作就像是和神祇們工作：在我們對神祇們的體驗中，埋藏著目的與意義。榮格也提到壓倒性的情緒就像「神」一般，篡奪了他對自己的控制：「我在任性的路途上遇到的所有一切，猛烈且魯莽的擾亂了我的主觀意識、計畫與目標，或好或壞的改變了我的人生道路。這一切，我都稱之為『神』。」（Jung, 1953/1975, p.525）拒絕面對心靈能量除了可能造成有害的效果，也意味著我們不肯接觸更大的、有創造性的、超個人的心靈部分，其中包括自動自發與有活力的潛能。我們的心靈就像裝馬鈴薯的袋子，每個情結都有實質、重量、潛在的能量。如果我們學著「烹調」我們的情結，我們的人格將會受到影響而得以擴張。

情結的結構

情結是分析心理學的基礎，「更像建築工人，讓建築藍圖有了具體的形狀，讓我們可以看到、可以理解。我們經由情結，試圖接近潛意識，而不至於

感到手足無措，或是被潛意識吞沒。」（Shalit, 2002, p.8）有時候，我們的情結以夢中的意象或人物形象出現，例如意義上會在我們心靈做出改變的建築工人、卡車司機、水電工人。

　　情結可能被視為正向或負向，端視自我對於潛意識材料的態度而定。例如，我們心中有自己母親或是沒有母親的意象。但是榮格提醒，當我們想要群集情結時，情結可能頑固地躲開。如果我們想要愛某人，無論怎麼嘗試，可能還是無法喚起正確的情結，或是無法喚起恰當的情緒，讓我們愛他。

　　原本，大家認為情結是由創傷事件產生的，但我們現在知道了，如果在早期關係中，主體和客體之間不調和，或是時有時無，或是偶爾不一致，情結也可能經由不斷重複的情緒互動所建構的記憶而產生。我們可以想像，這些情結往往和嬰兒期與童年早期有關（West, 2016）。之後發生的事件會群集，組成某個獨特的情結指標，協助我們更瞭解更早之前發生的事件。如果在關係良好的心理治療過程中充滿尊重、沒有羞恥，雙方一起和情結工作，情緒修復會發生，情結的能量將可能降得夠低，讓我們獲得反思的機會，可以開始同化、整合自我排拒或分裂到陰影中的某些心靈能量。

一群一群的情結

　　很難辨別情結的一個原因是它們可能有重疊模式，並且不是以單一情結的模樣冒出來到意識中，而是幾個情結一起出現，在特定的回憶、想法或情感周圍形成。自我對情結的回應或反應往往是想要保存自我意識的觀點或計畫，這就是自我情結或是以自我為主的情結。群集的情結通常圍繞著主要的關係與生命事件，例如母親、父親、姐妹、兄弟、權力、焦慮、愛、亂倫、上癮與死亡。這些群集自主形成，其生命超越了自我能夠影響的範圍，可以對某些家庭成員或主題（如愛與死亡）做出強烈反應，以表達自己。

　　榮格發現，群集有某些特定的主題，與反應情結受到的干擾有關。主題則與某個記憶或事件有關。例如，被拋棄的情結配合手足情結，可能與哥哥在雪地的山腳下丟下妹妹不管的記憶有關。情緒經驗帶著有感覺調性的意象，可以

協助更深刻的調查，促進榮格取向藝術治療的過程。長期下來，以上提到的妹妹可能有了「錯過機會」或「討厭或不信任男人」的情結。還是兒童的時候，蘿絲瑪麗（Rosemarry）的哥哥把她丟在厚厚的積雪之中不管不顧。大了以後，她變得很會賣弄風騷，以便和擁有權力的男人保持連結，希望他們會照顧她。蘿絲瑪麗經由個人意象探索這些情緒，發現了一整群情結。有時候，看到回憶的內容可以發掘連結，以及有意識的心靈裡一層又一層的情緒。許多榮格分析師認為，經由母親情結與父親情結的傳承，我們對某些情結繼承了本來就有的傾向，即使我們根本沒有意識到自己正在複製與父母同樣的行為。這個觀點來自榮格早期在伯格霍茲里精神科醫院，針對家庭所做的字詞聯想實驗研究。例如，榮格發現了從母親傳給女兒的模式 [3]。

榮格認為情結**核心元素**擁有無法預期、自主、有既定模式的品質，他後來稱之為原型的核心。在流行文化中，雖然原型廣為人知，並不表示原型意象是分析心理學的唯一重點。相反的，榮格認為治療時首要注意，往往也是最具優勢的，就是減弱「情結，特別是那些來自嬰兒時期與童年個人經驗的內容。」（Perry, 1953, p.133）

例如，母親情結以母親原型為核心元素而形成，加上個案的投射與個人母親的經驗。佩里（Perry）擴大了榮格的理論，認為情結有雙極性（有兩個極端），整個心靈結構不但有情結，也照著情緒的兩極系統安排，需要情結之間彼此互動。他也指出，習慣性的情緒屬於慣性的一對一的情結（Perry, 1970, p.9）。在成雙成對的安排中，一邊和自我同調，稱為自我協調（ego-syntonic），另一邊則投射到外在客體，和自我不協調，稱為自我矛盾（ego-dystonic）。這個兩極性的本質可以在兩極之間擺動，或是一直保持在情結與自我協調的這一

3　榮格假設文化在個人的心理表達上扮演了重要角色，祖先的記憶與文化模式也會出現在子孫身上。他對情結與原型模式的看法現在受到表觀遺傳學（epigenetics）的強力支持。表觀遺傳學是遺傳學的一個學術分支，是關於保有遺傳「記憶」的遺傳特質，會表現在個體對環境改變的反應上。也就是說，我們接觸到的一切都會對子孫造成影響。老一輩的創傷事件可以遺傳給未來的子子孫孫，經由遺傳記憶傳給一代又一代的子孫。這些遺傳記憶可以打開或關閉。這是為什麼家族中有的人可能很像某一位從未見過面的祖先，或是為什麼某個生理疾病或精神疾病的基因可能存在好幾代人體內卻從未發作，這些跨代基因的表現可能需要某種環境壓力喚醒。

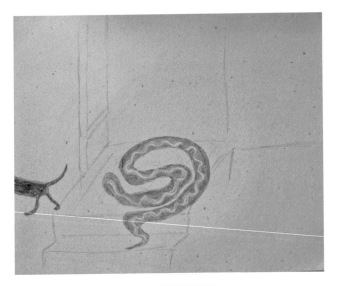

圖 9.1 蛇與貓的夢

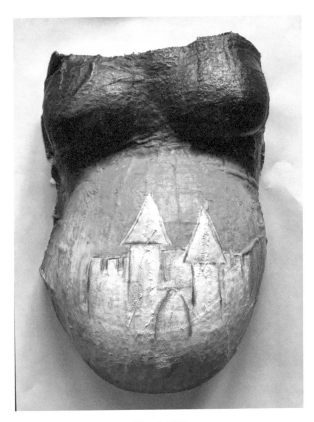

圖 9.2 城堡

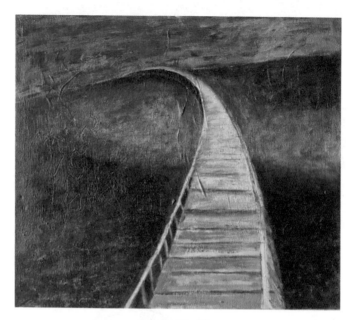

圖 9.3 橋一號

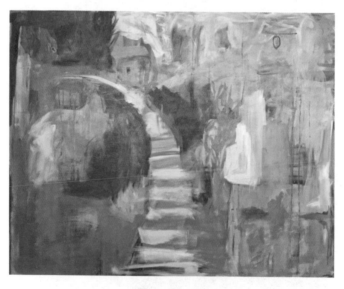

圖 9.4 橋二號

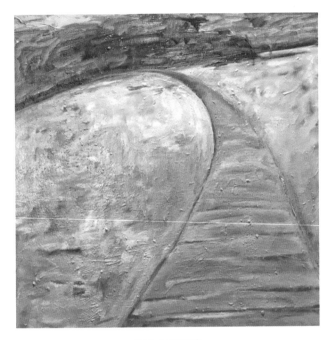

圖 9.5 橋三號

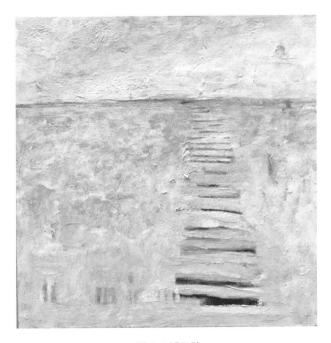

圖 9.6 橋四號

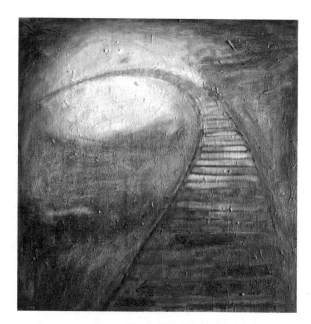

圖 9.7 橋五號

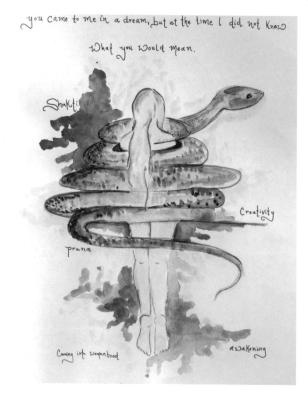

圖 9.8 蛇女士

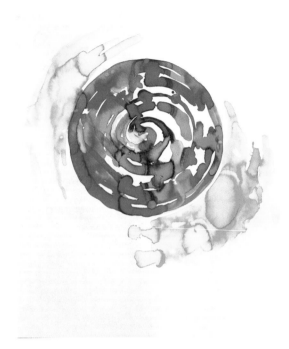

圖 9.9 曼陀羅

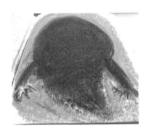

圖 9.10 鼴鼠

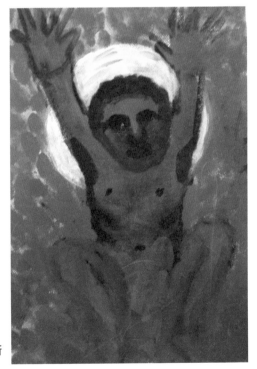

圖 9.11 新男孩的阿尼姆斯

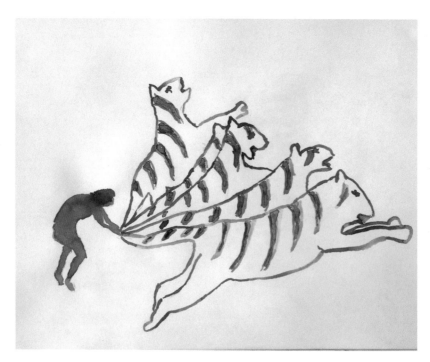

圖 10.1 老虎尾巴

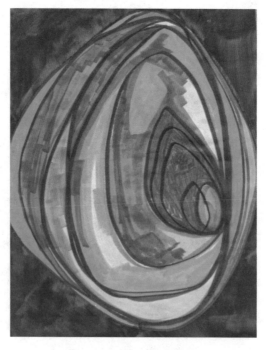

圖 10.2 一層一層的曼陀羅

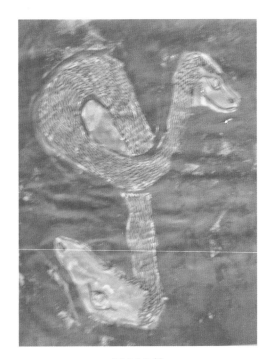

圖 10.3 蛇

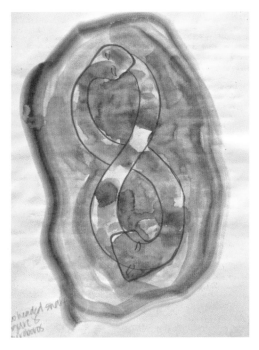

圖 10.4 無限的蛇

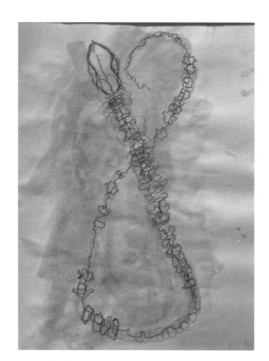

圖 10.5 蛇的骨頭

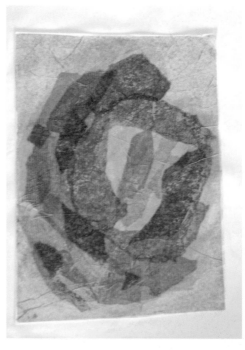

圖 10.6 蛇的眼睛

邊，完全沒有意識到群集的情結竟然存在。被分析者可能持續拒絕接受情結是心靈的一部分。如果他一直堅持自己的身分認同，否認情結，人格中未被看見的、未被承認的碎片就會更為黑暗（Vesey-McGrew, 2010, p.17）。

情結是能量的表達

對榮格而言，情緒能量和情結的意象密不可分。每一個充滿情緒的情況或事件都具有能量，可能形成情結。這些可以是日常生活遇到的情況，或是重大創傷事件。情結要不是阻礙了意識，就是造成意識擴張，這要看自我對群集的態度如何而定。

能量都攜帶著某種價位，因此，情緒的差異來自價位有多高。價位可能很低（我們只有一點臉紅或身體感到一點刺刺的），我們可以保持意識。或者，能量可能非常強大，足夠把我們推往情緒解離。在極端狀況下，因為情結非常有自主性，意識可能因此變得不穩定。

在榮格取向藝術治療中，個案畫出他的情緒時，帶著價位的情結就變成看得見了，記錄了心靈內在的狀況。自我可能防衛或否認潛意識材料，或是對意象進行反思，將價位轉化成為有意義的意象。創造意象可以消散價位。用我們的雙手創造與情結有關的意象時，可以消耗能量，就像消耗電池裡的電一樣。在意象形成的過程中，自我可以重新獲得有意識的覺知，可以反思。這時，個案用到了定向思考與非定向思考。

經由想像，可以發掘特定的個人意象，為心靈能量提供錨、調節心靈能量、讓情結消散，於是自我可以重新冒出來。例如，艾倫覺得手足無措時，可能體驗到水渦旋轉的感覺。她用速寫本描繪暈眩的感覺，因此穩定了暈眩的感覺。「暈眩」成為她用來描述解離的個人用語。當情結擁有價位、開始群集時，我們會經由自發地說漏嘴或不舒服的感覺、思緒或反應，讓陰影內容被揭露出來。如果願意直視我們的失敗，我們可能獲得有意識的覺知。在榮格心理學中，我們可能說「我在情結中」，但是置身情結中的時候，我們可能忘記使用自我反思或速寫本的資源。

情結、情緒與意象

希爾曼再次闡述了榮格對情結的想法。他說，情緒的形成來自兩方面：**能量**（指我們之前討論到的心靈能量）與**意象**（象徵範例）（Hillman, 1960/1997, p.61）。以下的例子可以看到這兩者。

榮格取向藝術治療：提娜的故事

六十歲、正在辦理離婚的提娜（Tina）畫了**圖7.1**。發現丈夫外遇細節的那一天，她充滿了強烈的情緒。我把紙和畫板遞給她，她開始用馬克筆作畫。強烈的色彩和情感的強度一致，提供了空間和結構。首先，她很快、很用力的用形狀和色彩填滿了紙張。她同時也在哭泣，臉很紅。這些都是情結指標。她的圖畫有了形狀，情緒在其中流動。這是心靈中的超卓功能在發揮作用，試圖發掘內在的一切。

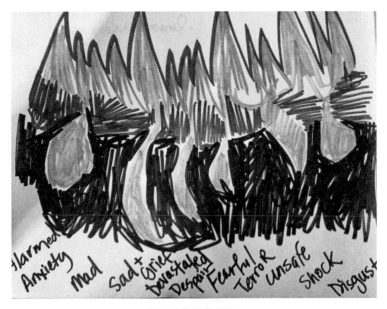

圖 7.1 提娜的憤怒

提娜畫圖時，猛烈的情感開始從情結中流洩出來。完成之後，我們將圖畫放在不遠處，她開始反思。藝術材料協助了她的想像，激發了她的腦子和心智。作為分辨過程的一部分，提娜回到意象，加上了一些話，以符合比較尖銳的部分。隨著時間過去，提娜比較不那麼受到刺激了，她開始形成意象裡面的象徵性本質。從我們更早的工作時就知道，當她開始發掘她的象徵性思考，她不見得會感覺更好，但是她從自己的情結中發現的事情，令她深深感到滿足。

提娜說：「看起來像是有牙齒的下顎。牙根顏色很暗，是綠色的，也有紅色，或許受到感染了吧，哈！或許我終於，最後，找到並且感覺到我的攻擊性了。這是進展。」我說出內心對感染和發炎、牙齦可能發炎的疑惑。她笑了，說：「我很確定發炎了！」意象激發了一些幽默感，讓她看得更清晰，願意承認自己顯然已經發炎的攻擊性。意象和提娜被拋棄的經驗也讓人想到希臘神話中的阿里阿德涅（Ariadne），她協助忒修斯（Theseus）殺了牛頭人，從迷宮脫逃，卻在兩人一起成功逃脫之後，被忒修斯拋棄在納克索斯（Naxos）島上。提娜的意象讓人想到潛意識之海中的小島。對提娜而言，探索她多次被拋棄的經驗變得異常重要，同時也要考慮兩極性的面向，考慮她在拋棄丈夫以及拋棄她自己的議題上可能扮演的角色。提娜只看得到兩極情結裡面自我協調的部分，她有防衛心，否認了自己的參與，把一切都怪罪在丈夫頭上。之後，她考慮了某種潛意識模式的可能性，這個模式可能在她的內在已經存在多年。或許她的婚姻之所以會失敗，有部分是因為她的被拋棄情結。她習慣避免衝突，往往不說出自己真正的想法或感覺，也就是說，她抗拒與自己的某些情結工作。

情結、情緒與身體

參與情結是心理上進入身心連結的入口，我們無法有情緒卻沒有身體反應。雖然現在很少人知道，但身心之間的介面是榮格心理學的關鍵。榮格將身

心之間的界面稱為心理活力範圍（psychoid realm）[4]。情結和心理反應有關，所以往往令人不舒服，並且看得見這些不舒服。身體反應可能突然發生。在 1936 年的塔維斯托克演講（Tavistock Lecture）中，榮格（1936/1968/1989, CW 18）用生物角度想像情結是什麼：

> 它的根在身體裡，開始拉扯我的神經……情結擁有自己特定的張力或能量，有著形成自己小小個性的傾向。它有一個身體，有某些屬於它自己的生理現象。它能夠讓我們的胃不舒服，呼吸不順暢，干擾我們的心。簡言之，它的舉止像是部分人格。（pp.71-72）

只要對自己的身體有任何覺知，榮格的描述可能對我們所有人聽起來都很熟悉。我們的整個自主神經系統都可以感覺到情結，所以現在的心理治療往往會建議做身體工作，也會建議作某種靜心練習。如果有人無法安頓下來，想要消減某個情結的話，可以想像一個畫面：一個浴缸裡有滿滿的水（代表心靈能量），拔掉浴缸的塞子，讓水流光。同時注意呼吸，想像我們的神經系統慢慢安頓下來。

榮格取向藝術治療：吉雅的故事

43 歲的吉雅（Gia）在科技業做得很成功，她是很強的思考者。她來做心理治療，想要處理晉升面談時發生的事情：

> 一開始我感到胸口有壓力，然後感覺上升到我的臉。我感到熱，但是無法做出回應。我的嘴很乾，無法找到要說的話，我猶豫了……我做不出回應。當

---

[4] 榮格首先提出**心理活力範圍**（psychoid realm）、**心理活力層**（psychoid layer）的詞彙，描述身心之間的界域。這些詞彙不但為心靈中未知與無法知曉的身體材料賦予價值，同時也肯定了能量與共時性。心靈中未知與無法知曉的身體材料只能經由生產、性、身體意外、解離狀況和前世回溯的經驗才得以知曉。因此，榮格的情結理論成為身體心理學的重要前身，尤其是他擴展了珍奈特的某些關鍵看法。

我終於開口說話，我後悔了。我忘記了一個簡單的細節，覺得丟臉、尷尬。我的內在感覺更糟糕。我的上司問我，要不要休息一下。重新開始時，我比較像自己了。我內心還是有一點緊張，但是我又可以思考了。我可以呼吸了。

我們可以猜想，如果吉雅是在做字詞聯想實驗，問她關於這次面談的經過，當她聽到榮格的刺激字眼時，她的計時反應會很高，她的抽搐和其他身體反應可能證實了她的情結指標。對於吉雅，原本表現在身體上的情結指標也影響了她的心智，扭曲了她的自我和記憶，因此阻礙了她的創造力和想像力。這些干擾可能意味著和父親（父親情結）有關的自卑情結，她的父親一向要求很多、很會批評她。身為「爹地的女孩」，她內化了的父親形象是有力、批判的。吉雅的上司也很威權，但是尊重她。即使如此，他的角色仍然勾起了她的父親情結，包含她的記憶、投射、潛意識裡權力的陰影。吉雅知道自己的工作提供了機會，讓她可以面對自主反應，她沒有為了情結不斷重複的強迫性而責怪自己或別人，她可以意識到自己的威權，並主張自己的威權。

榮格的臨床知識，讓他成為第一個主張身體的能量表達與情結中充滿情感的材料之間有緊密連結的人。希爾曼（1960/1997）擴大了榮格關於能量與象徵的連結，也指出身體位置的重要性。例如，是腦子、腺體、腸道、肌肉還是骨骼系統具有心靈功能，並從此產生意象的呢？身體徵狀從何而來？身體特定的位置可能提供我們新的意象。榮格的情結理論和整體的心理學很美妙地支持藝術治療，有各種以身體為核心的技巧，例如藝術治療中的各種專注（Rappaport, 2009）。

情結的目的

情結有幾個目的，但主要是挑戰自我的強勢位置，以強迫它改變。榮格認為，自我對改變的長期抗拒並不利於個人，只會讓他僵硬地遵守教條式的思維與期待。情結帶著潛意識來的情緒反應，有可能改變自我的態度，其改變或許

正向，或許負向。例如，我們可能抗拒讓年邁的父母搬家，但是現實情況要求我們適應，接受挑戰，做出最符合道德良知且正確的事情。如果我們和情結帶來的張力搏鬥不已，我們在做心理工作的時候，就有機會整合陰影材料，從面對的一切中找到目的與象徵性意義，無論是補償或適應。二者都導致個體化，只是方向不同而已。

我的意思是，當我們參與集體社會，我們就是在適應。當我們和內在個人旅程工作，我們會發現補償性的潛意識材料（個體化）。榮格指出，這不是二選一的過程，而是深深相互糾纏在一起的過程，是不斷地在內在與外在要求之間來回拉扯的過程。我們可以確定的是，積極活躍的情結會讓有意識的自我暫時感覺到強迫式思考與行為，受到極大的威脅。如果時間長了，我們就會惹上麻煩（Jung, 1934/1972, CW8）。冒出來的意象是針對當時的特定回憶與經驗，情結要求我們注意到它。

前行與退行的情結

情結經由自主性表達了前行與退行的心靈能量。情結出現時，我們得到提醒。情結和自我會搶奪可供使用的心靈能量。自我的能量得到補充，可以維持它的位置。情結具有天生的目的性本質，會造成病態和陰影的表現，尤其是情結在陰影中群集、獲得能量的時候（Shalit, 2002, p.9）。四十歲的瑪格麗特（Margaret）患有重度憂鬱症，並有雙極症（躁鬱症）的種種特徵。她的畫中呈現了前行與退行的能量。

圖 7.2 是她的自主繪畫，讓我們看到了她的憂鬱。在意象中，她畫出了自己的心靈能量。我們在接下來的幾年合作中，都會回到這幅圖畫。這張畫也指出了失敗與挫敗。整張圖提醒了我們希臘神話中的薛西弗斯和他的大石。山丘上，瑪格麗特的能量上下移動，從外向的、更男性化的階段轉換到憂鬱的階段。她不斷擺盪，短時間裡，她可以成功適應集體社會，但是接著又落入憂鬱，崩潰且從世界退縮。隨著前行和退行的心靈能量流動，意象描述了心靈內的分裂，她稱之為「成功與失敗」。她的心裡總是在想著她的「成功與失敗」。

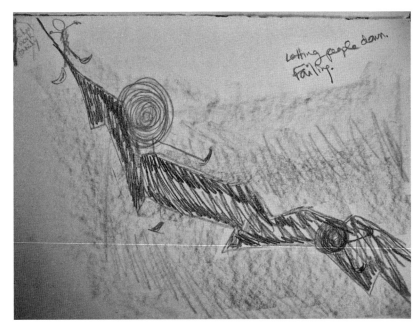

圖 7.2 瑪格麗特一號

圖畫的方向與置放的位置強調了對立的男性與女性原則（Abt, 2005）。

　　瑪格麗特並不熟悉榮格心理學。她說左上方（男性原則）的綠色代表她自己，顯示她過度認同男性的一面，就像第六章提到的卡蘿一樣。中間有一個大的紅色圓形，她說是她的「平衡的自己」。右下方（女性原則）小小的黑色與藍色圈圈被她稱為「失敗的自己」。張力顯示的模式是：外向的阿尼姆斯能量享受世界，並對失敗破碎的內向女性能量有所要求。雖然她很享受身處心靈的黑暗中，但是她仍然排斥女性原則，認為女性原則是軟弱、不重要的。如果要她在日常生活中把注意力轉而放在自己身上，以她想要的方式照顧自己，她必須變得「更自私」。她無法接受。

　　瑪格麗特診斷出癌症末期時，她的圖像變得更圓，不自覺地尋找著完整性。由於生病了，她有理由花更多時間在自己身上，並讓別人照顧她，但還是非常有限。在**圖 7.3** 裡，她用撕碎的紙描述生命中不同的情結。瑪格麗特解釋，正方形代表完整性，代表核心。這時，她參加了癌症病患的靜心課程。圖

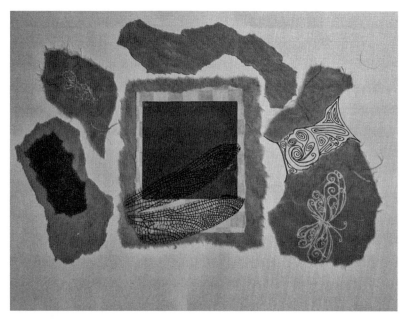

圖 7.3 瑪格麗特二號

像中間的蜻蜓翅膀是關於「脆弱與魔法」，以及她想要「轉化」的心願。右邊兩個形狀以硬筆畫出連結。她認為比較小的形狀是她自己，大一些的形狀是她母親。她設計了「二者之間的橋梁」，並指出她們之間的關係已經改變。瑪格麗特承認，自從罹癌以來，她很享受母親來看她時給她的關注，即便母親還是很霸道。

　　薛西弗斯和大石的意象是很適合瑪格麗特的神話藍圖。確實，我自己有時也會陷入類似薛西弗斯的過程。意象提供了能夠支持她的心理素材。這個神話取代了原本的治療計畫，引導著我們面對跟失敗、希望和耐性有關的情結。使用藝術媒材並不保證瑪格麗特會消滅她的情結，也不一定會治好她的憂鬱症。我學著讓她「跨越」我自己的「重複推巨石上山的困境」（Vesey-McGrew, 2010, p.20）。我掙扎著面對我自己的失敗、挫折、憤怒、哀傷與不切實際的希望，尤其是她無法面對這些情緒的時候。她和我忍受著一大堆的情緒反應，我們都掙扎著，與她無法掙脫的困難模式相處（Vesey-McGrew, 2010）。我學到不要懷抱過多希望，特別是有些情結的自主性本質是無法擊敗的。

情結與多元性

我們之前討論過，心靈中，分裂是自然的發生。榮格相信，心靈由許多有自主性的部分組合而成，也就是由許多情結組成。之前提過，榮格贊同珍奈特的看法，也使用「固著的想法」一詞，並將情結稱為「心靈碎片」或「人格碎片」，前行與退行則視意識是否接受並將碎片整合到人格中，促成個體化，同時找到在社會中生存的、恰當的適應方式。因為自然發生的分裂，榮格相信：

> 所謂的意識「合一」只是幻想……我們希望我們是合一的，但我們不是……我們並不是屋子的真正主人。我們希望相信自己的意志力與能量，以及我們能做的事情。但是真正面對的時候會發現，我們只能做到某個程度而已，因為我們都受限於這些小惡魔，也就是情結。（Jung, 1936/1968/1989, CW 18, pp.72-73）

榮格的描述適用於瑪格麗特。她的生活總是受制於她「不是屋子的主人」。榮格擁抱多元性，在任何情況下都不將之視為病態。如果我們經由擬人化分析情結，就會熟悉情結的廣度與多元性，以及情結促成新意識的潛力。

榮格取向藝術治療：奧莉維亞的故事

土人偶示範了心靈的多元性（**圖 7.4**）。這些人偶代表了干擾和惹毛奧莉維亞（Olivia）意識的不同內在「聲音」。每一個陶偶都包含了某個特定情結的能量。創造陶土作品的過程讓奧莉維亞更加意識到這些情結。情結經常突然冒出來，打斷她的進展。情結成為看得到的陶偶之後，更能清晰表達箝制了她的想法和行為（也就是，她的批判與拖延）。奧莉維亞用創意與陶偶互動，促進形成對生活的新態度。這是個例子，讓我們看到，在個體化道路上，個人情結可以是我們的僕人或神祇。

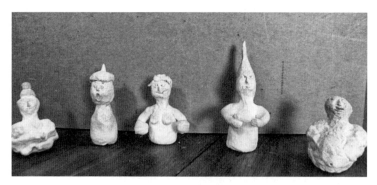

圖 7.4 奧莉維亞的陶土小人偶

情結與創傷

　　榮格也瞭解臨床上更為嚴重的情結。事實上，榮格的病態心理學正適合當代的創傷工作、創傷復原、創傷後的成長[5]。榮格心理學看向未來，欣賞心靈的可能性。受到創傷的人開始了內在旅程，探索生命中的恐怖經驗，最後可能發現極為巨大的創意資源等著被表達出來。也就是說，正如史威澤（Schweizer, 2017）說的，「在恐怖的黑暗後面，有更偉大的精神。」當心靈受苦，忍受著創傷的時候，無論是在童年早期，或是正在進行之中、長期、特定情況下，心靈都會找到方法保護自己，分裂出碎片心靈。更極端的情結就是解離性身分障礙症（Dissociative Identity Disorder, DID）[6]。情結很像一個一個獨立的糧食筒倉，擁有自主性，彼此之間沒有連結，自我缺乏任何有意識的覺知，不知道情結長期以來的影響。例如，某人去購物，卻不記得自己去購物了。這是嚴重的解離症。

5　現代的分析心理學有越來越多學者看重創傷了。以下是一些特別專注於關係創傷的病因與治療的榮格學者：唐諾・卡爾謝、約翰・莫琴特（John Merchant）、埃伯哈特・里鐸（Eberhard Riedel）、納森・史瓦茲－薩蘭特（Nathan Schwartz-Salant）、丹妮艾拉・西弗（Daniela Sieff）、瑪格麗特・威爾金森（Margaret Wilkinson）、馬可斯・衛斯特（Marcus West）與烏蘇拉・沃爾茲（Ursula Wirtz）。

6　譯註：解離症的一種次分類。

在某些方面，我們每個人都遇過創傷事件，但是有些人擁有嚴重的創傷歷史，需要理論模型以整合多元性與解離的概念，在此不深入討論。往往，大家會來做治療，卻不明白多元性正在控制他們的生活，雖然他們可能想過，為什麼事情不能如願發展、為什麼他們無法打破某種模式。這些現象都是自我照顧系統在保護自己（Kalsched, 1996; 2013）。

在臨床上，榮格情結理論的概念是我們現在對創傷理解的前身。當時的心理學者並不瞭解創傷經驗與我們如何面對心智的邊緣狀態以做出反應二者之間有何關聯（West, 2016）。有一些早期的伯格霍茲里精神醫院臨床案例被視為早發性失智症（dementia praecox）、思覺失調症或精神疾病，放在今天則可能被視為創傷後的哀傷、早期童年創傷、情結創傷、解離性身分障礙症或創傷後壓力。例如，榮格談到一位老婆婆的故事。她有緊張的行為，以及早發性失智症。她需要很多的特殊照顧。但是有一件奇特的事情，榮格一直搞不懂：她會做出很奇怪的手勢，沒人懂得為什麼。她過世之後，榮格發現她是製鞋匠，她的愛人也是。在他不肯與她結婚時，她發瘋了，餘生都住在精神病院裡（Jung, 1925/2012）。當心靈無法處理打擊或入侵，就會創造阻礙以保護自己。這些就是情結，心靈中的保護者。有好幾個故事顯示，榮格對個案的興趣導致觀念開放的觀察，他擁抱了悖論、對立面、尋找特定行為與語言中的象徵意義。

當時，榮格不畏懼創傷的臨床表現，因為他經常接觸到；他也不畏懼個案創傷情結群集時，往往**紓減**很高的情感能量[7]。他主要的治療議題與問題是如何整合解離的各個部分（Jung, 1921/1928/1985）。他說：

創傷情結導致心靈解離。情結不受意志的控制，因此擁有心靈的自主性……它的自主性讓它有力量獨立形成自己的意志，甚至與有意識的行為傾向直接對立：它會像暴君似的強迫意識聽它的話。對個人而言，探索情感完全是一種入侵，像敵人或野生動物一般地跳到他身上。我經常觀察到，典型的創傷

7　**情緒紓減**（abreaction）是心理分析的詞彙，指的是重新經歷某個經驗，以消除其中過度的情緒。有點像導瀉。有時候用來讓個案意識到被壓抑的創傷事件。

情感會以野生或危險的動物出現在夢中，顯示它從意識分裂出去時的自主性本質。（1921/1928/1985, CW 16, pp.131-132）

值得一提的是，榮格對心理治療有一些獨特的臨床想法，首次發表於1920年代早期。他明白創傷與解離是很困難的議題，他對人格的各個部分有興趣，也就是次人格（subpersonalities），也對次人格如何控制了人格、導致嚴重的問題有興趣。在當時，他對創傷與解離的理論非常重要。兩次世界大戰的士兵回家後都有「彈震症」（shell shock）或「戰鬥疲勞」（combat fatigue），會受到聲音或光線的刺激而發病。探索情感或自我傷害的行為可能打斷解離過程，讓個案重新「回到生活」，或是讓自我有了意識。榮格很早就注意到，遭受嚴重創傷的人，無論身心都非常難以承受失調的現象。

榮格觀察到，我們可以經由意象，以及有意提供被分析者協助的心理治療師的忠誠，支持創傷情結整合（Jung, 1921/1928/1985, CW 16, p.132）。他也從自己的生活經驗直覺地知道，沒有任何一種治療能夠適合所有的心靈。我們因此想到，榮格取向藝術治療師可以根據個案，以及個案帶到治療室的一切，運用各種不同的材料與方法進行治療。治療師的好奇心與彈性非常重要。除了建立雙方關係之外，治療師也用藝術創作啟發個案心靈的組織核心（自性），讓它甦醒，開啟天生的療癒能力。藝術創造過程往往可以讓這現象自主發生。

榮格認為這些意象之所以會出現，是因為自我經由隱喻、有目的性的意象、想像，而和自性建立關係。自我與自性的關係可能產生更大的自我接納。和某些情結工作時，個案必須能夠自我接納。

（自我－自性）軸受傷的徵狀就是無法接納自己。心理治療提供機會，體驗自我接納……進而修復自我－自性軸，重新接觸內在資源、力量與接納，讓患者得以自由地活下去。（Edinger, 1992, p.40）

也就是說，比起重組腦部通路，分析心理學重視的是深刻的事件與意象，藉以創造和揭露靈魂，促進我們和陰影材料以及潛意識的內在關係。

創傷情結和其他情結沒有什麼不同，只是更不自覺，並且有更多特定的身體反應指標，有時候來自更深層的心靈。因此，關係中的破壞能力更為深刻。潛意識的情結會造成自我的壓迫感，但是當情結完全是潛意識時，創傷工作可能還來得及。當心靈被拆散並重新鞏固時，內在風景將更為清晰，便於治療工作的進行。魏斯特（West, 2016）認為，情結「體現了與創傷有關的內在機制，包括從創傷而來的一切，以及對創傷的原始防衛反應。」（West, p.83）這是為什麼創傷工作需要時間，會針對同樣的議題不斷繞行。個案同時體驗到了創傷造成的後果與防衛反應，在拆解纏在一起的線索時，過去與現在形成某種對立面的張力。當患者獲得足夠的韌性可以面對內在情結時，就會浮現對立面的合作模式。在此之前，潛意識的碎片會在移情與反移情之中，也在內在心靈世界中自動出現。

情結與移情、反移情

情結是心靈碎片，有能量創造、影響或控制主體之間的範圍，傳統上稱為移情與反移情。在榮格取向藝術治療中，個案的作品可以經由特定的圖像、色彩、線條、空間運用，揭露治療關係的幽微之處。圖像的某些特質可能是潛意識的，圖像可能放在畫布或紙張的角落，或是離治療師最近，或是最遠。我請被分析者蘇（Sue）用色彩描述她當下的感覺。她畫在離她最近的畫布角落。她說她覺得自己很渺小，想要躲起來，我的在場讓她覺得脆弱，但是她也希望我「找到她」。我們探索我們關係中的這個躲貓貓現象，也討論了過去她覺得渺小、受困、被遺忘、被無視的經驗。她說她擅長假裝自己過得很好，這也是另一種躲藏和覺得被無視（Perry, 1970）。

在其他狀況下，榮格取向藝術治療師可能被要求協助一起畫圖。我們可以視之為在視覺上直接反映了藝術治療中的工作關係。患者不是口語上的交流，而可能要求治療師在畫上畫一筆，或一起創作陶土作品，提供視覺上的回饋。艾倫有一張畫，上面有一個人在海裡，她說：「請你在圖畫上面加上一筆，你的回應對我至關重要。你在救生筏上加了一條繩子，讓我知道，我不是一個人

被留在海裡淹死。」

　　圖7.5顯示一位心理治療師感覺到的精彩關係交流。他和一位專業同事之間有一些困難的議題。丹（Dan）和同事會面的前一天，他做了一個夢，「在場上」有兩顆同樣大小的球。他把球畫在紙的中間。丹將「播下種子」視為滋養，留待未來討論。對於紅色塵土的材料，他聯想到了「污染」，暗示他們的關係受到了污染。潛意識用這張圖畫提供了一個警告。丹在晤談舉行之前，開始分辨自己的想法與感覺。

　　薛弗里恩（1992; 1995）延伸榮格的想法，主張圖畫是一座橋梁，反映了榮格取向工作過程中移情與反移情現象的重要部分，因此為分析取向藝術心理治療做出重大貢獻。她在榮格對治療關係的理論上繼續建構，研究藝術治療意象的複雜性所帶來的為人詬病的困難材料（1992, p.42）。蘇（感覺渺小）和我用三向關係方式工作（Schaverien, 1995, p.149），放大意象的角色，將圖畫當成房間中的**分析第三方**，提供材料讓我們看到她的情緒世界的心靈景象。她首先經由圖畫溝通，之後才有辦法用話語表達。

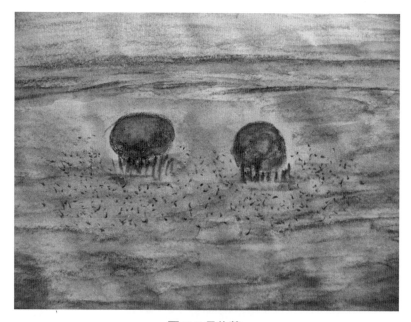

圖 7.5 丹的夢

情結與藝術媒材

　　藝術媒材促成、記錄並表達情結的品質，同時也鼓勵並提供空間，讓個案與情結建立**關係**，最終根據心理治療的重點、空間、目標促成，針對人格與人物的轉化，進行積極的探索。使用藝術媒材首先需要榮格取向藝術治療師的肢體參與，在治療關係中有了身體的移動，雙方都願意移動到新的位置、改變注意的對象、個案提出要求、獲得治療師的回應，給他需要的材料。在其他的理論傳統中，可能會詮釋這些要求和移動，但是藝術治療師的目標則是經由使用房間中的材料而鼓勵自主性。我們認為這段準備的過程是情緒「膠水」的一部分，支持心靈，讓心靈有個地方可以盡量自由的表達自己。如果邀請靈魂進入房間，我們需要準備好歡迎它的到來。這不僅僅是照顧或支持自我而已。我們的準備也是隱晦的干預，避開強勢的人格面具／自我，讓潛意識可以冒出來，個案可以更真實。

　　使用藝術媒材需要勇氣，經由自我表達具體呈現又需要更多的勇氣。在教室裡，藝術治療師和非藝術治療師聯手，一起面對新手的不舒適。被分析者可能卡在與以前發展階段有關的情結中。一旦開始，有些人可能對自己感到十分高興，有些人則持續感到不自在、放不開、看輕自己。甚至有幾位學生發現每次上課都要用馬克筆畫曼陀羅，就退選了。同樣的情結，可能阻礙某些人心靈能量的流動，也可能在別人身上發掘出活力。客體化、表達心靈能量、將內在人格擬人化，都可以強化我們和心靈的相遇。心靈是生動的，充滿動力並有自主性。

　　如果從圖畫出發，接著創作陶偶，陶土有形體的特質代表著心靈能量某種有意思的轉變。陶偶可能成為具體的錨，讓能量比較不會往解離移動。艾倫如此描述：

　　我狀況較好的時候會用陶土，狀況糟糕的時候用速寫本。當我感覺自己在另一邊的時候，陶土代表某種固著性。醜陋、困難的意象反映了前一天過得如何。我把殘餘的毒素揮灑出來，毋需語言就能把它指出來。我在速寫本上畫

圖，把其他東西都掃出去。我先看到意象，然後才畫出來。我不能接受別人叫我畫什麼，因為那些並非出自我的感覺。這些圖從我的內在冒出來，有時候是我正在走路的時候。如果是陶土的話，我知道我想要創作什麼，但是我不會先**看到**意象。我的理解來自手指，捏陶土的過程或許是跟隨著之前我已經畫好的意象而來，但是對我而言，陶土的創作更像一個概念，更為直接。

對於艾倫，陶土是和情結工作的另一個階段。我們可以將她的速寫本圖像視為個人情結的立即表達，陶土則是在表達意象核心的原型結構。也就是說，正如佩里（1970）說的，艾倫首先知道了原型如何經由意象出現，然後她可以經由陶土找到處於情結核心的深刻心靈結構的原型。艾倫注意到，如果她和陶偶沒有連結，人格就不會出現。她還說：「陶土和圖像的品質有所不同。陶土更會用到我的身體，和陶土工作、弄成它最終的樣子，好像我的手和手指頭知道要怎麼做。」

所有的藝術媒材都很自然的促進我們和潛意識的關係，它們反映了自由與結構之間的張力，可能在創作過程中很自然的點燃了超卓功能。不過，有時候，患者可能放棄，離開桌子，把圖畫丟進垃圾桶。他們可能感到挫折，把陶土壓扁。有時候，破壞也很重要，可能因此找到新的態度、新的開始。或許，有時候用的媒材不太對，患者只能多做嘗試和重新選擇才會知道。乾性媒材，例如鉛筆和馬克筆，提供強度、結構、遏止與混亂或不確定性有關的情結。但是有時候，用顏料、膠水、薄棉紙自由創作，可能很好玩，可以探索，打斷情結，讓個案可能進行反思。流動性媒材與可能帶來的混亂會集結更多的情緒，軟化自我意識，讓藏在人格面具與自我後面的想像冒出來[8]。使用什麼藝術媒材、如何使用，都要看治療方向、創作空間、患者是否想要在會談時創作或找其他時間自己創作。有各種可能。多元性符合榮格的主張，許多心靈需要許多不同的作法。

8　米歇爾・迪恩（Michelle Dean）的藝術治療教科書《應用藝術媒材進行心理治療》（*Using Art Media in Psychotherapy*, 2016）裡列出了藝術創作材料與其心理原則及運用。

榮格取向藝術治療視內容而定，可以經由移動與表達形成形狀，和內在埋藏得很深、很個人的情結保持距離，以安撫、重新導向或激活心靈能量（情結）。當潛意識提供從靈魂或心靈中最深的女性部分而來的心像，最終的解放就會自然發生。我們可以使用曼陀羅、盒子、拼布、畫布、黏好的紙張、很多的膠水和膠帶，或是結合不同媒材，或是調換媒材，都可以提供足夠的補償，讓自我獲得能量，打斷解離的過程。聖杯傳說（Grail Legends）中的帕西法爾（Parzival）就是一個例子。他看到雪中的三滴血之後就呆滯出神，他想到了自己的愛人。正確的詮釋意味著治療師必須待在雙方的關係中，並引導患者回到「當下、此處」的情緒連結，和治療師以及社群的連結。這是高文（Gawain）為帕西法爾所做的事，他走過去用布遮住那三滴血。這個行為自動解救了帕西法爾，讓他脫離解離的出神狀態，還他自由。這些原型意象非常令人信服，因為它們說出了無法言喻的事情，使用了普世的溝通形式，同時又呈現了個人的情結。

榮格取向藝術治療： 達莉雅的故事

　　達莉雅（Dahlia）是我的學生，出身兩種文化。她自己針對與母親情結相關的議題做了研究，並與我們分享心得。我指定班上閱讀《紅書》的功課，她說：「通常我會分析一切。這個功課是我的鏡子。」很意外地，達莉雅的自主繪畫邀請她探索她的童年。她用色彩明亮但含蓄的馬克筆作畫，並調節和創傷記憶有關的心靈能量。

　　簡短的說，達莉雅母親年輕時在婚姻中飽受虐待，達莉雅經常扮演照顧者與保護者的角色，形成了內化的自我照顧結構（Kalsched, 1996）。達莉雅無法瞭解或尊重母親的沉默，因此，達莉雅會出聲抗議，有時候反而害她們母女二人陷於入危險。以下是情結如何圍繞著關係創傷形成群集。

　　圖 7.6 裡有一個人從貝殼中現身，上半身和下半身分裂，貝殼下面有「母親」的字樣。達莉雅表示擔心她的圖畫中重複出現的「分裂」。如果我們急於做出詮釋，她可能會錯過潛意識訊息的多元性。所以，她耐著性子注意意象，試圖對意象保持開放，以便從中學習。達莉雅出生並長大在另一個國家，但是移

民美國已經很多年，習慣了美國的文化。意象是否在試圖顯示這兩個世界呢？同時尋找兩種文化之間的某種和解？經由意象，她心靈新的一面冒出來了，正如同維納斯（Venus）從貝殼中冒出來一樣嗎？心裡懷著這些想法，以及分裂的人物代表著潛意識的衝突，包括與她的心智、兩個國家、外向與內向的衝突，或是心理上與她的女性身體與本質的分離。達莉雅在榮格取向藝術治療期間探索了許多層面，這還只是其中幾層而已。

達莉雅指出，意象中透明的骨骼結構被一顆心維繫在一起。對她而言，這是一個重要的主題。心攜帶著「情緒膠水」，修補互動。她很高興意象表達了她情緒上的脆弱。意象很令人信服，因為觸碰到了她隱藏、沒有言說的內在，正如她的母親「躲藏」在沉默之中。意象是一座橋梁，帶來覺知。達莉雅承認，榮格對於對立面的想法擴大了她的內在經驗，以前一直沒有意識到的陰影材料忽然顯得有道理了。

出乎達莉雅的意料，**圖 7.7** 裡的救世主情結描述了達莉雅從母親以及原住民祖先身上遺傳到的特質。她解釋說，當她做為治療師治療高危險群兒童時，

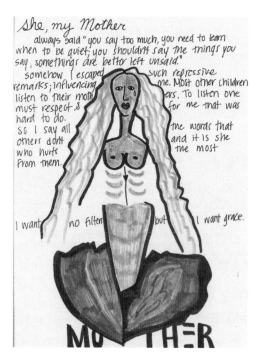

圖 7.6 達莉雅的身體

救世主情結就出現了。達莉雅很容易因此上鉤。她明白，榮格會將「救世主」視為她的適應方法，以處理她對危險的恐懼，以及身為孩子想要獨立的罪惡感。一旦成為治療師，「我可以修補別人破碎的內心」。她把自己的創傷投射在其他兒童身上。一旦撤掉這個投射，達莉雅想像自己的救世主情結可以「回家」，專注於她自己的內在工作，開始將埋藏在陰影裡的材料呈現出來。

　　穿著盔甲的武士也是一個情結意象，是和達莉雅的救世主情結群集在一起的情結（圖 7.8）。當她覺得暴露太多、太脆弱、情緒讓她手足無措時，這個冰冷的保護姿態就會出現。情結用冰冷的分析式心智覆蓋住她，達莉雅回憶道：「就像我小時候，我懂得逃到樹叢裡去。」情結既是適應也是補償，達莉雅探索了武士如何提供安全的策略。武士有兩極，一方面是保護，另一方面也有她所倚賴、具有穿透力的清晰與智慧。武士要求受到注意，因為她可能對自己或對別人造成危險。武士有能力把東西切成兩半，傷害別人，也可以帶來清晰度，同時提供了保護，不至於過度擴張自己（救世主）。和這個意象工作讓達莉雅學會尊重情結、原型與潛意識過程。

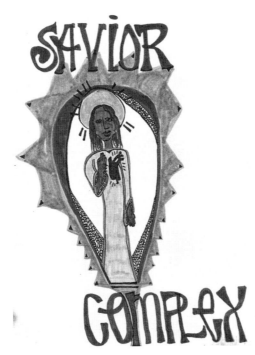

圖 7.7 達莉雅的救世主情結

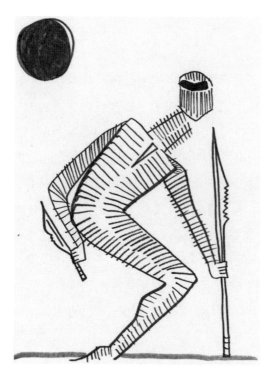

圖 7.8 達莉雅的武士

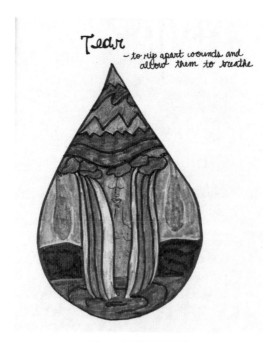

圖 7.9 達莉雅的眼淚

在**圖 7.9** 上，達莉雅寫道：「眼淚，撕開傷口，讓它們呼吸。」潛意識經由這個意象，提供了一個雙關語**9**，振奮了達莉雅的情緒，重新連結到她的女性原則。達莉雅說，她之前沒有說出自己覺得「被撕裂」。取而代之的是一個神聖界域的意象，這個神聖空間有從潛意識來的淨化元素。達莉雅在心靈與外在生活中都經過了激烈改變，現在和靈魂的深井連結起來，培養更強大的自我與自性的關係，她經由情緒找到了重生。

無論徵狀是什麼，都會經由我們的情結呈現出來。我們越是做個人的心理研究，越會思考每一個情結的獨特性質。當我們做這個工作時，心靈其實是在尋找面對這些情結的解決方法。就像順勢療法的主張一樣，解藥即毒藥。首先，我們感到情結的毒，然後發現隱藏的酊劑，開始療癒心靈。根據榮格，解決衝突之道就是要**進入**情結，忍受痛苦。盡量保持意識，我們忍耐著情緒之火、維持張力、等待著可能冒出來的個人意象。潛意識會對我們外在世界的行為做出回應，我們需要做的就是保持清醒，傾聽潛意識帶來的視覺聲音，加深我們的洞見，支持原型結構。我們在第八章將討論原型。

9　譯註：眼淚和撕開的英文都是 tear。

第八章

原型：神秘模式的錨

在心理治療領域內，榮格最獨特、影響最深遠的理論就是他將原型轉譯為心理結構，表達了普世通用的人類生命經驗。並且，臨床結果與運用將他的心理學與其他模型區分開了，原型不但解釋了人類直覺與發育的重要模式，同時也促進我們更加理解人類意識的模式。榮格發現了集體潛意識，揭露了意象與象徵有目的性、能夠轉化的本質，包括對心靈跨文化、超個人的影響。有了他的原型與集體潛意識模型，榮格試圖定義其下的「人類心理的基石」（Stevens, 2006, p.74）。

榮格根據他的一個夢境（1927/1978, CW 10），用一座建築的意象描述心靈的原型結構與發展。這座建築的上層是我們現在的時間，我們可以一直往下，到「地窖裡看到羅馬時期的基石，在地窖底下還有洞窟，洞窟的上層有新石器時代的工具，下層有同一個時期的植被。」（Jung, 1927/1978, CW 10, p.31）

建築物的意象提供榮格一個成長的發展過程，從史前時期開始，我們的系統發生（phylogentic，從一群生物體演化而來），以及我們的個體發育

（ontogenetic，人類從一個卵開始的成長）一起作用，讓我們「從土地黑暗的限制之中成長」（Jung, 1927/1978, CW 10, p.32）。也就是說，我們身為一個物種，以及身為一個獨立的個體，都是從土地演化而來。在泥土中玩耍的兒童，使用各種來自大自然的物體作為工具，正在預習著來自他的個人祖先與整體人類系統發生與個體發育的原則。事實上，研究顯示全球兒童的繪畫歷程都是從無意義的塗鴉開始，進展到圓形，然後進展成類似蝌蚪的形狀，接下來才演化成為有兩臂與雙腿的臉，最後畫出整個人形（Kellogg, 1969/1970）。繪畫的普世歷程和榮格的人類發育階段一致，他稱之為個體化的原型。

原型的定義

原型一詞的語源包括了兩個字源：**始基**（arkhe，原始或基本之意）與**解釋**（tupos，模型之意）。原型指的是原始、原本的模型或模式，起始於一點，隨著時間逐漸打開，像是一團毛線球，有著某種特定的模式與軌道，進入未來。

榮格發明了原型的概念，認為是經由遺傳而來的心理結構，存在於潛意識之中，帶有心靈能量。之前我們描述過，就像河水流過河床，原型提供必須的形式，讓心靈能量可以流入其中，於是心靈得以活了起來。原型表達了心靈中原始且本能的能量，具有自主性、潛意識、未分化。原型的結構經由有動力的本能能量連結身體與意象。

原型的結構

如果可以找到能夠共鳴的意象或隱喻，我們就更能掌握分析心理學是怎麼一回事，意象就是讓我們進入屋子的大門。榮格用幾個意象描述原型以及原型在心靈中扮演的轉化角色，我選擇了晶體與光譜，描述如下。

晶體擁有肉眼可以看見的原型格子結構與形狀，從混亂的液態，完成了結

晶過程，變成肉眼可見的、有化學層次的形狀。這個意象以及形成這個意象的過程讓我們想到，肉眼看不到的、特定的內部結構確實存在。雖然我們無法直接看到內在結構，內部結構卻仍然存在。看不見的存在會成長，形成看得見的結構（Jung, 1938/1990, CW 9i, p.79）。結晶過程是一個例子，就像本能有了原型的形狀。榮格「斷言，意象喚起了本能的目標，表示意象也值得擁有相同的地位。」（Samuels et al., 1986/1993）

　　光譜的兩極是紅外線和紫外線，從暖色到冷色的對立面正是一個令人印象深刻的原型意象。紅外線的一端代表本能、身體與感官的**活力**，紫外線一端則代表靈魂或心靈的精神**面**。簡單來說，紫色是紅色和藍色的組合。榮格（1947/1972, CW 8）解釋說，冷的藍色和精神有關，是基於天空和大氣的顏色，而溫暖的紅色則和本能、感覺與情緒有關（p.211）。光譜表達了色彩的能量，以暖色與冷色作為對立面。有了這個隱喻，我們可以用顏色和光來部分理解原型結構。原型的**兩極**性具有本能與精神的兩極，本章之後會深入解釋。

　　晶體與光譜的意象表達了可見的元素與部分仍然未知的元素，當我們面對看不見的元素時，需要用到想像力，經由夢、藝術創作、想像以及其他意象理解。

榮格與原型

歷史

　　榮格形成原型概念的過程分為幾個階段，配合著他自己的生活經驗、專業發展與理論方法一起發展。他認為人類彼此之間其實很類似，他的原型理論提供了一個結構，將他的個人經驗、基於經驗的研究與興趣都放在集體潛意識之中。他以心理學的角度看待原型，這是根植於歷史中柏拉圖式的傳統，認為神祇心中有著普世共通的形式，例如聖奧古斯丁（St. Augustine）的**主要概念**（ideae principales）、德國哲學家康德的**先驗**（priori）觀點分類、德國哲學家叔本華的

原型（prototypes）等等。法國哲學家兼人類學家列維－布留爾稱之為**集體陳述**（collective representations），休伯特（Hubert）與法國社會學家莫斯（Mauss）則稱之為想像力的**先驗**類型。榮格也認為原型已經準備好了，可以採取行動，認為是「準備的系統，同時也是意象與情緒。」（Jung, 1927/1978, CW 10, p.31）他用原初意象（priordial images）一詞代表我們想像力的傳承潛力。榮格將這些原型的概念變成了可以運用的心理學概念。

榮格原型的三個發展

榮格在專業生涯的三個階段，發展出了他的原型理論。簡述如下：

1912-1934

榮格原型理論的主要發展是在 1912 年到 1919 年的三個階段。第一個發展始於〈轉化的象徵〉（*Symbols of Transformation*, 1912/1967, CW 5）一文。從這一篇文獻開始，他在佛洛伊德的模型之外，主張他的心靈模型。榮格談到在患者身上，以及他自己身上看到的普世共通的模式。他首先使用**原初意象、典型的神話**（typical myths）或**人類通用符號**（universal human symbols）來描述原型。

榮格投入自己的個人工作，並從文化故事、神話、象徵中學習，試圖理解潛意識所表達出來的一切有何更深刻的結構。潛意識素材同時具有心靈中冥冥然的本質，以及超越的本質。自古以來，全世界都不斷重複出現這些模式，但是塞繆爾斯等人（Samuels et al., 1986/1993）說，「它們的主要特色就是『靈性、無意識、自主性』。」（p.26）榮格早期的假設主張在集體潛意識裡似乎有一個圖書館，裡面包括遺傳的、歷史的和重複的結構。但是這一點有爭議性，也讓人分心，因而難以理解他的基本假說。他認為原型就是遺傳來的**結構**，但是實際的原型本身則並非遺傳而來。反之，原型的普世通用**模式**確實是由遺傳來的。反映出這些結構的意象則會經由我們的情結變得個人化。也就是說，我們一般不會自動夢到希臘神祇宙斯，但是可能夢到現代與之相當的結構，或者是總統，或者是某一位強而有力、父親般的人物。因此，父親的**原型模式**或宙斯

都存在於我們個人生活經驗的核心，但是如何表達出來則顯得很個人。

大約 1917 年，榮格根據心靈能量，形成了內向與外向的原型模式。榮格也指出，原型才是**支配者**（dominants）。1919 年，他表達得更為明確，首度用到了「原型」一詞（1919/1972, CW 8, p.133）。在這個階段，榮格也用了**原初意象、支配者、原型**與**記憶的痕跡**（engrams）等等詞彙。他說，原型是遺傳的，遇到某些心靈情況時就會甦醒。腦子有某種結構，一直**準備好**隨時可以採取行動。

為了證明他的觀點，榮格用蛇來示範集體潛意識的存在，以及它本能般、冥冥中便是如此的特質（1927/1972, CW 8, pp.139-158）。本能或下腦幹的心靈活動，也就是心靈冷血的一面，表達了出來。與此同時，意象成為精神療癒以及創意轉化的參考。對於榮格，蛇（或任何其他原型）可以用來解釋，為什麼從未看過蛇的個人會夢到蛇，並對蛇有強烈反應。榮格「堅持意象可以喚起本能，主張原型值得擁有同等的位置。」（Samuels et al., 1986/1993, p.26）

1935-1945

當榮格完成了面對「精神的深度」，並結束書寫《紅書》之後，他對原型的觀念已經是基於真實個人經驗了，然後運用類型學加以類型化。在 1934 年到 1946 年之間，榮格進一步區分**原型意象**與**原型本身**，在針對煉金術的研究中找到證據，以支持自己的學說。他一直到過世都堅持這個重要的區辨，成為今天我們對原型最突出的描述。**原型本身**描述的是原本已經存在的本能能量的通道或結構，這條通道會尋找與意識的連結，就像河床一樣，讓生命的情緒流到結構裡去。

流水的原型代表歷史的移動、個人生活的日常移動、時間的流逝、情感的流動，或是生活的活力。我們可以看到，我們如何經由個人聯結認識原型，建構多層次的原型意象。這個意象有著個人的內容，有可能成為活生生的象徵，不過，我們之前也提過，榮格認為原型缺乏人類情感與痛苦。從集體潛意識而來的意象與象徵，例如輪子、曼陀羅、道路，都可能表達個體化的原型。所有的主題之下都有「原型人物的視覺性代表，象徵性的原初意象，用來建構、區

分人類心智。」（Jung, 1935/1985, CW 16, p.13）

我們在蛇和水的例子中可以看到，原型意象表達心靈活動裡本能與能量的部分，經由冥冥中存在的原始部分，將我們連結到我們自身遠至冰河時代的本質。同樣的，意象也經由神祕的表達，例如創造力、大自然之美、心靈音樂、靈修、重要儀式等等，將我們連結到心靈中神秘、超個人的一面。潛意識裡遺傳的複雜度讓榮格不敢將之僅僅視為收藏壓抑的幼稚素材的地方，他覺得必須將潛意識定義為包含了「原型狀況」、形成功能的架構，以及「所有意識的前提。」（Jung, 1929/1985, CW 16, p.34）

1945-1961

之後，榮格使用**集體陳述**（collective representations）、**想像的類別**（categories of the imagination）與**基本思想**（elementary ideas）等詞。在這個階段，有幾件事情值得注意。對榮格而言，原型的心理結構似乎非常重要，部分是因為原型驅動了意識的發展。這是榮格非常感興趣的主題。原型也連結了共同存在的範例（能量範例與象徵範例）。埃弗斯－法赫（Evers-Fahey, 2017）解釋說，這是理論的結構基礎。

總之，到了生命末期，榮格建立了兩個清楚界定的觀念：**原型本身**以及**原型意象**，我們直到今日仍然採用。原型本身指的是實際上看不見的結構與形式，在集體潛意識中含有先驗的秩序，而原型意象則是我們經由各種陳述的意象與象徵，對原型有意識的理解或看法。我們必須強調這二者的區分，因為我們從來都無法直接看到原型，只能經由意象與象徵的普世通用模式，多少知道原型的存在。這個概念會深化我們身為藝術治療師，要如何和意象與象徵工作。

原型的心理發展

榮格花了一段時間，才指出原型是一種心理概念，但是這個概念其實遠遠來自他早期對模式不懈怠的興趣。佛洛伊德和阿德勒也認為先驗是本能的、非

個人的、普世通用的、遺傳的。但是榮格不止於此（Stevens, 2006）。他將此概念融入分析心理學的基礎，將潛意識視為天生具有療癒功能的資源，由象徵性材料組成，包括個人潛意識與集體潛意識之間的互動關係，解釋了自古以來人類就有的普世通用模式。在生命後期，榮格不斷思考通用模式為何如此強而有力，有時甚至具有毀滅性，影響著集體，也影響著個體。榮格活過了兩次世界大戰、大蕭條時代以及兩次的心臟病發，見識到了極大的個人與集體悲劇，原型體現並橫掃意識脆弱狀態下的自我，因此種下了個人與集體陰影的種子。

原型如何影響意識

經由情結，我們可以從個性中看到原型。我們無法直接看到原型，但是每一個情結的核心都連結到集體潛意識和個人潛意識，可能不容易或無法立即理解它們的存在與影響。我們的個人情結圍繞著內在結構模式，渴望被知道，渴望成為有意識的。情結將非人的原型用某種材料包裝起來，讓我們形成獨特的個人意象。也就是說，潛意識的原型能量會打扮自己，成為可以被看見的（Perry, 1970）。原型可以用各種方式改變心靈的態度：痛苦的面對、試圖忍耐、覺得受到啟發、深深感動。在退行、情緒低落、靈魂黑夜的困難階段之後，可能自然發生超個人的甦醒（Corbett, 2011）。這就是為什麼英雄之旅或啟動模式提供了這麼豐富的原型模式，放大了意識的神秘狀態。

榮格取向藝術治療：蕾貝卡的故事

然而，正如蕾貝卡在第二章的懷孕之樹意象（圖2.10）一樣，意象也可能在重大事件之前出現，從一個意識狀態移到另一個意識狀態時，像船錨般提供協助。蕾貝卡已經懷孕到孕期第三階段，畫了自己懷孕的樣子。她是瑜伽老師，談到閾限空間以及她藉由肚子越來越大的身體和大自然連結，也說到因此想到了一些瑜伽原則（對立面的張力）。蕾貝卡從懷孕的身體聯想到樹，暗示了孕

婦與**世界之靈**（anima mundi）**1** 可能有的潛意識關係。

　　蕾貝卡掙扎著，想要結合兩個意象（樹與懷孕的身體）。畫完之後，她談到自己的疲憊與恐懼，她很意外看到紙上出現了田園詩般的大自然意象。圖畫表達了它自己的意識，以及自己和大自然超越的品質之間有意義的連結。經由與意象的搏鬥，讓蕾貝卡看到了這個深刻的原始智慧。

　　經由越來越大的懷孕的身體（根植於大自然的生物驅動力量），原型意象表達出**原型本身**的本能活力，而原型的精神一面則有許多部分。圖像整合、統一了兩個原型象徵（樹與懷孕）。蕾貝卡深刻地與她體現的「兩端」工作，她自己和胎兒，以及她既想要保持連結又想要分離的欲望。原型意象的背後是心理的配韻，也就是合集。懷孕時，心靈的男性面與女性面之間往往會發生合集的現象（Swan-Foster, 2012）。蕾貝卡說：「黃色是本能的能量，往上也往下。黃色持有我們。我既包容也延伸。」她也指出，她「被藍天持有」。此時的蕾貝卡體現了幾種原型模式，統一了冒出來的意象。此時的她已經快要生產了。

　　榮格知道，意象是一座橋，連結了意識與潛意識，創造出心靈狀況的某種濃縮版本。當然，意象包含了蕾貝卡孕期旅程的複雜性。樹的原型讓人想到很多聯想：古老的跨文化生命之樹、個體化過程、時間的流逝、季節的更替。到了會談要結束時，蕾貝卡記起了菩提樹的故事，認為經由畫畫的過程，超卓功能發掘出了一個新的態度。跟蕾貝卡一樣由原型經驗喚醒了理性智慧時會發現，我們的個人經驗會和集體經驗以及集體潛意識的經驗建立關係，我們可能會對此合一的時刻發出評論。

1　譯註：起初由柏拉圖提出，認為世上所有生物都是一體，互相連結。

雙極性原型：本能與心靈的兩端

心靈的神秘：本能與心靈

原型有兩極性：本能的一端與精神的一端。我們可以用意象解釋原型的結構。希臘神話中的**賽姬與愛神厄洛斯**（Eros）的故事和許多東西有關，在此，為了我們的目的，這個神話故事表達的是個體化的原型，以及女神阿芙蘿戴蒂如何展現了原型的兩極。通常，阿芙蘿戴蒂的美麗讓她成為精神滋養的原型形象（精神的這一端），但是當她被社會排斥時，則表現出憤怒、嫉妒、嚴苛母親的原型形象（本能的這一端）。簡言之，在這個神話故事中，社會迷失了方向，不再尊崇美麗女神阿芙蘿戴蒂，轉而尊崇人類女性（賽姬）的美麗。這讓阿芙蘿戴蒂非常憤怒，他的本能反應就是讓兒子厄洛斯去解決問題。結果厄洛斯愛上賽姬，進入了一個美麗寧靜的世界。晚上的賽姬受到寵愛，懷上了厄洛斯的孩子。白天，賽姬從未見過厄洛斯的容貌。之後，她姊姊嫉妒的話語激起了賽姬潛意識的欲望，想要知道厄洛斯的長相。她用油燈照著他的臉，卻不小心讓熱油滴在他的臉上。（我們可能會想：「怎麼這麼不小心？」）厄洛斯醒了，非常生氣賽姬不聽他的話。正如他之前警告過賽姬的，他要離開了。

賽姬忽然被留下獨自去面對阿芙蘿戴蒂出於本能的報復，這對賽姬來說是不可能的任務。賽姬面對痛苦與困難，最終完成了任務。到了故事尾聲，賽姬轉化了。她面對了阿芙蘿戴蒂本能的情感，經由自己的痛苦，賽姬最終遇到了阿芙蘿戴蒂的精神端。厄洛斯及時趕到，拯救了她的性命，迎接她回到了眾神的天界。神話的結局是他們兩個的寶寶喬伊（Joy，喜悅之意）誕生了。

神話中的每一個人物都代表了轉化過程中的某些重要面向，從賽姬無意識的「失敗」時刻，到她的不聽話，表達了意識有目的性的驅動力。阿芙蘿戴蒂本能的憤怒創造了整個故事中個體化的驅動力。為了意識到自己的「錯誤」，賽姬必須面對被厄洛斯拋棄的哀傷陰影，並面對阿芙蘿戴蒂給她的任務所帶來的磨難。這些重要步驟促成了賽姬人格的擴張。現在讓我們更進一步仔細察看原

型的本能與精神兩極的理論架構。

本能

　　榮格延伸佛洛伊德對性本能的概念，猜測心靈是受到五種基本本能的驅動：**性、營養、創造、反思、移動與行動**（Jung, 1937/1972, CW 8, p.118）。原型是**準備採取行動的結構**，涵容、表達、掌握、移動體內的本能的能量，滿足原型被人所知、影響意識的決心。例如，藝術創作中一定有創造的本能，流進原型結構，喚醒靈魂，產生身體的欲望，可能是想要表達、反思、移動或得到滋養的欲望。當我們體驗到欲望、靈魂的渴望、創造性表達的體現，我們知道原型的本能端正在造成影響，指揮心靈往意識移動，將原型的精神端整合進來。榮格闡明了，創作本能會採用行動本能與反思本能，可以有建設性或破壞性的表達（Jung, 1937/1972, CW 8, p.118）。

　　例如，核融合的創造顯然是創造力的表現，是新的意識層次。但是我們至今仍然不知道，當這個力量被用在反人道的用途上時，人類是否具有必要的意識，以完整補償原型的破壞力。一旦這個力量被釋放出來，集體社會就面對了前所未見的破壞原型。談到人工智慧時，我們再度面對同樣的議題。我們要如何運用創造與發明的結果呢？我們會用來造福人類，或是用在邪惡的目的上呢？這些都是我們必須面對的原型兩極性的例子。

　　原型的本能驅力必須有意識地工作與轉化，才能看到原型的精神端，然後原型的兩極在心靈中都成為有意識的了。榮格相信，當我們面對自己的個人陰影時，就是參與了轉化的過程，可以避免受到個人情結與原型本能潛意識的破壞。在個人的層次，我們在第六章卡蘿的故事裡，已經聽過負面阿尼姆斯的創造本能進行破壞的陰影表達，使得她衝動的用榔頭砸毀了她的盒子。她的過程沒有留下空間，沒有好好考慮原型的本能與精神的兩極，沒有整合為一去形成新的意識。

　　但是這一切意味著什麼？很多時候，我們只認同原型正向的一面。我們的內在缺乏意識，使得我們盲目地看不到原型擁有的巨大能力。這個能力可以造

成破壞，或至少需要我們無止盡地不斷忍受，直到我們意識到它。舉例來說，最近發生的颱風。有些人在卡崔納颱風（Katrina）中失去家園，搬了家，建構新生活。但是他們又遇到了哈維颱風（Harvey），再度失去了家園。這些颱風像是聖經中記載的風暴與水災，像是自我體驗到的壓倒性力量，代表著個體體驗到的原型的生猛能量。像是我們直接看著原型能量中無可抵禦的本能力量。面對這種原型能量，個體會受到什麼影響？又要如何獲得新的意識（精神端）呢？這是深刻的個人旅程，要求我們面對痛苦與受難。

原型可以帶來解放、徹悟和無可言喻的美與和平時刻，但也可以毀滅、魅惑、令我們眼花撩亂，想要獲得過多的控制與力量。正如之前提過的，原型可以讓我們陷於緊迫的局面，我們可能認同力量的黑暗面、自我憎惡、酸苦、羞恥、衝動、癡迷。如果沒有打斷這個過程，我們最終會形成某種負面的個人與集體的破壞力量。如果沒有我們的人性感覺和慈悲，原型有能力匯集成為僵硬的遵守規則與文化期待，例如在邪教裡，個人在集體的心智中迷失了自己，便會服從教派的極端要求。

原型的兩極特質（正向與負向的極端）需要協調與導航。在原型面前失去我們的心智、我們的自我意識，表示我們失去了「我」，自我不再主導意識。有時候，我們可能以為自己可以有意識地選擇這個經驗（自我的決定），但是如果自我無法主導意識，那就表示我們的情結與原型的力量在主導。在最極端的情況下，會有嚴重的心理迷失，表現出來就成為瘋狂、憂鬱、上癮，甚至精神疾病。

深深埋藏的原型議題往往需要經由特定的團體獲得更大的支持。在團體中，大家一起反思原型的挑戰有多深。但是，團體過程、教育訓練計畫、復原團體、靜心或祈禱團體、創造性舞蹈或藝術團體、團體治療也都有陰影，可能對個體造成傷害。這些團體擁有很大的療癒力量，陰影仍然存在，可能產生控制或邪教的心態（Shaw, 2014）。

瑪格麗特的憂鬱並未被水彩療癒，但是**圖 8.1** 的色彩提供了一些暫時的活力。瑪格麗特沒有用大張的白紙，而是用小張的卡片。她用黑色的筆畫了小的圖像。這個過程是瑪格麗特自己的發明，從內在有機地發展出來，而不是預先設定的藝術治療干預手段。她的發現給了她自信和藝術創作的主導權。下筆的

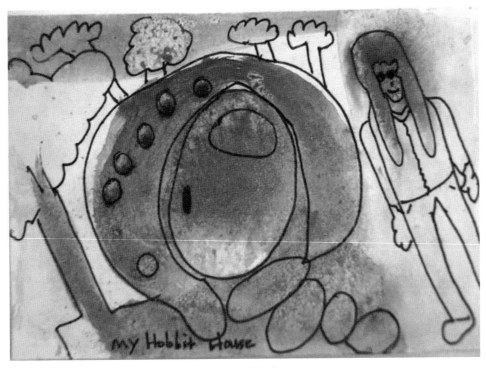

圖 8.1 瑪格麗特的水彩

痕跡像是黑線，四處移動，從她的心靈迷宮的憂鬱能量中畫出一條道路。針對她的繪畫，原型參考可能是阿里阿德涅交給忒修斯的那一球線，讓他可以跟著自己原來的腳步走出迷宮。

榮格取向藝術治療：費的故事

生產也是一個有自主性的原型過程，有著某種非人的結構，在此強有力的結構下，集結了個人元素（情結）。這是一個冥冥之中的感官經驗，本能端與精神端的兩極都會表現出來。費（Faye）難產，留下無法消弭的哀傷與令她感到虛弱的憤怒。她的醫療團隊對發生的一切保持冷漠，她也無法根據醫療疏失法索賠。費和寶寶都倖存了下來，但是寶寶有許多醫療狀況，費的身體也承受了明顯的內傷，影響到她的日常生活。

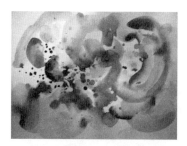

圖 8.2 費一號

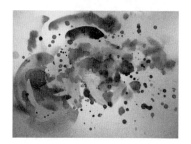

圖 8.3 費二號

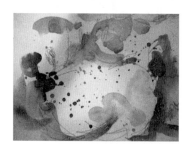

圖 8.4 費三號

　　好幾個月，費都是使用濕水彩創作（**圖 8.2, 8.3, 8.4**），我們每次會面，她都畫一幅畫。她一面畫，一面回想並記錄可怕的細節，包括許多被拋棄的時刻。費經由事件的細節述說著自己的失望、憤怒、羞恥與哀傷。她也記得自己極端疼痛與恐懼、無法開口說話的原型。

　　一開始，費需要考慮她和母親的關係，以及她在生產的臨在階段時，在何處「迷失」了自己。她也回憶了整個醫療過程中，醫生對她的打發態度和責備，很像她母親對她的態度。本能的創傷經由母親傳給了她，讓她感覺自己不

重要、渺小。現在，她身體的痛苦，以及心靈上的創傷來自過往記憶，也來自現在的經驗。然而，她每天忍受著極大的情緒和身體的痛苦，想要經由擴大原型進行療癒都還言之過早。藝術治療給了她時間與空間，在個人故事的周邊繞行，直到她可以從內在挖出新的語言。傾聽她的痛苦故事與無法預期的水彩畫之間的痛苦摩擦，新的語言才會冒出來。

雖然我的心中湧起了原型意象，但是在早期工作中，這些原型意象對於費並不重要。意象對我更為有用：我想到了獲得不可能任務的賽姬、遭到強暴並被帶到冥界的普西芬妮，以及在地球上哀傷漫遊的地母之神狄蜜特（Demeter）。我也想到憤怒的天后赫拉（Hera）：她被宙斯背叛，於是遷怒到別人身上。這些神話提供了可能潛在的原型意象，之後的某一天，我可以用來放大費的原型哀傷，協助她不再感到如此孤單。但是，對於埋藏在下面的原型模式，有一天，她自己會很自然地從內在產生覺知。如果我把她的故事置入某個原型模式，我只會加深了她的創傷。費需要知道，我可以坐在那裡聽完她的故事；**她**也需要聽到她自己完整地說出故事。有一些破洞和碎片需要加以縫補。經由畫畫和說出困難的事件，費可以修復自己。

費的自主繪畫反映了有力的原型主題：她在生產時感到的力量、拋棄、脆弱。水彩的潮濕像是她的體液、淚水和血，也表達了哀傷與羞恥的原型。與此同時，畫畫的過程讓她和心靈中完整且健康的部分（自性）重新產生連結。顏料和色彩讓她想到自己內在神聖與有韌性的部分，說出了內在真相，安撫了身心撕裂與破碎的部分。透過繪畫，費在回憶的時候找到了她與強烈情緒之間的距離。她想像復原的可能，以及未來的韌性。最終，費只是**想像**醫療上的復原，就可以獲得正向的角度。隨著她的發展，畫的色彩也改變了。一開始的黑色、紅色和紫色變成了更明亮的色彩，空白的部分也多了起來。她也用了鉛筆（圖8.4，費三號），顯示清澈、分化和新的認同的整合。

費在生產經歷中，在原型或原型過程的本能端失去了自己，意味著我們有意識的心靈感到手足無措了，我們受到了影響，或許被原型能量弄得著了魔。這種經驗可能令人恐懼，我們和「我」或心靈中的「自我」失去了連結，創傷後壓力症候群（情結）開始干擾我們、讓我們的意識心靈變得不穩定。在事件發

生的當時，我們不可能從身體裡「取出」情結，將它們投射在意象中，讓個人的內在外顯出來，讓我們清楚知道霸佔了意識心靈經驗的原型意象是什麼。在事件發生之後，我們才可能加以探索。費並未完全解決她自身的情況，但是她離開時，已經有了新的角度以及更完整的故事，她和她的女性面也重新取得連結。經由她畫的圖像，她看到了原型，並與這個過程和解。

精神

本能端的對立面就是精神端。精神（spirit）這個詞源自希臘字「**氣息**」（pneuma），指的是呼吸和風。**精神**這個詞意味著看不見、神秘、無法描述的品質，像是微風或疾風一般，點燃了內在之火（Jung 1945/1990, CW 9i, pp.207-254）。精神是離開身體的能量，存在於無限的空間與時間裡，無法侷限、無法經由意象知曉、經由正向或負向的情感不請自來地煽動我們、啟發我們（Samuels et al., 1986/1993）。也就是說，在反思或發現洞見的剎那間，精神像風似的吹了進來，給我們一個奇怪的感覺（或雞皮疙瘩！）作為確認。或者，我們會注意到一個從看不見之處而來的禮物，或是來自我們的內在，或是來自與超個人或原型的精神端有關的事物。

榮格也提醒我們，精神是物質的對立面，代表著停滯與慣性。煉金術士的工作就是將精神帶到物質層面，也就是我們在做情緒工作時，面對潛意識提供的材料，當本能與精神結合，我們實際看得到的意象。這絕對是榮格取向藝術治療中最深情的工作了。

榮格取向藝術治療：克萊爾的故事

創作圖像提供了一個積極的方式，讓個案參與原型的精神端，支持自我－自性軸上的關係。克萊爾（Claire）是美國和越南的混血女性，想要承認母親家族已經過世的女性（母親原型）。這是由自我驅動的想法，當她探索材料時，自性也很明顯。最後，她做了一個小掛飾，上面吊掛了她找到的重要物件，例

如錫作的星星、水晶、紙花；然後她做了一堆紙鶴，代表她家族中的女性血統。色彩讓掛飾顯得生動，克萊爾將女性的精神轉化成為物質了。

掛飾吊在克萊爾的窗戶上，微風吹過來，掛飾會跟著擺動。當紙鶴擺動時，她想像那些女性祖先一個一個地來看她，雖然她們已經過世，仍在啟發著她。工作時，克萊爾探索她自己對每一位女性的陰影投射，她們的禮物補償了她從女性血統遺傳來的內在批判。克萊爾常常說：「要我像個母親照顧自己，很難。」但是經由這個掛飾，她遇到了母親原型的精神端。這個例子讓我們看到自我和自性如何一起合作，開始修復克萊爾在自我－自性軸上的創傷。

自性：作為精神端的原型

1905 年，威廉·詹姆士已經開始命名、探索、概述了超個人心靈（transpersonal psyche）[2]，榮格則遇到了他自己的意識發生改變的狀況，也遇到了超自然現象。他想要調查這些觀察到的、與心靈中超個人部分有關的現象，並稱之為自性。

自性的原型是一個關鍵的心理概念，解釋了宗教心靈、各種不同的田野現象，例如同步性、超自然事件，以及神格的心理角色。然而，榮格不信任教條，排斥傳統宗教（部分因為他對他父親是牧師產生的反應），所以，對榮格而言，自性是一個心理結構，讓我們可以接近上帝，但是他很清楚的說過，自性並**不是**上帝。不過，他保留了宗教心靈影響個體化的超個人、超越的品質（Corbett, 2011）。榮格的反思本能十分接近沉思，是普世所有宗教派系的一部分。在榮格取向藝術治療的創作過程中，反思本能就像任何情緒一樣的重要。反思本能會挖出一個空間，將神聖意象存在那裡，給了我們**化時為機**，獲得一些距離，並召喚我們的想像。

有時，自性原型被認為是榮格過度在意宗教情結的結果。這一點或許正

---

2 威廉·詹姆士於1905年在哈佛大學演講時，首度使用「超個人」一詞。那也是他第一次教心理學。

確，他在這些議題上的個人興趣是基於他與普世模式產生連結的人類經驗。他的調查進一步推動了超個人心理學，以及非理性心靈的研究範疇。對榮格而言，威廉‧詹姆士具有極大的影響力，將宗教心靈的概念帶進了他的想像。之前提過，詹姆士在二十世紀初出版了《心理學原理》(*The Principles of Psychology*, 1902/1912) **3**，在裡面首度提到「**超個人**」一詞，代表意識改變的狀態，以及宗教與精神體驗的本質。詹姆士有時會陷入憂鬱，因此對於如何獲得情緒健康很有興趣。他注意到，無論何時，當他躲到沉思與精神生活裡的時候，都可以消除憂鬱的徵狀。他對意識的變化進行了大量研究，將人類經驗中普世的精神模式加以分類。詹姆士（1902/2012）定義了超個人經驗的四個主要條件：

1. **理智的**（noetic），來自內在覺知，這個概念源自希臘的靈知派（Gnostics）；
2. **瞬息之間的**（transiency），只能維持一小段時間；
3. **無法描述的**（ineffable），無法用言語或自我描述的精神經驗；
4. **有自主性的**（autonomous），需要個體願意、被動、臣服。

很清楚的，詹姆士對於超個人經驗的調查與關鍵性的定義，是榮格形成集體潛意識與心靈結構概念時不可或缺的元素，對自性的概念形成尤然。很多時候，身為榮格取向藝術治療師的我們可能進入超個人的範疇，會覺得比我們自己更為偉大，自主在紙上寫出文字、用陶土捏出東西，或是在治療師與患者相處的治療室裡一起創造意象。在這個工作階段裡要記得，患者正在碰觸到新的意識狀態，我們只需要注意我們自己的臨在，並維持和患者的關係。我們不需要對冒出來的問題做出反應，因為這些問題往往超過了人類的理解。面對原型的情緒與意象時，我們也要願意保持安靜與專注，就只要傾聽潛意識來的耳語就好了。因為面對如此大量的資訊與知識時，原型的領域仍然保持神秘。

---

3 請閱讀雷恩（M. Ryan, 2008）在《超個人心理學期刊》(*Journal of Transpersonal Psychology*, 40-1) 發表的〈超個人威廉‧詹姆士〉(The Transpersonal William James)。

我曾經和一個五歲男孩工作過一次。他用撕碎的紙和圖畫做了一個可以拿在手上、一層一層的小小圖像。完成之後，他傾身向前，非常接近我，對我耳語，告訴我他在作品外面黏了小片的碎紙，遮住了底下隱藏的顏色。雖然心理動力取向會做出戀母情結的詮釋，或是聚焦於他的發展階段，但是我也看到男孩和他創造作品時的喜悅與神秘之間的珍貴連結。意象是美麗的小珠寶，抓住了我們的注意力，讓我們看到了他耳語說出作品故事的神聖時刻。如果我們仔細聽，兒童往往和自性的原型能量緊密相連，毫無愧色。孩子欣賞自己的作品時，很少會顯得害羞不自在。

自我、情結與原型的關係

自我和潛意識的關係，以及情結與原型之間的關係，都是榮格取向藝術治療裡面關鍵性的考量。原型是情結的核心，為群集的情結提供結構與能量。情結表達個人情感，或是讓試圖表達自己的普世原始模式有了**個人的**風格。例如，我們都有母親，但是我們母親的個人細節形成某種有感覺、想法或模式的意象，讓工作處於當下，而不是原型母親的材料，也不是普世的過去、現在與未來。

自我的態度決定了我們如何接納情結與原型。我們的目標是在面對潛意識材料時，維持某種程度的意識，某種「準備好了」的狀態。情結和原型在結構上永遠保持關係。這也是為什麼當心靈能量以某種品質與強度從原型流到情結裡的時候，意象和象徵會變成有意識的。榮格在理論結構上，對原型的結論意味著每一項個人情結都有其基礎，這個基礎上的生活經驗熱烈且有目的性。

在治療關係中，原型模式也會經由移情與反移情的獨特品質而顯現出來。榮格是第一位注意到這個現象的人，但是馮・法蘭茲（von Franz, 1980）特別指出，原型亦然。接著，許多榮格學者大量探索了這個現象的原型動力。原型材料既可以讓人覺得很個人，同時也很當代。原型材料可以對個人有特別的意義，在討論的時候又能夠延伸擴張到雙方共享的空間，經由藝術探索，找到共

同的觀點或夢的意象（Cwik, 2011）。當我們使用神話或童話故事，接著用藝術媒材創作時，原型意象可能為個人經驗與情緒提供有用的底層結構。我們從艾倫那裡聽到了，藝術媒材的固有結構可以促進反應，協助減弱潛意識材料帶來的風暴，以免心靈承受不住。在有些案例中，可能成為治療的涵容。

當我們強行使用原型材料時，我們實際上是在使用自我導向的方式，可以實現並抓住原型能量，讓故事變得很整齊。這個方式會進一步拋棄與痛苦有關的個人情結，同時過度簡化原型經驗，正像在傷口上灑鹽。有時候，治療關係可以承受被分析者補償性的原型反應，讓雙方把話徹底講清楚。以費的案例來說，其實並沒有俐落的解決方式。雖然她渴望解脫，卻知道她是在與很複雜的哀傷工作。她學著指出自己的痛苦（情結），並與之協商周旋，忍受日常生活中間斷發生的原型風暴（創傷後壓力反應）。艾倫和費獲得了清晰的覺知，可以拼湊出有意義的故事，並有了想像，和集體有了更大的連結。有了想像的幫助，她們可以有韌性堅持下去，繼續在哀傷之谷的艱險道路上努力前行。寫出我們自己的神話意味著想像、韌性、繞行的意願、忍耐潛意識的情緒內容以及我們屬於人性的失敗之處與錯誤，最終將帶著我們有意識的親近自性。一步又一步地，我們有了新的參考框架，以及新的觀點，重新加入世界。我們帶著新的洞見參與集體社會，最重要的是我們的想像獲得了滋養，可以承受未來的原型力量，於是我們能夠依賴我們的想像。

我們如何認出原型？

毫無疑問，原型是有目的性的，不是因為原型要我們成功，而是因為**原型要它自己成功**。我們說過了，原型要被看見。榮格說，對尋常的情況產生超乎尋常的心靈反應時，我們可能正處於原型能量之中。我們至少應該檢查一下，發生的事情是否有一部分是原型在表達它自己呢？原型是否在經由我們的個人情結，或是經由集體社會的當代議題，試圖被我們看見。例如，對男性上司的矛盾反應可能與我們的父親情結有關，而父親情結的核心則是父親原型，可能

和成長時的環境，和有組織的宗教以及男性強勢的社會中的父權價值有關。原型不但有宗教或精神端，也有原型的力量與結構，呈現了原型的本能端以及陰影，尤其是如果童年早期遭受了身體干擾，如性侵或情緒虐待等等。分辨我們自己的個人情結以及原型，就是榮格取向藝術治療的工作。

原型也標記了人生重大事件。我們不用分析或詮釋，而是承認原型結構對我們人生的深刻影響，以及原型如何強化了我們的人性，然後分析出什麼對我們個人是有意義的。原型帶我們進入靈魂深處、影響我們、感動我們、觸碰我們，或許也用某種方式災難般地摧毀自我。原型無法描述、有意義、能夠改變生命。然而，榮格告訴我們，在協商與調節我們如何參與這些潛意識能量的過程中，以及之後如何參與和調節原型的功能，以促進個體化的過程中，我們的自我都扮演著有意識的角色。一個人若是生了病，又復原了，可能需要和原型經驗工作，整理事件經過，找到有意義的敘事。我們可能經由夢境、意象與象徵而理解整個事件。榮格提醒，當我們因為原型的力量而感到痛苦時，會無法看清楚。在榮格取向藝術治療中，這是很重要的。經由創造的本能，我們發現故事的隱藏結構，帶著我們往前。

榮格取向藝術治療：艾倫的故事

艾倫覺得自己快要被撕裂的時候，就使用速寫本穩定自己。就像榮格畫曼陀羅，讓自己感到更寧靜一樣（Jung, 1961）。我們在第六章提過艾倫使用陶土的治療過程。她在進行深刻的榮格分析時，在日常生活中覺得自己必須「走在山脊線上」。她在家庭中經歷了好幾次的創傷性失落，使她在面對潛意識的原型力量時感到脆弱無助。她在速寫本上面畫山脊線，一開始是黑白的，之後有了色彩。艾倫被情緒複雜的情結緊緊抓住，覺得自己必須畫些什麼，才能冷靜下來。畫畫給了她一些看法，以及緩解與寬慰。當艾倫告訴我，她「走在山脊線上」時，我們知道，她對潛意識材料感到手足無措。這句話與速寫本上的圖像都是她對自己必須戰戰兢兢走著的那條細細的線，所做出的個人表達與紀錄，以便穩定自己的意識。有時候，破壞的力量（原型）

會干擾她找到創意解決（自我的思緒）的能力；其他時候則會因為她在速寫本上畫畫而微妙地改變了「趨勢」，讓她情緒恢復，可以繼續過日子。她在體驗情緒（情結）與試圖不被原型能量弄得崩潰之間，尋找著自己的道路。我們雙方都需要努力取得平衡。理論上說起來，艾倫的情緒讓我們看到了原型是什麼樣子。山脊線意象與隱喻都精彩描述了她的故事中對立面的獨特張力與危險，以及當她走過與她的生命經驗有關、未曾說出口的情緒時，她的自我感覺到的異化。她的山脊線一號與二號（**圖6.1**與**圖6.2**）畫出了意識與潛意識、光明與黑暗、生與死之間的閾線。艾倫並不熟悉榮格的理論模型，她的圖畫卻很自然地顯示了榮格心靈地圖的某些部分。

　　艾倫在治療途中的負擔很沉重，有時，她因此感到疲憊。情結從很早期開始在原型哀傷的周圍形成了保護。為了維持「山脊線」的道路，不讓自己掉落任何一邊，艾倫學著協調對立面，等待超卓功能促進新的意象出現，藉以重建想像、重建和自己的連結與我們的工作。以各種表達方式不斷出現的象徵之一是一個小小的、海邊的家。艾倫想像自己在此受到保護，逃離山脊線的危險道路（**圖8.5**）。當她逐漸剝掉部分情結的舊有保護模式時，她需要新的意象、新的隱喻，以解釋她的內在世界。對於艾倫，這些意象必須自主出現，從散步、積極想像、夢境或想像中出現。

　　海邊的家代表情結，也代表原型意象。雖然**圖8.5**中的潛意識（海）佔據了畫紙大部分的空間，在中間上方，我們可以看到一個褐色的形狀，給這張畫一個特別的定位。這個位置代表統御與意識。雖然仍舊看起來危險，但這是艾倫復原的重要一步。這會是她人格的心像？和意識重新連結？新的「情緒的家」？或是滋養的原型意象呢？圖畫裡，非常有空間感的元素對艾倫而言極為特殊，同時具有承受不起的哀傷與孤立，以及空間與解放的這兩面。意象證實了她對「家」的需求，同時，「存在的挑戰」的原型則完好無損。艾倫經由意象發現了自己的心靈，這是很有力的肯定，往往非常解放。這就是為什麼意象不能背叛個案的真實與真相。這一點很重要。

　　無論我們怎麼想這些圖畫，艾倫自己覺得空間的安排在情緒上非常正確且真實。看著小小的家，我們專注於一個新的可能：這可以是讓她扎根的地方、

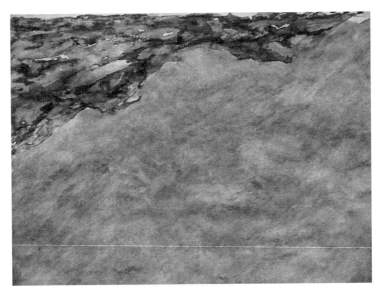

圖 8.5 家

從世界隱退的情緒庇護所。此刻，最重要的是，意象是從艾倫內在被推出來的，帶著家的象徵，深刻體現了歸屬的原型。事實上，這個歸屬一直存在於她的心靈深處。榮格取向藝術治療師和內在陰影與心靈碎片（多元性）工作的時候，必須等待原型的療癒特質。當本能的能量被喚醒了，道路對「可以療癒分裂的情感經驗」開展。意象讓情緒有了形體，而情緒讓身體有了想像。「原型的可能性」的表達既詩意又有戲劇性（Salamon, 2006, p.70）。意象給了艾倫一個提醒與有意義的感覺。意象上，在生與死的海上，有著土地與歸屬。意象說出了真相，意象也在艾倫航行的世界裡為她提供了一座橋梁。艾倫對這一點深感滿意。幾個月後，艾倫用這幅畫，選了一些陶土小偶放在風景中，強化了她心靈中「土地」的感覺。

榮格取向藝術治療：珍奈特的故事

五十三歲的珍奈特（Janet）畫了圖 8.6、8.7 和 8.8 裡的三張曼陀羅。她的深刻失落尚未分化，我建議她用童話的方式告訴我她的故事，並用一張新的曼陀

羅代表每一個階段。第一張（**圖** 8.6）專注在她一開始的存在空虛感，但也是一個新的開始。**圖** 8.7 是關於她的哀傷，**圖** 8.8 則是她尚未考慮過的憤怒。

很奇怪的，第二張圖（**圖** 8.7）似乎是胎兒的自主意象。珍奈特認不出這個意象，直到我們對所有三張圖都進行了反思之後才認出來。她突然看見了。她聯想到自己生命更早的時候，她懷孕到了孕期第二階段，卻流產了。意象顯示，心靈是一層一層的，原型。

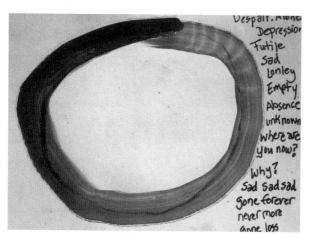

Despair. Alone
Depression
Futile
Sad
Lonley
Empty
Absence
unknown
where are
you now?

Why?
Sad sad sad
gone forever
never more
anne loss

圖 8.6 絕望

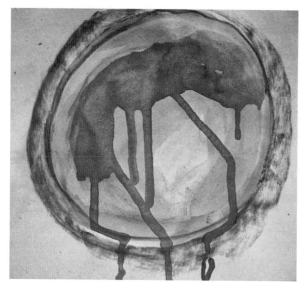

圖 8.7 哀傷

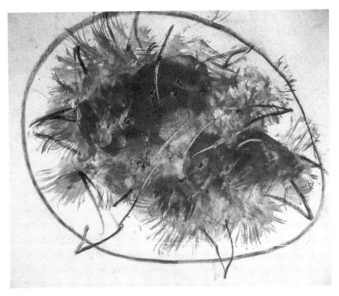

圖 8.8 憤怒

　　模式是有自主性的結構，直到準備好要讓人看到之前，都一直躲著。原型哀傷埋在她的心靈內在，當她承認了與失去有關的個人記憶與感覺，才被喚醒。這個表達既詩意又有戲劇性，可以說是心靈裡的雙極性表現。

個體化的原型

　　雖然之前也提過個體化，但榮格的個體化概念對他的學說如此具有關鍵性，值得再進一步討論。榮格將個體化的原型視為循環的過程，延伸超過了自我和自性的日常發展：「沒有線性的『演化』，只有自性的繞行。只有在最一開始，才可能有整齊劃一的發展。之後，一切都朝向核心。」（Jung, 1961, p.188）直到今天，榮格在這一點上面的看法仍然很重要，尤其是這個時代。自戀已經不再被視為一種臨床診斷的疾病類別，對生命的健康意志和受到自我驅動的成就追求二者被混為一談，有時候甚至到了一個會為了自我強化與擴張而不重視關係的地步。

根據榮格，為了讓自性表達它自己，自我必須忍受痛苦。他斷言，自我常常被誤以為是自性，因為我們過度看重意識，而不信任心靈未知的一面。我們對未知與潛意識都充滿了巨大的恐懼，但是當我們服從內在更深刻、更廣闊的部分時，我們就會經歷成熟的改變，通過生命的發育階段。自我的忍耐能力並不是自性或個體化的同義詞。榮格踏出一大步，認為人類發展是一個有階段性的心理旅程。我們可能在胎兒時期就開始個體化了，一直進行到死亡為止。我們永遠不會完全個體化，但是經常參與生與死的原型過程。自我可以服務自性，促使我們找到目標並加以實現，否則的話，我們只擁有由自我控制並驅動的人生。和一般大眾的看法相反，榮格分析是經由個體化促進個體的解放，「個體化並不是讓人遠離世俗，而是把世界拉到身邊。」（Jung, 1937/1972, CW 8, p.226）也就是說，榮格提醒我們，個體化無法單獨發生，而是一定要在社群內發生，讓我們能夠參與集體社會。

榮格取向藝術治療：約翰的故事

二十六歲的約翰還是大學生，很熟悉榮格學說。他進行了榮格取向藝術治療，很有創造性的用石雕不斷檢視自己的想像，穩住原型能量。一開始，約翰來我的辦公室，帶來了一大堆積極想像以及很詳細的夢境，主題是一個神秘場域的戰鬥與城堡。這讓我們注意到他心靈中正在進行的深刻心理「事件」，以及他用廣角檢視內在世界的能力。之前的榮格分析已經讓他見識過深刻的心理工作，現在，他對原型材料以及心靈的多元性極感興趣，想要繼續研究探索。我從他那裡感覺到，他有一點將潛意識材料理想化了，但是他的熱情感動了我。

約翰有著雙種族和雙文化的背景，表示他其實已經體現了二元性的品質，有時候會造成目前尚未能說出口的內在衝突與痛苦。他認為自己屬於內向的思考型，雖然他經由想像，已經對自己心靈的女性面（阿尼瑪）發展出了正向的尊重。一開始，我頗有感覺，注意到有時我像是童話中的傻瓜：我受到吸引，加入他對潛意識材料的理性研究。身為藝術治療師與榮格分析師，我的工作是確定我們兩個都能參與房間裡的感覺，靈魂不能像被釘在板子上的蝴蝶，任人

觀察讚嘆。

每週會談，約翰都準時出現。他運用聯想與象徵式思考，揭露了心靈的某些新的部分。針對約翰心靈地圖的教育確實對他有幫助，讓他能夠更深入接觸被他放入森林（陰影）的情緒。當他放下負擔，分享他的情緒時，頓時覺得鬆了一口氣。這些時刻使得關於過去、現在與未來的觀點有了關鍵性的改變。**4**

某次特別困難，約翰針對他和父親與父親原型有意識地工作。他去上了一門雕刻課，找到了一塊雪花石，帶來治療室。這種石頭有其原型意義，曾經用來盛裝特別的油膏，《聖經》中也有記載。約翰找到石頭、照顧它、買上好的工具，以便讓「石頭的最佳狀態可以自動出現」的過程帶著約翰進入了創作本能，必須倚賴榮格所說的行動本能與反思本能。他把這塊石頭當成「他者」，發現了傾聽自己靈魂的新方法。「我讓它跟我說話。我一直工作到黃昏，一直工作，不帶著有意識地思考……用砂紙打磨很能夠讓我靜心。好像烹飪。」他以前當過主廚。約翰注意到，有時候自己的潛意識很安靜，就只是專心工作。其他時候，他受到驅使，不得不展開新的心理過程，深入自己內在，讓這塊石頭的生命顯現出來。約翰很高興地發現，緩慢的、靜心式的工作可以導致新的能量、新的意識。雕刻石頭用到了他健康的攻擊性，結果也讓他很滿意。約翰將作品命名為「出現」。無論是對雕刻，或是對於他的情緒過程，這個名字都很貼切。石頭的原型品質給了約翰個體化結構，並推動他前進。

約翰經由雕刻注意到，他和身體重新連結起來了，解離消失了。在我們最後一次的會談中，他回想到早期的原型材料讓他有一陣子心理膨脹，干擾了他和人間的關係，扭曲了他和潛意識的連結。我們注意到，他非常矛盾地一邊面對分離，同時一邊和石頭有了更親近的關係。這個經驗以一種未曾預料到的方式，大大拓展了約翰。直到約翰開始雕刻之前，他心靈的這個部分都沒有被看到，因為

---

4 關於榮格的治療階段，請參考附錄。榮格對於心理治療的階段提出他的理論，並與人生階段比較，寫了幾篇文獻，一起放在第16卷中。榮格依照這些階段，用各種方式從事心理治療，尤其是他自己的方法，和夢、藝術創作、積極想像進行臨床工作。他對宗教、神話、文化人類學、科學與文學都擁有大量知識，這些知識都對他的心理治療思想有非常重要的貢獻，同時也協助他確定了意象就是心靈，而集體潛意識是人類發展與意識背後的驅動力。

它被父母以及他們的宗教信仰的原型控制住了。在心理上，他還沒有真正出生。當他開始雕刻，石頭邀情他運用他的攻擊性，真誠面對自己的本質。

約翰本能地找到了一個創作方法，表達他的二元性，承認內在的對立面。雕刻作品的每一面（**圖8.9到8.12**）都引起不同的想像空間與有意義的聯想。並且，心靈的多元性沒有分裂成為不同的情結，而是被容納在一塊雪花石裡，結果就是心靈出現了。約翰完全參與了這個原型材料，不再無意識地被原型力量控制。現在約翰有了親自體驗的經驗，心靈中的原型能量如何經由重量、色彩、石頭的內在表達，以及伴隨著意象而來的故事，建構、維持並表達出來。

「出現」的四個不同角度顯示了約翰與自性原型的關係為何是一個心理啟動。每一面都顯示了一個不同的原型模式。第一面（**圖8.9**）是往一邊彎的身軀，充分地呈現了自己；這一面讓人想到了羅丹的原型雕刻《沉思者》（The Thinker）。約翰是思考型的人，我們的工作則讓他有機會探索他情緒的混亂與痛苦。我們看到第二面（**圖8.10**）是兩邊合而為一，折起來形成一個空間的出口或入口，或是一個「第三方」的空間；這一面顯示約翰跟對立面的工作，以及超卓功能導致的意識改變。第三面（**圖8.11**）顯示完整的圓，暗示著自性原型的存在。這是心靈中完整原型的超個人意象。

從上面看，第四面（**圖8.12**）呈現有三個面的三角形，暗示改變、心理轉化以及心靈內超卓功能的天生角色的原型模式。確實，約翰很努力地和心靈工作，產生了新的意識。當約翰結束榮格取向藝術治療時，他已經畢業了，正要結婚，將要去念研究所。在我們一起合作的心理工作中，約翰和自性的原型培養出了真誠且有生產力的關係。

關於原型的重要結論

普世模式存在於所有地方，從我們身體裡最小的細胞到最遙遠的地理位置都有。榮格基於前人的研究，以心理概念的角度創制了原型，終其一生都在為這個概念努力。我們可以說，這是他自己個體化的個人表達。榮格將自性視為

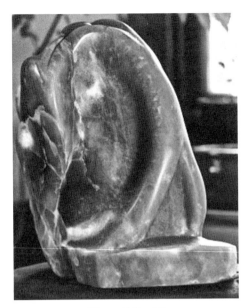

圖 8.9 約翰一號

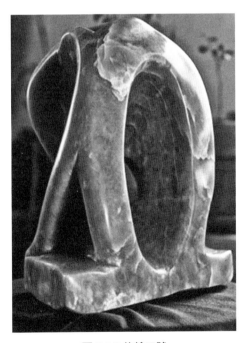

圖 8.10 約翰二號

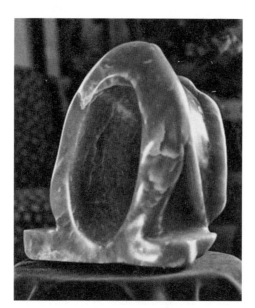

圖 8.11 約翰三號

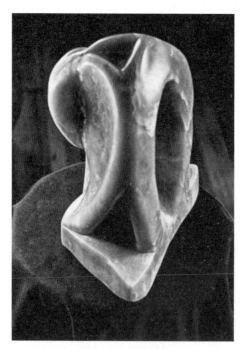

圖 8.12 約翰四號

核心力量，統一了原型結構。原型的超自然力量非常有魅力、非常誘人：它們餵養我們的靈魂，然而在我們踏入危險領域時，原型非人的能量會抓住我們，能量大到能夠摧毀、重建，所以值得我們尊重。我們必須記得，原型：

1. 是所有情結的核心，存在於集體潛意識裡；
2. 無法直接看到，經由意象與象徵才能獲取部分；
3. 有雙極性，包含精神端與本能端，同時也有正向與負向的力量；
4. 提供有力的能量資源，餵養我們經由情結感受到的情感，干擾了自我的意識；
5. 有目的性，我們的意識不是正向就是負向地受到影響。

第三部

通道

意象的參與

啟動儀式有三個閾值階段，通道是其中最後一個階段。通道包括往前、採取行動、對潛意識過程做出詮釋與承諾。這也是重生與新生的階段，但並不容易。夢與積極想像是方法，與榮格取向藝術治療結合之後，可以讓我們為臨在階段的內在風景賦予形狀和色彩。我們採取行動，意識到了我們的故事，並發掘潛意識的某些謎題。通道可能是非常狹窄、黑暗、充滿不確定性的小巷，或是急流。突然，一切都可以改變，我們帶著新的態度進入了新的意識狀態。新的態度來自於我們願意奉獻與投入我們的心理工作，並尊重意象。這些意象可以摧毀我們，也可以療癒我們，但是我們永遠都有轉化的可能。

第九章

夢與藝術治療

夢的重要性

　　做夢是普世經驗。每個人都會做夢,但是不一定都會記得。事實上,有時候我們但願自己可以忘記,或是會忽視自己做的夢,因為我們覺得不懂,或是夢境令人困擾或害怕。為了真正學習夢的語言,我們必須花時間研究某些特定的內容。身為榮格取向藝術治療師兼榮格分析師,我經常需要和夢工作,因為夢是治療時最純正的材料,對於意識狀態有興趣的人可以經由夢獲得洞見與補償。我的方法有基本結構,但是也足夠彈性,可以跟隨被分析者對心靈的興趣與需求而調整。有時候,我從頭到尾都專注使用傳統方式與夢工作,其他時候則鼓勵被分析者參與夢的工作,畫出或是雕塑出他們的夢,或是把主要角色畫下來,讓夢活起來,進一步影響意識。心靈希望我們注意到它。當我們注意到心靈的時候,榮格分析方法的合作與創意過程就會帶來獎賞。

　　打開夢境,獲得更深意義的主要工具是綜合法(第五章)。綜合法提供結

構，我們跟著這個結構，掌握底層的情結張力，同時在夢的意象周圍繞行。在夢的工作上，榮格的綜合法具有臨床治療效果、建立在關係上、需要有空間與好奇心以便進行，獲得最佳效果。夢很像藝術治療師看到的圖畫一樣，一開始可能讓我們以更廣闊的視野看到治療的未來以及個體化過程。榮格認為，我們並不總是要詮釋夢境，我們一定不可以用自己的想法過度詮釋夢境，以免想像受到窒息（Jung, 1931/1985, CW 16）。隨著時間，隨著我們的意識的發展，夢的意義也會改變。這和我們工作的意象類似，請看以下討論。

榮格式的夢的分析是一個很大的議題，需要有個人經驗與專業訓練為背景。不過，已經有很多文字出版，做了許多描述，我們在此只會提到部分細節。我們的興趣是如何將夢放進榮格取向藝術治療當中。我會提供簡短的背景介紹，以及一些基本細節。以下文字將專注於夢如何反映了心靈的開展，以及一些關鍵性概念。此章建構在前面幾個章節之上，我們已經談過心靈中情結與原型扮演的角色，以下文字則會示範，在榮格取向藝術治療中，和夢境工作將對個人造成何種強而有力的影響。

佛洛伊德與夢

我們都知道，佛洛伊德對於夢境的理論深深影響了榮格，以及榮格對潛意識的工作。為了充分瞭解榮格對於夢的工作的觀點，我們需要再次檢視這兩個人之間的差異。毫無疑問的，佛洛伊德寫的《夢的解析》（*The Interpretation of Dreams*）打開了心理分析的大門，將夢視為有用的心理學方法。對於佛洛伊德而言，夢是通往潛意識的康莊大道。這裡的潛意識指的是**個人潛意識**。佛洛伊德認為夢是在表達前一天發生的事件，或是被壓抑下來的童年經驗，現在成為可以被分析的素材。佛洛伊德的性驅力理論使他做出結論，認為禁忌的性慾望經由夢的意象或內容表達出來，指向壓抑的潛伏感覺與欲望，並且通常與性有關。佛洛伊德也認為，審查員或超我（superego）會保護自我，不讓自我受到干擾，讓自我能夠好好睡覺。我們可以用化約法分析這些干擾，也就是說，經由

自由聯想的過程，將內容帶回到原本的意義，直到找到夢的主要潛伏意義。此時，心理上的精神疾病就可以痊癒了。他為了尋找嬰兒時期潛伏的幻想，經由化約法，忽視或跳過夢裡原本的意象。[1] 這個簡單的解釋只是基本介紹，並不是要矮化佛洛伊德的發現與重要貢獻。

一開始，榮格基本上同意佛洛伊德的想法，認為夢是潛意識的重要表達。他同意夢包含了欲望與恐懼，他也認為夢有其目的性，但是他認為夢的出現並沒有隱藏的意義，我們只是需要瞭解潛意識的意象語言。榮格發明了綜合法，以分析夢境。他的方法整合了個人對於事件與神秘意象的聯想，對可能的原型內容進行「三角測量」。榮格明確表示，不要將他研究夢的方法窄化成為一種技巧或教義（Jung, 1931/1985, CW 16, p.148）。和一般認知相反，榮格重視夢的現象學，強調意象與夢都令他感到困惑，他認為詮釋非常有限。他不相信象徵應該受限於簡單的詮釋。他在許多領域擁有廣泛的知識背景，因此能夠輕易提供參考資料，放大夢中意象，使得有些人誤以為這就是和夢與象徵工作使用的化約法。

榮格明白，我們都很容易有研究、定義、區分的傾向，以及最糟糕的，我們可能為了更瞭解心靈機制（能量範例），將心靈限制在經驗法則中，落入陷阱而不自知。在一開始，這些榮格概念可以引導我們，但是它們只是指標，無法完全定義活生生的經驗。經由我們的夢與榮格取向藝術治療，心靈能量從一個意象或象徵到另一個意象或象徵地表達出來，我們因此獲得解放。當象徵完成了它的目的時，它的**能量**會被整合到經驗之中。當我們面對心靈，需要經驗創造、對話與合作的過程。這個過程像是一個死亡與重生的過程。我們也需要瞭解並接受美學、文化、現象學、意象、象徵與擴大（象徵範例）。這些都能揭露並活化靈魂，轉化心靈。哈丁（Harding, 1961）說得好：

　　自古以來，宗教將象徵稱為啟示……當然，有靈性的象徵是原型的表達，

1　佛洛伊德對心理分析和心理治療有重大發現與貢獻。這個簡短的結論是為了說明榮格與佛洛伊德對於夢和象徵的早期理論差異。

強烈影響個人生命以及整體社會。（pp.2-3）

象徵有很多功能。我們都知道，象徵可以提供希望、啟發、專注的目標和方向，讓我們從身而為人的痛苦中獲得解放，讓個人與社群團結起來。

榮格對夢的方法

榮格對夢的方法並非教條式的，他最終揚棄了佛洛伊德的化約法，建立了他自己對於夢的分析的原則（Stevens & Storr, 1994, p.82）。明顯的差異是，雖然榮格對於象徵擁有大量知識，足以支持放大的過程，他面對夢的工作時，仍然堅持「未知」（not knowing）的態度（Jung, 1931/1985, CW 16）。他認為夢不是未獲得滿足的性慾望受到壓抑或掩飾之後所做的表達，夢的主要目的也不是安穩的睡覺，而「更可能是……心靈很自然的產物……夢執行某些動態平衡或自我調節的功能……為了個人的適應、成長與生存，遵從生物至關重要的適應。」（Stevens & Storr, 1994, p.83）榮格和夢工作，鼓勵心靈健康。在和潛意識工作的心理分析界，這是明顯且有創意的改變。

對於榮格，夢提供了我們注意到的特定細節與元素，也提供了整體的完整意象。夢是「生理事實：如果尿液中有糖，尿液裡就有糖，而不是蛋白或……其他我更期待的東西……我將夢視為在臨床上有價值的事實。」（Jung, 1934/1985, CW 16, p.143）夢裡的細節與完整意象揭露了心靈的內在真相。一旦榮格瞭解到了夢完全獨立於意識之外，他就覺得有責任更深入研究夢如何影響意識的發展。他建議和夢工作，為心理治療帶來了很美妙的方法，直到今天仍為人所用（Jung, 1934/1985, CW 16, pp.139-161）。毫無疑問地，隨著臨床經驗的累積、持續的和個人的夢對話，我們和夢工作的技術將不斷提升。

榮格的個體化過程也可以解釋他和夢工作的方法。他與佛洛伊德分道揚鑣之後，對於夢的角色，榮格的看法變得更流動、更延展。那時，有幾個事件讓他有所學習，並且影響了他。一個就是 1909 年，他們一起坐船去美國的時候，

佛洛伊德不希望失去自己的威權，因此拒絕讓榮格分析他的夢。對於榮格，這是轉捩點。他明白了，佛洛伊德更重視自己的威權，更甚於發掘潛意識。並且，榮格明白了，威權會干擾潛意識的表達（Jung, 1961）。他明白潛意識說的是無法逃避的真相。雖然榮格認為自我可能寧可否認潛意識的內容，直接拒絕讓潛意識內容進入意識，他還是認為夢提供了純正且誠實的潛意識材料，為心理的轉化帶來禮物。根據榮格，情結才是去潛意識的康莊大道，而不是佛洛伊德主張的夢。在夢裡，我們可以發現，個人情結與原型素材提供了很棒的意料之外的心理洞見。

或許，榮格和佛洛伊德的分道揚鑣讓榮格更能對夢發揮創意，也可能影響了榮格，使他更傾向於分析過程中的合作關係。他選擇面對面的模式，我們現在稱為雙人關係式的分析，而不是讓個案躺在躺椅上的方式，也就是單人分析。榮格鼓勵開放，對於夢的意義願意保持未知的態度：

> 我們必須放棄所有的成見，無論這些成見讓我們覺得自己多麼瞭解，我們都要試圖發掘對於患者而言，事情的真正意義。如此一來，很明顯的，我們會在詮釋上走得更遠……但是如果治療師工作時，過度使用固定的象徵，他就可能只是照著做，遵循有害的教條，因此對不起患者。（Jung, 1934/1985, CW 16, p.157）

一旦有了這種態度，治療雙方就可以投入夢境，仰賴情緒、聯想與想像了。

終其一生，榮格有許多的夢，對他極為重要，影響了他和潛意識理論上的關係（Jung, 1961）。他瞭解，大部分的夢都只是日常生活事件，但是其下有豐富的材料，與情結和原型有關。這些細節需要心靈參與，專注的調查，特別是同化的過程。同化是個體化與朝向心理完整的關鍵。

榮格指出，大部分的夢都是關於日常議題與材料，大家很少有關於不熟悉主題的原型的夢（他稱之為「大夢」〔big dreams〕）。當這種夢出現時，它們是道路上的指標。大部分時候，分析師或榮格取向藝術治療師會努力分辨夢中的意象，決定是什麼情結，然後考慮原型元素。榮格提醒我們，這不是簡單的工作，尤其是因為所有的詮釋都只是假設。當他和做夢者工作時，他發現她會逐

漸有了她自己的詮釋。榮格會予以支持，認為這是分析所獲得的重要結果。但是，榮格也承認，這屬於分析工作的後期，強調個體化過程，並激活**內在動因**（inner agent）（Jung, 1931/1985, CW 16）。從榮格取向藝術治療之始，被分析者就獲得支持，傾聽、尋找並理解她自己的心靈語言。

整體而言，榮格堅持我們面對每一個新的夢的時候，都必須保持開放。當我們坐下來面對一個夢的時候，我們可能有反應或想法，但並不知道意義為何。夢要求我們繼續與它工作，繞行、分析並組合。有時候，可能覺得像在拼一個很大的拼圖，同時注意到許多意象，卻根本不知道每一塊拼圖屬於哪裡。榮格說，如果我們不知道夢的意義何在，不是做夢者的問題，也不是潛意識的問題，而是因為我們無法正確看懂夢的語言。這只意味著還有更多的夢的工作在等著我們。更多的時候，夢需要和我們工作，直到我們有時間繞行回來，再次嘗試。有些夢需要時間慢慢成熟。我們攪動、思考，然後再攪動。有些夢包含了一輩子的意義。潛意識喜歡受到注意，當我們否認潛意識的存在或重要性，它會變得更大聲、更強烈。

如何捕捉夢

我們首先需要「抓住」夢，把夢寫下來。夢像魚一般滑溜，如果我們從潛意識抓到了一條魚（夢），往往需要努力奮戰，想辦法讓魚到岸上，把釣魚線捲起來。一個方法是床邊放著紙筆。睡前，我們向潛意識請求做夢，當有了一點點心像或語言時，可以立刻寫下來。我們都知道，只要我們一起身，開始走動，夢就消失了。我們需要有個特別的儀式或地方放置夢，這是在釋出一個很重要的訊息，表示我們對潛意識的承諾。有時候，大家會把夢寫在電腦裡、記在手機裡、放在真心重視它們的地方。這往往很有挑戰性。我還是喜歡手寫我的夢，我可以畫畫，或加上其他的重要元素。無論我們選擇以何種方法記錄我們的夢，夢的工作都需要我們正視潛意識。我們需要花時間注意潛意識的訊息，才能將其內容移到意識之中。這是大家為什麼來做榮格取向藝術治療的原因。

他們想要有個固定的、神聖的空間，思考潛意識的內容，無論是夢、圖畫或腦海中的影像。在我們的現代社會中，已經很少有積極創造意象的空間了。

夢的結構

根據分析心理學，夢有重要的結構（往往和戲劇性結構相比較），像是一張有用的地圖般指引我們的航行。第一個階段就是環境或**場合**，我們考慮打開夢之戲劇的時間、空間、角色。第二階段是故事情節發展或**外圍相關事件**，我們學到故事的起起伏伏，最後造成衝突或麻煩。第三個階段是**危機**，這時有著決定性的行動，夢改變了，我們和問題或情結對話。**溶解**（lysis）是夢中最後的事件或訊息，提供了解決辦法或是夢的工作所造成的結果；也可能留下開放的問題，讓做夢者繼續思考。這時，有對立面的張力，也指出了心靈能量的磨擦在哪裡，才能因此點燃或激活超卓功能。在任何階段都可以運用想像力，讓我們看到可以如何接觸夢的訊息，特別是當我們把夢的細節轉譯成為意象，做夢者就可以和自己的情結工作。

夢的種類

夢是最可能表達出來的、仍然無意識的內容，榮格堅持「有意識的性格保持完整，潛意識的補償只能和完整的意識合作，才會有效。同化從來都不是『這個**或**那個』，而是『這個**和**那個』。」（Jung, 1934/1985, CW 16, pp.155-156）榮格在夢的工作中使用綜合法，在進行潛意識想像的共享經驗中，讓雙方的對話發生，協助個案發現，在心靈的自我調節系統中，態度可能過於單方面，並開始尋求平衡。

榮格認為，夢或是對抗有意識的心靈，或是肯定意識的態度，進而補償了意識的態度。做了一個夢時，我們會問：哪種有意識的態度需要受到補償？

它提出的是何種補償？是什麼希望透過這些意象被知道？夢也有其他種類，但是**創傷**的夢或惡夢可能讓人覺得害怕，或具有破壞性，充滿了強烈情感。它們可能不是治療現階段需要立即處理的主題，但是它們容易令人迷失方向或受到過度刺激。在進入夢的內容，到處查看之前，我們首先需要尋找平衡，這往往很有幫助。夢把重要的事情帶到意識中，我們在治療環境中加以探究，可能就已經達到夢的目的了。如果需要，心理治療師之後可以繞回到這個夢。其他時候，夢中的意象是光亮與靈性的重要元素。使用藝術媒材表達夢的內容會有極大的幫助，不但可以做紀錄，讓夢變得具體，也將經驗更推進了一步，拓展了夢的重要品質。但是每個人工作的方式都不同，所以沒有一定的規則。

舉個非補償性的夢的例子，就是**預言夢**，這種夢會帶給我們警告。在第七章裡，丹的夢就是很好的例子。丹正在與他和同事之間的某些議題工作，然後他做了一個夢：場上有兩個同樣大小的球或種子（**圖7.5**）。丹從這個意象聯想到即將舉行的會議。意象看似安全，綠色場子上有兩顆紅色種子，但是紅色（憤怒、熱）、污染的聯想、物體附近的塵土，都給了丹警告，事情可能不如表面看起來的那麼簡單。現實中，這個會議很困難，他們說了一些話，有可能「污染」了他們的關係，但是因為丹有意識地在事前為自己做好了準備，因此，最後會議成功了。

夢的基本注意事項

當我們做了一個夢，可能最先注意到的就是夢的情緒，以及這個夢對我們的內在造成什麼影響。我們的身體會對這個夢做出反應，我們可能注意到什麼吸引我們、什麼很奇怪或是不對勁，或是有什麼沒有說。這些都是陰影內容，帶領我們，表達自我保護的結構或情結的心像。有時候，夢裡有所缺乏，有時候有突然的轉折，有時候夢很長，絮絮叨叨，有時候則很混亂。當人們與夢工作，夢可能變得更濃縮、更有組織。每一個夢都不同，每一個夢都需要被當成從潛意識來的獨特珍寶。當一個人做了夢，首先會接觸到夢中的意象，然後

寫下來，與治療師分享。這個過程本身就是逐漸揭露的過程。用藝術媒材抓住一個夢的過程可以非常強而有力，因為它提倡了和潛意識的視覺關係。之前說過，這會拓展與強調夢中的某些品質。當然，任何成為有意識的事物都會在潛意識裡留下一些別的什麼，或是成為陰影，以待來日揭露。

如果夢是內在心靈經驗，是真實的，是純正的真相，那麼，我們的工作就是保持足夠的柔軟，允許夢影響我們的態度，改變我們的觀點。根據榮格，夢的象徵潛力就是要影響我們的心靈。我們無法將夢轉譯為字面上或具體的訊息，例如是否要「復合」，或遇見新的人等等。有些夢可能導致真實的人類事件，但是在一開始，我們和夢的意象保持親近，認真勤奮地與我們自己的潛意識聯想（陰影與情結）工作，將夢視為整個故事。當潛意識用我們生命中熟悉的人的「臉孔」作為補償的時候，我們遇到的挑戰更大，因為我們不能用表面的意義看待它們，而是需要以象徵的角度工作。我們依賴投射、分化，以及主觀與客觀的聯想，發現這些心像可能在表達心靈中的什麼，或是代表心靈中的什麼，而不是它們在實際生活中真正是誰。

夢的意象攜帶著超卓功能的能量。夢是受到流出（前行）集體潛意識的潛意識心靈能量的驅動，充滿原型結構，群集情結，使它們變得可見，並變得更為有意識。我們的反應可能驅使我們畫畫。夢裡的能量代表心靈狀況的某些特定元素與細節，同時也參與或讓能量往前移動，特別是當圖畫、雕刻或其他藝術作品中的象徵有了具體的形式。史蒂文斯與斯托爾（Stevens and Storr）主張，「人類在世界上擁有如此卓越的地位乃是因為人類是創造象徵的動物。」（1994, p.86）以下的臨床個案提供了一個例子，讓我們看到能量如何往前流動，形成象徵的內在過程。我們現在談談榮格取向藝術治療和夢的工作的某些方法。

夢與榮格取向藝術治療

「夢是靈魂的引導之語。我為什麼不愛我的夢呢？為什麼不每天思考夢帶來的謎題呢？」（Jung, 2009b, p.132）當我們用筆記本或視覺圖像記錄我們的

夢，我們就是在**想像**界域繞行。我們可以小而親密的形式，用馬克筆、鉛筆或水彩色鉛筆開始記錄夢裡有感覺的部分，或是呈現夢的細節。圖畫很自然地會有它自己的個性，可能無法完全複製夢境，但可以揭露夢境，成為藝術治療過程的重要一步，我們才能從夢中獲得更多資訊。我們可以改變對材料的選擇，以抓住某個特定的美麗意象，或是某個讓我們害怕的部分，也可能創造出整個夢的意象。如果是創傷的夢，我們可以刻意創造意象以補償夢的內容，之後才開始進一步探索這個夢。例如，馬里安（Marion）帶來夢的意象，讓她想到童年受虐的回憶。馬里安知道，討論夢之前，她必須先畫一張圖，裡面是成年的自己保護幼年的自己。同樣重要的是，我們也需要思考夢對我們有什麼要求，或是夢可能想要什麼、需要什麼。或許我們的夢想要用比我們的筆記本更大的表達形式。如果夢裡有很多動作，我們可以用漫畫的連續圖像或故事分鏡的方式呈現。我們一醒來就可以用曼陀羅自動畫出夢的意象，視覺記錄我們對夢的最初反應。榮格取向藝術治療鼓勵我們，讓夢的意象經由我們持續活著，並表達它們自己。我們必須放下所有的自我期待，因為夢是完整的。之後，如果我們讓畫出來的圖像有了視覺上的聲音，它們就會開始有自己的生命。榮格提醒我們：「……夢鋪成了生命的道路，即使你不懂得夢的語言，夢也決定了你。」（Jung, 2009b, pp.132-133）事實上，我每次面對一個夢的時候，也是在面對我自己「不知道這個夢意味著什麼」的無能感，直到我開始參與意象。

夢有能量、記憶與情緒

榮格取向藝術治療：安娜的故事

有時候，夢以心靈能量的流動來表達心靈結構的品質，但我們可能需要等待心靈進一步的說明。安娜（Anna）是一位六十二歲女性，做了以下的夢：「有兩條綠色的蛇，一條在屋子裡，一條在前廊。我的黑貓避開了前廊上的大蛇，

跑進屋裡。丈夫幫我處理蛇。」如果沒有個人詮釋，這個夢說明了本能是「行動的典型模式」。原型之間可能有張力，兩條蛇代表能量的兩極，一條在屋裡，一條在屋外，暗示了意識與潛意識。夢中的蛇表達了原型的本能端與精神端。蛇代表黑暗、冷血，是心靈能量經由啟動與個體化原型的轉化者。安娜聯想到黑貓是她的靈魂，我們可以想像貓攜帶著一些能量，從一條蛇身邊逃開。我們也可以想像心靈能量在退縮，或是能量在兩端之間反覆移動。我們需要經由整合對立面以促成轉化。這些都是猜測，直到我們從做夢者那裡收集到她的聯想，才能肯定夢是以何種方式提供補償。

當安娜畫出她的夢（**圖9.1**），她注意到自己當時強調了綠色。她說：「後來，綠色變得比夢中更有存在感。」在她修改陰影投射時，也感到失去了理想化。她生命中的一個重要決定揭開了心靈深處轉化的過程，以夢中的兩條蛇、貓、丈夫協助的戲劇性能量呈現出來。

榮格取向藝術治療：唐恩的故事

唐恩（Dawn）是一位四十歲的專業女性、藝術家、母親。她懷孕時做了下面的夢（簡短版）：

我們去了一棟房子，裡面有很多創作材料。牆上有一張圖畫，畫裡有一座城堡，城堡前面有一匹馬，馬在發光。我往四處看，看到我們正要去地下室。樓梯有很美的綠色欄杆。我愛那個綠色。有更多藝術媒材，我覺得自己需要一些。我在想，這些媒材都好新。但是我對我先生很生氣。

在榮格取向藝術治療裡，如果我們和一個意象有某種關係，就表示這個意象是活的，有能力被轉化。唐恩認為她的夢和她的母親情結（房子）有關。夢的某些部分顯示她自己的創作本能的陰影投射，以及生物性渴望為自己的母性身體（懷孕與生產）找到它的**神聖界域**（馬和城堡）。她的靈魂渴望創作。唐恩的夢既是對潛意識（地下室）儲藏的創造性心靈能量的肯定，也是補償，鼓勵

她為自己保留時間。她渴望擁有更多創作材料，可能表示她渴望進行自己的創作、擁有自己的反思時間，或擁有更多的資源與具體空間。

在她實際的地下室裡創造藝術空間需要加強結構並有彈性。生產也需要同樣的特質。唐恩夢裡的各種細節與意象表達了超卓功能的作用，反映了她經由懷孕，進入母親的角色，和女性啟動旅程產生了連結。綠色欄杆可能是經由其功能以及移動「物體」的引導功能，呈現了超卓功能的過程與方法？

唐恩和她先生決定做孕肚翻模，他們一起在孕肚模型上畫了夢裡的城堡（圖 9.2）。經由這個創作，唐恩受到影響，踏入了生命的下一個階段。色彩代表來自心靈最黑暗之處的成長。唐恩討論懷孕，包括她面對生命重大改變，生產在即時，她身為女性所感受到的分離、憤怒、愛、不確定性。他們一起畫孕肚翻模的過程讓唐恩從黑暗中看到了光明，她終於可以和正在進行中的內在過程和解，這個過程承受了對立面一定會帶來的張力：「之後，意識與潛意識、人格面具與陰影、自我與自性之間將會形成新的合成。」（Stevens & Storr, 1994, p.86）史蒂芬認為「不是理性或有意識地獲得和解，而是象徵地，經由**象徵的超卓功能**獲得。因此，成功的個人發展與治療工作的關鍵就是象徵的創作工作。」（Stevens & Storr, 1994, pp.86-87）我們之前已經用許多臨床故事談到這一點。也就是說，象徵不是自我選擇出來的，而是自主出現，經由和潛意識的關係而受到滋養。我們深入挖掘唐恩對無法調和的對立面（男與女、黑暗與光亮、已知與未知、內與外、愛與憤怒）的感覺，最終群集成為唐恩心靈能量的重生。

關於橋的夢

幾年之後，唐恩和丈夫分手，住在新的家裡，她和丈夫一起分擔養育兩個孩子的責任。她可以輕易過著有創造力的生活，但是她仍然走在榮格所謂的「陰影之谷」中（Jung, 1946/1985, CW 16, pp.198-199）。她做了以下的夢：

我在我的車子裡，開車去海邊沙灘。我到了入口，開過一座很長的橋，一

直延伸到海裡，我看不到橋的另一邊。我從車窗看到小木船裡有一名漁夫，戴著綠色的帽子。我可以看到，他的手中握著釣竿，頂端有一大塊誘餌，他好像正要甩出釣魚線。我認識他，喊了他的名字。他也叫了我的名字，又大聲又清楚。他認出我了。我們兩個都很意外看到對方。他拋下船錨，走到橋上。我們在一起，懷著愛與渴望，互相擁抱。我可以感覺到他穿著法蘭絨格紋衣服的胸膛貼著我的臉頰。我們合而為一了。他說他要回去工作了，但是：「星期五，我要讓你見一個人。」他回到船上，我看到他拉起一條很大的彩虹魚，整條吃掉。

這個夢有幾個意象。長的橋，唐恩（夢中的自我）站在橋上。有一位戴著綠色帽子、穿著法蘭絨格紋襯衫的男人，在橋上和她相會。他短暫地給了夢中自我合而為一、完整的感覺。在此時刻，她可以成為一個新的人。夢中有一個特定的時間點。然後他回到船上繼續工作，抓到並吃掉了整條彩虹魚。

唐恩的夢充滿想像，非常豐富，準備好可以做個人聯想了（橋、男人、綠色帽子、彩虹魚）。根據榮格的模型，我們可以用意象顯示心靈的成分。接下來，唐恩受到生動又有質感的夢啟發，開始畫畫了。唐恩的畫畫過程示範了榮格取向藝術治療師可以採取的一個方向。

以榮格的心靈模型而言，我們可以和意象玩一玩，形成假說，認為男人代表與過去關係（客體）有關的情結，或是代表唐恩非常需要與她自己心靈（主體）裡的男性合一。和自我離得最遠的一個可能則是男人是阿尼姆斯的意象，在心靈邊緣航行，經由「工作」收集必要的材料。此處可能暗示了心靈發展的階段。綠色帽子和之前夢中的綠色欄杆顏色相同，暗示著對時間、過渡時期、死亡與重生以及釣魚的象徵技巧擁有特別的知識。綠色可能在暗示超卓功能，但也可能是正向的情結指標，因為唐恩受到這個綠色吸引。

在過渡時期，可能出現生動或神秘的人物，暗示心靈中的合一。我們可能認為，這個男人在鉤子上放了魚餌、抓到了魚、把魚吃掉了（神聖材料），他可能很擅長在意識的不同層面航行，包括黑暗。心理上，他也展示了和潛意識工作有關的轉化模式。

榮格認為魚是自性的象徵，所以，夢的溶解暗示了完整性。橋是療癒象徵，促使心靈前行；同時，彩虹魚讓我們想到從緩慢且沉思的消化與同化的工作中獲得的象徵性滋養。二者之間形成對比。

　　唐恩繼續深入她和潛意識的個人工作。她的潛意識做出回應，提供了阿尼姆斯人物，知道如何進行象徵式的工作，成為潛意識之水上的成功漁夫。她畫畫的時候，忍不住一直畫著橋的象徵。我們可以說，她的情結提供了足夠能量，讓她一連畫了好幾幅。每一幅畫都表達了不同的調性、重點和角度。值得注意的是唐恩積極與對立面工作，精準與表達、黑暗與光明。這樣做的同時，她也和自己的情結搏鬥不已，把心靈能量引導到她的圖畫裡。

　　橋可以是象徵如何傳達心靈潛力的意象，連接了需要連結的兩邊。有時候，兩邊無法相容，但是象徵可以把它們連結起來，例如之前的懷孕的樹。在過渡時期，唐恩在尋找和自己的相容與連結。唐恩畫了好幾幅之後，說：「我在找自己的手寫體。」第一張的橋（**圖 9.3**）很寫實，精確抓住了夢裡的空間、移動與陰影的黑暗。唐恩被橋吸引住了，想要畫得越精準越好。第二張（**圖 9.4**）卻是「第一張的相反」，成為第一張的補償：鬆散、富表現力、更有色彩。唐恩用筆的方式更為俏皮了。她去上了一門繪畫課，發展自己的繪畫技巧。這是在心靈背景中，阿尼姆斯發展的一部分。唐恩必須維持表達性與新技術獲得的信心之間的張力，這個過程也反映在她的日常生活中。

　　接下來的兩張橋形成對比。**圖 9.5** 的橋看似沉入了溫和輕柔、像是枕頭的色彩中，**圖 9.6** 的橋則明亮、有大的空間、直直通往遠處。雖然每座橋都通往某個未知之處，「我試著到達某處，我越來越覺得可以接受未知了。」**圖 9.6** 明顯與前方的紅色地平線有連結。這是唐恩的意識試圖面對她的痛苦，或是觸碰她的熱情，或二者皆是？傳統的榮格意象詮釋（Abt, 2005）可能認為橋從潛意識（圖畫下方）朝著意識伸出來，表示個體化的目的性移動、心理驅力，以及朝向原型內容的整合。

　　最後一張橋（**圖 9.7**）再次朝著左側角落移動。在傳統的榮格意象詮釋中，上面的角落與父親有關，但是也可能反映了象徵背後的原型現實從下往上的移動（Abt, 2005, p.35）。對有些人，上方角落可能開啟關於父親情結的討論，身

為榮格取向藝術治療師，我們可能對彎彎的橋穿過光，又繞回黑暗，形成一個圓圈所表現的情緒與方向的轉變有興趣。我們跟隨著橋，從**原初材料**（原始的黑暗之處）往上移動到光中，然後又回到黑暗。兩個有意思的圓圈形成了**杏仁**的象徵，核心的扁圓形。這個形狀出現在古老宗教的圖像學中，可能暗示與「黑暗中的光」有關的神聖原型時刻，表示唐恩的意識可能從心靈的黑暗原型土壤中往上推進。某些女性為了集體，將自己和內在黑暗女性以及其療癒特質的連結壓抑了下來。對這些女性而言，杏仁核心是很常見的。

圖 9.7 是自主繪畫，揭露了光與黑暗永遠的對立面。光與黑暗同時存在於人類經驗的背景中，但是我們可以經由象徵的表達，找到和解，以及暫時的合一與超越。唐恩的畫與橋對話，探索了她與個體化相關情結的關係。她參與了橋的象徵，透露出自己在心理上的努力，正如漁夫體現的努力。而且，如果客觀的心靈是真實的，有著自身的生命，那麼，我們可以認為橋也有自己先天與個體化的原型能量有關的隱喻特質，同時也具有對立面的普世原則，意識與潛意識、主觀與客觀、男性與女性。

橋的夢的其他工作方法

假如唐恩沒有不得不畫她的橋，我們可能花時間與綠色工作。我們可能從不同來源收集各種綠色（顏料、有觸感的紙張、找到的物品、藝術卡片等等），放在一處。我們也可以收集個人聯想，以便瞭解與綠色有關的情結。我們可以刻意與夢中的每個意象工作，畫出夢境，或是經由線條、形狀、色彩抓住夢中最主要的時刻。這樣也可以繞行情結，發掘象徵材料。或者，我們可以光是靠著自主繪畫，抓住夢的整體感覺與品質，然後發掘夢中的意象，例如魚、橋或船，發掘個人聯想，以便和原型與象徵材料工作。這些途徑都可以促進生命中間的過渡時期，但是有一件事很明顯：需要患者一起勇敢的努力，保持興趣，才能積極參與潛意識內容。

榮格取向藝術治療：露易莎的故事

露易莎（Louisa）二十多歲，正從受虐關係中恢復過來。她有自己的「紅書」，用創造過程來探索自己的回憶與行為。一開始，她用了一個青春時期做的很有力的夢。那時的她正要成為成年女性。她在想，是否可以回到過去，回到一開始的時候，尋找答案。露易莎畫了「蛇女士」一圖（圖9.8）之後，她說：「蛇的圖像是一個方法，在我累積了具挑戰性的親密關係之前，重新導引我過去的某些女性和性。」被蛇纏住的人描述了路易莎年輕時有力的轉化。現在她回去觀察這個夢，明白自己為了父權文化做了很痛苦的犧牲，否認了自己的女性本質。

露易莎發現，處理創傷反應時（她認為是創傷後壓力症候群），畫曼陀羅很有幫助，可以將重複做的夢的能量加以移轉。每一次，她記錄自己對夢的反應情緒，然後自主繪畫，或畫個曼陀羅。她經常用積極想像以獲得更多洞見，思考著自己的反應。

露易莎最後的曼陀羅之一（圖9.9）就是對重複做的夢的反應。在這張曼陀羅中，她用了水彩，想要為不斷重複出現的情緒創造某種開放與慈悲：「這是很多層次的過程。」很明顯地，做重複的夢是在面對潛意識。露易莎努力接觸心靈自我調節的一面，找出意識與潛意識之間的平衡。曼陀羅看起來像是被意識之外的「手」握著，圓圈裡的色彩彼此交會、融合，創造新的、意料之外的色彩與形狀。表達出來的活力既代表了痛苦的強度，也代表了圓圈的原型模式的潛力。或許露易莎就像第六章的露欣達，正在開始解開對自己**命運的熱愛**之旅背後充滿矛盾的意義。能量的聚集或盤旋會以原型模式出現，例如蘇菲旋轉的僧侶、國標舞、團隊運動、轉圈圈的兒童遊戲，不斷轉圈圈，以聚集能量。音樂與旋律也可能出現，代表神秘和「值得注意」的、想要被注意到的資訊，就像第六章的露欣達的夢。動物精確描述原型的本能能量，我們看到安娜夢裡出現兩條蛇和黑貓，唐恩的夢裡出現白馬。它們作為象徵，統一了原型的本能端與精神端，讓我們更能意識到。學習夢的語言需要時間。動物、移動、旋律都以神秘的方式活在我們內在。榮格取向藝術治療提供另一扇大門，經由這扇

大門，潛意識可以表達純正的真相。我們可以用意象做出反應，也可以經由我們如何和心靈一起生活的方式做出回應。

例如，當我開始我的藝術治療教育學程時，我做了以下的夢：有一隻鼴鼠，一位女性導師告訴我要唱鼴鼠的歌。這個夢一直活在我的裡面，像音樂一般，我一直掙扎著想要瞭解它。我經常問自己，唱一首鼴鼠的歌是什麼意思？鼴鼠的補償角色是什麼？這個夢顯示，潛意識有其獨特的神秘語言。我一直挖掘這個夢的新的意義，這個夢一直在我的內在活著。偶爾，我也有其他關於鼴鼠的夢。許多年後，我又做了以下的夢：一隻又大又胖的鼴鼠躺在紅色絨布上面。黑色與紅色很僵硬。我畫了鼴鼠，做了一些聯想，以尊崇這個夢的重新出現（圖9.10）。做這個夢的時候，是我參加第一次分析訓練研討會之前（這又是一個教育的臨界點）。

去開會的那天，我在一個大自然的區域散步。在路邊，我看到一隻死掉的小鼴鼠。我嚇一跳。我從未在白天看過鼴鼠。這隻死了。我坐在牠身邊，思考著共時性 [2]。我記得榮格的夢，有著翠鳥翅膀的費萊蒙（Philemon，榮格自性的引導與意象）。之後他就看到了一隻死去的翠鳥（Jung, 1961, p.207）。我從死鼴鼠聯想到了榮格關於死翠鳥的故事，證明我正處於我自己旅程的另一個重要時刻。我心裡有對於未知的恐懼與對於共時性的驚異。看到死鼴鼠，我知道這是一個犧牲，我正處於另一個生命啟動的臨界點。

在我接受訓練的那些年裡，我必須用我自己的聲音，談到我為何要接受榮格學說的訓練、對我的意義是什麼、從我的潛意識冒出來了什麼。鼴鼠是一個活生生的象徵，表達了本能天生的節奏與我的生命階段、生與死、啟動。夢裡暗示黑、白與紅（紅絲絨）有著煉金術的重要性。我將忍受我的情結（魔鬼）與原型力量，並因此轉化。深刻的啟動和犧牲的儀式都飽含熱情與無可避免的痛苦。再一次的，這不是自我之歌，而是從黑暗冥界而來，從自主、有創造力、

---

2 榮格對共時性（synchronicity）很有興趣。共時性的意思是指兩件不相關、沒有互為因果關係的事件，以某種有意義的方式同時發生，產生關聯。並且，有了這些有意義的巧合之後，個體實際經驗到了集體潛意識的作用，讓我們看見了集體潛意識。當我們創造圖像，對潛意識來的訊息做出反應時，更是如此。

有節奏的潛意識而來的迴響之歌。或許，這就是心靈對我說的「唱出鼴鼠之歌」。

榮格取向藝術治療：娜歐米的故事

娜歐米（Naomi）五十多歲，快要六十歲了，最近才完成研究所的學業。她有兩個成年孩子。娜歐米在同一段時間裡有兩個夢。第一個夢裡，她在開車，注意到路邊一個沉默的黑人男孩，雙手伸向我。我走了過去。第二個夢裡，我在車裡遭到槍擊，子彈只擦過我的頭。我沒有受傷，但是我很擔心坐在車子後座的男孩看到我被槍擊。

在我們會談時間裡的這個時期，娜歐米正在做一系列的歷程性繪畫。因為念研究所，她很久沒有畫畫了，想要重新開始。娜歐米使用顏料做自主繪畫，不知道會冒出來什麼。然後我們一起思考這些意象。在一個意象中，她依稀看到了夢中的路邊男孩，所以就加以潤飾，讓他有了形狀與色彩。畫的時候，好像他在紙上「誕生」了。他身後自動出現一顆金色的球，讓他有了一種神聖感，這確實是她從夢中取得的一種情緒品質，但是這幅畫用視覺表達了夢裡的靈性（圖9.11）。

娜歐米討論到與她的藝術創作有關的後悔與失去的時間。對於父親對她缺乏引導和支持，以及她的弟弟如何「得到一切」，她表示哀傷。她想要改變這種態度。潛意識顯示，被排斥、被否認、「在路邊發現」的陰影男性擁有某種獨特且陌生的答案。補償的心像鼓勵娜歐米「再看一下」被排斥的是什麼，以及如何為她面前的道路重新收回心靈能量。她需要學著分化男性的一面，才能將其雙面性加以同化。畫完之後，娜歐米用陶土為自己的「精神之屋」做了男孩的雕像。陶土人偶來自內在的夢。精神之屋逐漸成為陶土人偶的神聖空間（神聖地域）。這個計畫需要她使用電動工具與材料，與她以前的藝術家面向不同。從夢中意象創造出來的人偶是一顆種子，帶領著逐漸成長的阿尼姆斯，在之後的許多夢中又以不同的方式再次出現。

這兩個夢引起了之後一系列的會談，讓娜歐米不得不思考，這個新的男性

逐漸冒出來的潛力有多麼重要。或許，如果她努力修補身心之間的連結，可能會找到心靈中更好的平衡。夢的進展從她在路邊「撿到了」男孩，現在要和隨之而來的情結工作了。她的自我態度受到「槍擊」（擦過她的頭部），但她沒有受傷（她會存活下來）。娜歐米認為，原本的事件或許是她第一次明白女孩受到的待遇不一樣。夢裡的自我擔心男孩要如何處理這個事件，表示正在形成內在關係，因為她積極照顧夢中意象，用雙手對潛意識做出回應。

榮格取向藝術治療：艾倫的故事

艾倫有一個夢，使得我們開始針對父親情結與阿尼姆斯工作。我在挖一座墳，發現裡面埋了一個男人，他還活著。他穿著 1940 年代的西裝。艾倫在母親情結上已經做了很多工作了，但是現在潛意識建議，應該要轉向父親情結了。她只短暫接觸過父親。夢裡，她看到父親的臉是負片。艾倫對她的想像做出了回應，她剪了頭的形狀，放在一張紙下面。她用黑色蠟筆摩擦，就像在墳上摩擦。艾倫畫完了這張臉，但是發現她自己往後退，然後在相反的方向畫，她說：「讓臉的顏色更深⋯⋯好像我要碰觸他、把他挖出來。」這個力量很像唐恩，畫橋以尋找前行之路。艾倫和唐恩都在同化深刻的哀傷感，畫畫提供了意象，補償並肯定了她們的道路。「畫畫有著魔法般的效果，是轉化情緒的第一步。」（Abt, 2005, p.33）經由畫畫，情緒（情結）找到自己的形式，以無法預料的方式演化。榮格畫出自己的情緒，因此感到寧靜：

> 如果我把這些心像埋藏在情緒中，我可能早就被它們撕成碎片了。我有可能成功地讓碎片離開我，但是我會無情地陷入精神疾病之中，完全被它們摧毀。從我的實驗結果，我學到了，以治療的角度看，找到情緒背後的特定意象可以有莫大的幫助。（Jung, 1961, p.177）

榮格警告，我們一直在進行個體化，不應該高估潛意識或從潛意識冒出來的意象。意象不是藝術，只是自然（Jung, 1961, pp.185-187）。但是，榮格從很

早就非常重視夢與畫畫之間的關係：

　　這些意象從自然的需求而來，並滿足了這個需求。心靈的一部分來自遙遠的原始過去，在意象中表達自己，發現可以和我們陌生的意識一起和諧發揮功能……但是，光是畫圖還不夠……我們還需要理性與感性的理解：它們不但需要在理性上被整合到意識之中，也需要在道德上被同化。它們必須經過綜合詮釋……我們面對的是意識之外的生命，我們的觀察是間接的……這是某種形成核心的過程，許多圖畫都是患者自己表示他們覺得是決定性的轉捩點。在形成核心的過程中，我們稱為自我的部分似乎處於邊緣位置。很明顯的，當心靈的歷史部分冒出來之後，帶來了改變……改變讓人感覺到生命，並維持著生命的流動……有著活生生的目的性。（Jung, 1931/1985, CW 16, p.51）

　　我們經由許多案例知道，夢境意象的背後有著原型模式與情結，負責組織結構、引導、療癒心靈。這些心像不只反映了個人的人格品質，也提供了個體化的藍圖。個體化是我們生命的背景。榮格說得很清楚：用藝術媒材表達潛意識的內容，但是試著不要高估意象。讓它們發聲，讓它們被看到，當它們的任務達成時，讓它們死去。如果我們抓得太緊，這些意象將被理想化，或是窒息，於是失去它們的威權。但是如果我們抓得不夠緊，又會錯過它們帶來的訊息。要如何尊重靈魂意象的生命呢？最好的辦法就是找到適當的平衡，讓我們的想像經由它們帶給我們的經驗而轉化。就像大自然的一切，當它們失去能量的時候，它們會回到潛意識，直到下一個意象成形。就算沒有別的，榮格堅定不移地相信潛意識天生的療癒節奏。就像任何環境，潛意識也有自己的氣候、自己的季節，以自己的步調表達它自己。我們的責任就是發掘我們每個人優雅的個人道路，和活在我們內在以及我們四周的、**令人畏懼的神秘**保持相愛的關係。

第十章

積極想像與藝術治療

　　積極想像是榮格特有的方法，讓意識與潛意識圍繞著一個意象、主題、想法進行對話，以便從潛意識獲得進一步的洞見。這是榮格經由研究、經驗、思考自己的潛意識材料之後，對於與潛意識內容工作的創見之一。事實上，榮格回憶他對自己所做的研究，認為這是分析心理學的基石。在那段時間裡，他為拓樸學、原型、集體潛意識、男性面與女性面、自性、個體化的思考種下了種子。積極想像強調了榮格對於「自我和潛意識、心靈能量、意象與象徵的形成之間的關係」的想法。

　　藝術家和藝術治療師都很自然地經常使用榮格的方法，經由與心靈意象的內在對話，推展創造過程。但是，積極想像有時會和目擊書寫（witness writing）、獨白、幻想、直覺洞見搞混。積極想像不是自我揭開幻想的故事，也不是對心像有了直覺和想像的「正中目標」。積極想像是與潛意識刻意的對話中出現的**經驗**，是有意識的和潛意識培養關係。

　　榮格取向藝術治療以兩種方式使用積極想像。有時候，創造意象的實際過

程本身就是積極想像。形成意象的過程就是對話。我們往後站一點，沉默地和逐漸成形的圖像對話，傾聽它的聲音，重新修改。這是關照意象的重要方式。第二個方式就是等到意象完成之後，和意象對話。我相信，在創作意象的這兩個階段，只要我們有意識地參與，自我足夠柔軟，能夠聽到潛意識的聲音，積極想像就都會發生。在這兩種情況下，心像變得更活躍，我們傾聽內在的聲音，同時傾聽意象的聲音，發展出了相互的關係。榮格的主要目標就是覺察到潛意識，讓意識與潛意識彼此對談。

積極想像與懷孕的象徵

裘德洛提到榮格在積極想像中使用的德文字眼「授孕」（betrachten）。懷孕的個體一定是活的。時間一到，就會有東西誕生出來。懷孕就是產生、繁衍（Chodorow, 1997, p.7）。榮格的積極想像會以開放的態度與好奇心，關照心像或感覺。我們給了它生命的氣息（精神）。榮格提醒我們，除非經由創造意義來觀照心像，使它有了意義（受孕），否則心像不會成為象徵（Jung, 1921/1990, CW 6, p.474）。**授孕**（making pregnant）一詞也是榮格用來描述轉化，以及積極想像底下的性與創造力的本能原型模式。當我們投入**授孕的想像**工作（Swan-Foster, 2012），我們的態度會改變。我們用想像與象徵性思考，滋養並加深我們對心像的聯想，加以拓展，超越理性現實，包含了非理性的元素。態度的改變讓心像成為活生生的象徵。確實，心理活動需要專注的臨在，投入心靈能量，照顧情緒，讓心像轉化為象徵，就像懷孕的過程（Swan-Foster, 2012）。

使心像受孕，滋養活生生的象徵。這樣的說法強調了餵養榮格想像力的、詩意的浪漫根源。積極想像打開了大門，讓我們傾聽從具有創造力的潛意識發出的耳語。這些耳語和自我的理性知識是分開的。符號一定有某種意義，但是除非我們願意反思、觀察、欣賞逐漸揭露的心理意義，能量將很難進入活生生的療癒象徵。自我會想覆蓋掉自然冒出來的訊息，我們有意識地參與出現的意

象，補償了我們心靈理性面的強勢。

煉金術的容器或導管（往往像子宮的形狀）是一個想像的容器，容納了象徵性概念與培育過程，最終產生了可能成為象徵的意象。例如，煉金過程中要不斷洗滌材料，就像必要的繞行和不斷重複的心理工作。超卓功能聚集了足夠能量，讓心靈中的象徵充滿生命力量，活了起來。榮格解釋，象徵活起來之後，會使得心靈能量從低層轉化到高層：

它帶著信念，同時表達了信念中的內容。這是因為原型中儲藏了獨特的、像是精靈般的能量。原型經驗不但令人印象深刻，還會抓住並擁有整個人格，很自然地產生信念。（Jung, 1912/1972, CW 5, p.232）

榮格進一步提醒我們，真正的信念來自經驗、我們和潛意識的關係、我們內在的**補償追求**（Compensatory striving），以及我們尋找能夠表達我們完整心靈的態度（Jung, 1912/1972, CW 5, p.232）。創造的本能仰賴超卓功能，並受到積極想像的滋養和激活。我們的靈魂獲得了更深刻的目的與意義，結果就是產生象徵與改變意識。使用積極想像時，我們就參與了榮格經常說的：偉大的跨學科事業。

積極想像：體驗心靈

積極想像源自佛洛伊德的自由聯想，但是很清楚的有所不同：「自由聯想是一種詮釋技巧，積極想像是一種經驗技巧。」（Taveras, 2015, p.26）榮格對於心靈能量的背景很感興趣。這個背景能夠經由自我和心像以及其他潛意識內容的關係，拓展經驗，進而動員心靈。榮格對超卓功能的想法，以及他和對立面工作所激發的能量的想法，最終讓他發明了積極想像。1941 年，榮格說，積極想像是內省的方法，他提出了特定的指示，告訴我們如何觀察內在意象的流動。他建議，從夢境、腦中的想像或圖畫中，選擇一個感興趣的意象，

觀察它的改變。我們必須暫時停止所有的批判聲音，我們要保持客觀，但是專注。任何試圖排斥的想法都是因為自我想要干擾，不讓潛意識揭露內容（Jung, 1941/1990, p.209）。榮格的方法要我們有意識地參與陰影材料，企圖發掘我們不知道的真相：「認識潛意識是一個過程，和自我與潛意識材料的關係將會轉化或發展心靈。」（Jung, 1961, p.209）

藉由積極想像，榮格接受了自己以及被分析者的潛意識強大的影響。他發現，如果我們將心靈能量引導到有創造性的意象或「個人化的情緒」與象徵，那麼，我們就可以接近心靈，將之整合為一。心理分析仍錯誤地認為強大且知識淵博的醫生可以主導詮釋與患者的治療，榮格則提倡另一種極為現代的方法。他是第一位鼓勵被分析者獨立的分析師，他鼓勵被分析者學習如何做積想像，或是瑪麗·沃特金斯（Mary Warkins,1984）說的「醒著的夢」或「想像的對話」，以便在分析之外，以及分析結束之後，自行參與潛意識。

榮格認為，他的方法能夠讓個體化完整地表達出來，尤其是他會建議被分析者，中斷分析，休息一陣子，以便將經驗整合到日常生活中。榮格堅持，分析心理學必須經由親身體驗，我們親自走過想像中所發生的一切（Jung, 1961）。在當時，榮格的積極想像非常前衛、創新。被分析者不再只是讓潛意識裡負面或有破壞性的聲音譴責自我，同時也經由對話與建設性的方法，積極接納潛意識內容，接觸到內在指導與心靈能量，揭露心靈的目的。

一開始，大家認為積極想像必須單獨進行，有點像靜心，只是有一些差別而已。在藝術治療中，積極想像會自然發生。這時，我們可以請患者和意象對話：「你可以傾聽它在對你說什麼嗎？」、「你要如何回覆它呢？」這些問題可以教育並刺激被分析者，讓他開始學習以新的方式傾聽自我之外的聲音。自我可能過於有意識、過於強勢了。收集意象的各種聯想時，我們會自動照亮情結與原型意象中一定有的、被否定的材料。藝術治療能夠將無法言說的潛意識材料視覺化，成為意象，將意象帶入當下的時空。積極想像也可以提供特定的把手，促進與潛意識產生更深的關係。

榮格的《紅書》：發現積極想像

　　榮格在《紅書》（2009a）的創造過程中，為積極想像下了定義。我們都知道，他一輩子都與創造本能和反思本能有著深刻的連結（Jung, 1961）。《紅書》出版後，榮格的私密視野和積極想像，以及他針對這些經驗的畫作和書法，都首度公開於世。這本書呈現了一個人進入自己心靈又回來的私密旅程。在書中，榮格記錄了他和潛意識人物的對話，以及他有時候面對心靈女性阿尼瑪的困難。很少有（可能從未有過）如此偉大的心靈文字紀錄和世界分享，更別提畫了下來。他讓我們看見了一個人和自己潛意識的親密對話，值得我們尊敬和肯定。在《紅書》裡，榮格帶著自己進入深谷，他稱之為宇宙深淵（cosmic abyss）或月亮之旅（voyage to the moon）（1961, p.181）。在這個景觀中，榮格遇見了留著白鬍子的老人以利亞（Elijah）和一開始盲眼的美麗年輕女孩莎樂美（Salome）[1]：

　　看到兩個人，留著白鬍子的老頭和美麗的年輕女孩。我鼓起勇氣，走向他們。好像他們是真人似的，我傾聽他們告訴我什麼。老頭說他是以利亞，我嚇了一跳。女孩更是嚇我一大跳，她說她是莎樂美。她眼睛瞎了。好奇怪的兩個人。莎樂美和以利亞。以利亞對我保證，他和莎樂美一直都在一起。我完全不敢置信……有一條黑色蟒蛇和他們住在一起，很明顯的非常喜歡我。我待在以利亞身邊，因為他是這三位之中最明理的一位，而且腦筋清楚。我不信任莎樂美。以利亞和我聊了很久，但是我聽不懂。（Jung, 1961, p.181）

　　榮格落入深淵時，為了不在潛意識中迷失自己，榮格說他維持著觀察和參與視野的兩雙眼睛，心裡同時維持著意識與潛意識。對於所有的榮格取向藝術

1　譯註：兩人都是舊約聖經中的人物。以利亞是舊約聖經中的一位先知，莎樂美則是以色列國王希律情婦的女兒。她為希律獻舞，希律很高興，答應她可以許一個願望。莎樂美說：「請把先知約翰的頭放在銀盤上給我。」於是希律命人斬殺了獄中的約翰。

治療師、心理治療師、心理分析師，這都是必要的任務。但是這一次，榮格是在自我分析中探索新的領域。

　　榮格創作《紅書》時，有特定的過程。從 1913 年到 1930 年，他忠實進行自己的積極想像，並加以記錄。在那段時間裡，他獲得托尼・沃爾夫（Toni Wolff）的協助，專注於自我分析。沙姆達薩尼（Shamdasani，2009, p.33）指出，榮格的心理過程有三個階段。首先，他精確記錄了自己體驗到的意象和內在對話。然後他往後站了一步，提供概念上的回顧。最後，在第三階段，榮格提供詮釋（Shamdasani, 2009, pp.30-33）。榮格將黑色本子裡的材料挪到《紅書》裡的時候，加上了點綴的話語和曼陀羅（Jung, 1961）。一開始，圖畫與內容有關。隨著時間過去，圖畫變成更多的原型反應或是「它們是自身的積極想像」（Shamdasani, 2009, p.33）。有一陣子，榮格喜歡專注於美感的品質，但是他一直沒有完成《紅書》。他受到新的心智景觀吸引，轉而面對他在煉金術文字中找到的「**理解**的激烈過程」（1961, p.188）。

　　榮格跨騎在浪漫想像與經驗科學之間的張力上（Shamdasani, 2009），這個過程釋放了他潛意識中深層的生命，也經由他表達出了集體潛意識。榮格變得更能意識到內在的雙重人格，他稱為人格一號和人格二號。無論別人如何看他，他知道，他的發現不只是「精神疾病……瘋狂……的東西，也是從我們現今的理性時代消失了的、神話般的想像矩陣。」（Jung, 1961, p.188）《紅書》讓我們看到了榮格次人格的神話故事，從他的心靈裡，以意象之姿冒了出來。他寫道，想像無所不在，大家卻「忌諱、害怕，甚至將想像當作危險的實驗，或是有問題的探險，會讓自己陷於不確定的道路，落入潛意識的深淵。」（Jung, 1961, p.188）從此，榮格的積極想像過程對他未來的工作一直有著很大的影響，直到現在，還在影響著跟隨榮格理論方法的臨床工作者和被分析者。因此，榮格的個人工作對榮格取向藝術治療的方法與運用具有無上的價值，一直以來都是深具啟發性的研究方法，是一個很有創造力的治療取向。從《紅書》開始，榮格的積極想像不斷演化，但始終都是具有先見之明的可靠臨床工具。

榮格的積極想像

　　榮格的方法主要有兩個階段：讓潛意識冒出來，然後接受潛意識。第二階段更為重要（Chodorow, 1997; Cwik, 1995）。在接受潛意識的這件事情上，不但自我擁有正當立場，潛意識也被賦予同樣的威權，榮格解釋道：「自我負責領導，但是潛意識也必須能夠有它自己的聲音。」（Jung, 1916/1957/1972, CW 8, p.88）榮格也認為，當某人用積極想像充分工作之後，夢境就會減少，並失去能量（Jung, 1936/1937/1990, CW 9i, p.49）。根據他的觀察，他做出結論，認為夢的內容渴望經由與我們的關係，進入意識。

　　積極想像總是從**原初材料**開始，例如一個趕不走的想法或感覺、有破壞性的情感或情況、或是夢裡令人忘不掉的意象。榮格最後修改了他的方法，有三個基本階段或步驟，反映了他對於定向思考與非定向思考的想法：

　　1. 降低意識
　　2. 帶入意識
　　3. 採取行動

　　第一步需要我們安頓下來，心裡也要安靜下來，放軟自我，無所作為，讓事情自然發生（Chodorow, 1997）。在對《黃金之花的秘密》（*The Secret of the Golden Flower*）的評論中，榮格將這一步稱為**無為**（Wu Wei），或**任由**（Abaissement），讓我們知道了潛意識的內容（Jung, 1929/1983, CW 13）。安靜坐著，往內走，**無所作為**地任由事情發生。這有點像靜心冥想，但是又不同，因為我們在積極想像的時候，並不讓思維與感覺流逝，或是「往河的下游流走」。但是，榮格也提醒我們，煉金術的**冥想**（meditatio）是心理治療師很熟悉的過程。心理治療師經常使用「內在對話」關注潛意識，這跟靜心冥想不同，而是主體與客體之間的對話（Jung, 1944/1993, CW 12, p.274）。

　　榮格認為第二步更為重要，必須把意識**帶進來**，以鼓勵我們的內在過程與對話，心像才能經由外在方法（藝術、移動、沙遊等等）成形（Chodorow,

1997）。當情感與心像流入意識，自我會經由對話主動進入**經驗**。第三步包括採取行動，活出積極想像的經驗。我們不是要將對話留在休眠狀態，或是藏在遙遠的角落，遠離有意識的生活，而是經由參與和行動活起來。我們都很熟悉志工或志願者的社區服務工作，我們的工作則是服務潛意識具有自主性的療癒潛力。在榮格取向藝術治療的方法與運用中，可以看到所有這三個步驟。

榮格取向藝術治療：麗莎的故事

　　童年受到虐待的麗莎（Lisa）畫了一個她的孩子自我，關在房間裡。她畫的時候，有很多感覺湧上來，雖然成年之後她很少哭泣。積極想像的過程正在發揮功用，我們讓過程慢下來，探索冒出來的情緒、她看到的心像以及內在聲音的對話。第一次，她決定傾聽自己內在孩子說的話：「她說她需要我。」她一面畫那個房間，一面寫下這些字。心像說：「我很生氣。不要忘記我。」麗莎問：「但是，我不確定要如何照顧妳，妳想要我做什麼？」孩子自我說：「我需要妳，我害怕，不，我害怕極了。妳可以帶我去嗎？」麗莎正在與害怕且孤獨的心靈碎片或情結工作，但是實際上，這些都是她自己的一部分，需要被收回來。一開始，麗莎在對話中聽到心靈中的孩子說出感覺，她覺得很不舒服，但是這給了她一個理由，刻意地和這個恐懼、脆弱的孩子情結培養關係。之後，她注意到，這個情結的負向端想要躲藏在根深柢固的自我毀滅之處。當她說：「我感覺得到，妳想把我推開。」的時候，她終於大聲說出了真相。麗莎繼續工作，最終有了對生活的洞見。

　　榮格積極想像的第三步驟是採取行動，是完成整個過程的重要一步。以麗莎為例，她收集自己童年照片並加以影印，然後創造了一張拼貼圖，加上了她以前一直無法說出的那些話。她將這幅拼貼圖裝了畫框，放在桌旁，每天記得這個小女孩。最後，這個積極想像變得刻意、以尋找解決辦法為方向，為麗莎把大門打開了一點點，讓她試試水溫，用新的方式和心靈工作。如此一來，麗莎也承認了，一直以來，她都忽略了自己的創作需求和欲望。單單這個藝術過程就給了她足夠的啟發，最後，她去註冊選修了一門陶藝課。

在心理上而言，成年的麗莎終於開始注意到未曾滿足的需求，以及其生猛本能的能量。覺得沒有被看見的孩子並非突然、而是逐漸地爆發，麗莎承認了以前被否定的需求，也承認了神聖女孩的潛力。以前，這些未被滿足的需求一直以困難的早期兒童的型態留在陰影中。麗莎面對了強烈情緒，採取了與心像對話的行動，終於找到方法，接受她自己長期受到忽視、排斥和羞恥的這個部分，並與之工作。

對於藝術治療師而言，空白的頁面具有潛力，可以容納潛意識內容。這一點特別重要。有時候，頁面會保持空白很久很久，但是空白是一個複雜的地方，等待的地方，或許也是保護、恐懼的地方。或許，空白是這些全部加在一起。我們無法強迫空白表達它的訊息，而是需要讓它自己逐漸揭露。積極想像中也可能出現這種靜默。探索的過程需要耐性、好奇心、韌性與信念。我們可以運用我們在美學上對美的興趣，以及從分析的觀點尋找潛意識更大的意義與目的。在美學與分析之間，則是我們的人性材料。

和藝術對話的另一個思考方式是**和**圖畫本身對話，而不是**談論**這張畫。保持傾聽，而不是防衛與解釋的心態（McNiff, 1992, p.105）。這是一個很重要的起點，在意識與潛意識、理性與非理性、創造者與意象之間建立相互的交換。榮格再一次提醒我們，認為定向思考與非定向思考的目的是同時掌握衝突的兩邊，接受出現的意象，我們需要這些意象，只要我們願意研究其內容。

馮‧法蘭茲的積極想像

瑪麗－路易絲‧馮‧法蘭茲（Marie-Louise von Franz, 1983）用以下方式拓展榮格的方法：

1. 清空自我的「瘋狂心智」：放鬆，但是專注。

2. 讓潛意識幻想的意象冒出來：我們歡迎出現的任何意象，放輕鬆，關注它的存在，不要抓得太緊，但也不要讓它消失。

3. 賦予某種表達的方式：使用藝術或儀式，用遊戲玩耍的心來表達。榮格認為這是處理內在材料的有效方式。

4. 正確面對，並運用到日常生活中：馮‧法蘭茲認為這是很重要的一步，在現代技巧中經常被忽略掉了（von Franz, 1983; Chodorow, 1997）。

　　第四步驟讓積極想像在日常生活中有了形式，這一步很有價值。藝術治療師很自然的會做到這一點。潛意識喜歡反思與承認，即便創作結果並沒有精確反映了原本的心像。藝術作品是一個過程，帶著做過的夢往前，或是帶著積極想像往前，賦予它們生命。我們可以將畫掛在牆上，或與人分享。馮‧法蘭茲也提醒我們，如果將我們的內在工作整合到日常生活中，給新的態度一個空間，可以繼續茁壯、滿足目的，進一步影響集體。這就是重新活化（引述自 Keyes, 1983）。例如，艾倫從積極想像出發，做了擬人化陶土小偶，將夢境或分析的內容往前推展。她將小偶以特定的方式放在關係之中，使用陶土的特質，創造了自己的神聖地域，保護她不受擬人化負面情結（放在遠處）的傷害。艾倫跟隨她的想像，很自然地展開這個過程，有了儀式性，將她的內在想像帶入外在世界。同樣的，如果我們夢到烤了一個豪華蛋糕，我們可以決定，下次和朋友聚會的時候，真的烤一個蛋糕，而不是去買一個現成的蛋糕。如此一來，我們就可以和世界分享夢中的能量了。

　　如果我們排斥潛意識，潛意識會經由陰影內容，讓我們看到它可怕、負面的臉，例如侵略性的可怕人物。但是如果我們擁抱潛意識，它會提供我們個體化所需的能量與洞見。榮格取向藝術治療不只是注意個案的內在世界、想像、點綴美學意象而已。內在世界為我們提供能量，以便轉化，於是我們可以帶著禮物重新進入集體。榮格表示，適應集體的過程也尊崇個體化，同時也能滿足個人的人格，並保持個人人格的真實性。

榮格後的反思與方法

對於藝術治療，積極想像是整體治療的一部分。當代心理治療技巧也運用到了某些部分，靠著想像以療癒情結與創傷[2]。雖然積極想像與夢的工作同樣是榮格最主要、極為有創意的方法，即使是榮格分析師或榮格取向治療師也往往忽略了積極想像。以下是從各種不同角度思考積極想像。

積極想像與過渡空間

根據福特漢姆（Fordham, 1967），榮格在落入可怕的潛意識深淵時，用積極想像發展過渡對象（transitional objects），以表達並處理他的分離焦慮。也就是說，福特漢姆認為，創造過程是來自溫尼考特早期關係模型中過渡對象的概念。另一個看待榮格過程的角度則是認為積極想像是打開「玩耍空間」大門的鑰匙（Cwik, 1991），引發對話過程。這個看法尊崇榮格的原創概念，退行是心靈重生的來源。在《遊戲與現實》（*Playing and Reality*, 1971）裡，溫尼考特探索從傳統空間或母親與嬰兒或孩子之間的空間，逐漸演化成為創造力的發展。他認為，我們在關係中，或是我們獨自學習玩耍的時候，都可以發展想像力。奎克（Cwik, 1991）思考了榮格的「第三元素」與超卓功能的概念，將積極想像和溫尼考特對想像的心理分析做了比較，認為二者都有能力，可以在我們的玩耍空間裡自娛，或是享受獨處，而不會感到焦慮。這個能力來自「夠好的母親」的支持。

在過渡空間裡，我們知道了有些什麼可能性。榮格注意到了在藝術上追求美學與心智上追求意義二者之間產生的張力，他的目標是讓心靈張力推動意識的邊緣，強迫被分析者重視對話過程，包括意識的需求與潛意識的需求。這意味著，既沒有完美的意象，也沒有完美的心智表現。「當理解成為最重要的事

2　眼動減敏與歷程更新療法、腦點療法和焦點取向都是有結構性的當代心理技術，部分源自榮格原本的積極想像，特別是促進自我與潛意識的關係、仰賴想像以擴大與療癒的部分。

情，個體會掙扎著試圖理解潛意識作品的意義，而不在乎美學表現。事實上，二者皆有其固有的危險，能夠讓個體迷失。」（Cwik, 1991, pp.103-104）進行榮格取向藝術治療的時候，我們需要注意是否偏向了一邊。有些患者會強調自己的藝術技巧，而不夠重視心智上的理解；有些患者則強調心智上的理解，忽視藝術表現。他們都會偏向一邊，強化某種自我取向的態度。在榮格取向藝術治療的早期階段，這可能有其必要。但是我們的目標是為當時想要被看見的潛意識材料創造空間。因此，我們研究被自我驅逐、埋藏在陰影中的情結。一切都有陰影，可以用來自我防衛，包括創造意象、夢、積極想像。身為榮格取向藝術治療師，我們的任務就是考慮並掌握尚未被意識到的那一邊，傾聽、尋找方式，以瞭解可能看到的潛意識材料。

積極想像與移情、反移情

有人認為榮格的過程是和超個人心靈或自性培養深刻關係的方法，也有人認為，積極想像會發生在移情與反移情關係中（Davidson, 1966; Cwik, 2011; Schaverien, 1992）。薛弗里恩（Schaverien, 2005）建議我們要擁抱過程，也要擁抱作品，特別是會影響移情與反移情關係的分享意象。也就是說，當我們和移情工作時，治療師與藝術家之間工作的對話可能導致有價值的洞見與意義，不但和過去以及當下有關，也可能改變未來的參與。奎克（1995）也鼓勵我們，做積極想像時，要運用普通常識。有時候，如此做可以成功防止指責的聲音；有時候，如此做可以防止我們對積極想像抱持過度正向或理想化的態度。對於剛開始的人，過度理想化可能令人心生畏懼，特別是大部分的早期積極想像會出現分化的、與日常生活的無聊事情或是與精神疾病議題有關的情結，卻缺乏原型材料。奎克（1995）特別提醒了一件重要的事情，當我們和潛意識的關係越來越深刻的時候，原型人物與神秘材料會慢慢出現，但也不是一定。如果個案遇到重大生命事件，往往會立即集聚，成為原型意象。這時，過程會很困難。我們要維持臨床上的覺察力，隨時可能需要調整過程，讓自我不會受到太大刺激，治療關係也不會被摧毀。也就是說，在某些臨床情況下，榮格取向藝

術治療師使用積極想像時必須很小心。有時，個案對於使用藝術媒材會出現自然的抗拒或接納，可以用來重新引導心靈能量或補償缺失。

　　無論我們如何看待榮格的方法：或認為是有創意地落入潛意識深淵；或是因為退出維也納心理分析社群的專業角色，而感到的哀傷與失落；嚴重的憂鬱症或「失去佛洛伊德這位導師與父親角色導致的分離焦慮」（Cwik, 1995, p.140），榮格的個體化都需要他轉身，離開集體的期待，「回家」照顧自己的靈魂。

　　我的靈魂，你在哪裡？你聽到我了嗎？我開口說話，我呼喚你。你在嗎？我回來了，我又在這裡了。我抖掉了腳上來自各處的塵土，來到你的身邊，我和你一起在這裡。經過了多年的遊蕩，我又回到了你身邊。（Jung, 2009b, p.127）

　　無論原因是什麼，我們都知道，個體化道路之旅都需要勇氣，我們需要傾聽痛苦。因為榮格願意深刻傾聽他自己非理性的心靈，遵從他在內在風景中的發現，我們獲得了巨大的利益。這也成為了我們的責任。

創造個人的「紅書」

　　我建議學生和被分析者創造自己的視覺書，記錄夢與心像，投入心靈，把書放在便於收集內容的地方。現代人很少花時間面對內在過程，但是當學生創造自己的「紅書」，發展和潛意識的關係之後，他們跟我說，他們看著揭露出來的一切，感到驚異。讓他們特別感動的是自己如何創造時間，專注於自己的內在生命，現在如何可以回顧過去走過的路，以及他們內在以及四周的成長。

　　創造個人「紅書」的過程也顯示了他們創作過程的陰影。學生有時會掙扎不已，不知道是否要將圖畫貼在書裡，因為這樣做會感覺是最終版本，太固定了。這本書可能被放在書架上，甚至最後弄不見了，或者他們對於失去、保

存、多年被忽視的感覺使他們覺得太脆弱了。另一方面說，不把圖畫貼在書中的話，意象可能不受拘束，可能從書裡面掉出來，或許這也是一個潛意識過程，表示沒有受到足夠的尊重，或是缺乏強烈專注。這些例子強調了被忽視的感覺、缺乏涵容、害怕尊崇潛意識工作時挖得太深？有些藝術治療學生則很有探索精神，首次體驗亂七八糟的創造過程。他們用這本書玩耍、做實驗，發現了自己的另一面。這也可能令人害怕。無論學生是否把畫貼在書裡，實際的過程都成為活生生的經驗，注入了情結，鼓勵他們傾聽非理性的心靈或潛意識。最重要的是，「紅書」為自己的意象與自我反思創造了一個空間：

> 藝術不像視覺冥想與夢境，藝術可以碰觸，存在於物質層次，記錄了創造藝術的想像的活動。並且，它掌握住並固定住曾經流動並有其限制的潛意識之流。藝術治療中有著公開的體現與共享的觀看：兩個人看到同樣的東西，他們共享、一起觀看。（Schverien, 2005, p.144）

有些人很怕共享的觀看，尤其如果他們是處於團體或是訓練之中的時候。創造「紅書」會引發個人與原型的問題；對立面的張力之中，面對自我省思的同時，也會害怕受到批評；可見度與隱私；親密感與受到侵犯之間的矛盾；和意象有關的依附風格；或是技術與美學技巧；或只是情緒與害怕「瘋了」之間的張力。煉金術說的「固定揮發物，揮發固定物」，就是在說我們感覺到的張力，以及經由創造過程工作出現的情結。創造過程既要保持開放，又不能迷失。當然，我們對創造過程採取的方法反映了我們所學的風格。

榮格分析師兼藝術治療師桑德拉・蓋勒（Sondra Geller, 2013）與老人工作時，使用積極想像。她會借用榮格的話說：「現在，真的，你是怎麼回事？」（1961, p.174）她的問題可以運用在進行積極想像的任何人身上，因為這個問題將會激發出主要的問題：

> 「你來跟我說什麼？」、「為什麼你會出現？」對話將引發里程碑，一個可以重新訪視的地方。雖然人已經老了，或許不再能夠獨立生活，失去了自由移

動的能力，卻仍然有覺知的內在資源。這個發現讓人心裡感到溫暖。你握住老虎尾巴，緊緊抓住。它會帶你去這裡去那裡，最後，你會找到連結的線。（Geller, 2013）

在圖 10.1 裡，艾倫畫的是當她的想像有了自己的生命之後，她的心靈能量拉扯她的力量有多大。在她的積極想像中，她隱喻式的抓住老虎的尾巴，同時學著和她從潛意識冒出來、強有力的心像協商、調停。

榮格取向藝術治療關心的是心靈能量的流動，尤其關注能量移動的過程。每一個心靈都有固有的能量，以及內在的對立面。我們要如何找到中庸之道呢？或是像榮格建議的，活在中庸之道上？緩慢流動是一個方式，螺旋形或繞行是另一個方式。無論如何，我們參與陰影，就會發現自己和潛意識材料相處的方法。我們創造的意象可能很熟悉，可以安慰並打開我們，進行更深刻的自我探索與實踐，但是我們不見得容易接受我們發現的事情，讓它成為我們心靈中的一部分。然而，如果我們允許意象擁有它們自己的空間，保持靜心般或反思的存在，我們就可能參與並恰當地關注潛意識讓我們看到的一切。

榮格取向藝術治療：艾莉莎的故事

前一堂課，學生分享了他們「紅書」中的圖。往往，一開始畫的圖在繪畫過程中隱含著不斷重複的模式。熟悉、習慣的模式最終會軟化，開始有越來越多的自主繪畫出現。艾莉莎（Alyssa）的「紅書」一開始有一層一層的曼陀羅（圖 10.2），她不經意地說是「防衛性意象」。她的描述似乎更像是批判、打發意象，而不是像榮格教我們的，試圖傾聽意象的意義。艾莉莎就像我們大部分的人，接觸過更多的佛洛伊德理論與語言，比較少接觸到榮格理論，因此在一開始會自動仰賴佛洛伊德的化約法描述意象。艾莉莎的多層曼陀羅有很多顏色，可以被視為「意象的體現」，讓她可以改變或轉化她對潛意識的態度（Schaverien, 1992）。

圖 10.2 可能顯示自我取向的意象，在沉入潛意識意象的範疇之前，提供

支持性的錨。它讓我們想到了「穿著一層一層的女人」（**圖 1.3**）。這張圖導致了發掘與發現的過程。艾莉莎的曼陀羅也是一層又一層，中間是引人專注的核心。從榮格的觀點看，意象反映了心靈中充滿情結的原型模式。「防衛性意象」的字眼是對心靈帶來的訊息太早下判斷了，規避了調查個人情結的工作，也規避了意象可能帶來的訊息。艾莉莎承認，她創造這個意象是為了安慰自己，然後很快補充說：「這樣很糟糕嗎？」重複的意象不但是卡住的固有模式，也可能是心靈一再地經由材料進行「沖洗」、「清除」，並藉由「洗刷罪惡」而救贖靈魂。在心理上，我們才能夠因此打開自己，面對新的理解。當我們和情結工作時，我們會畫一個核心，我們會專注，更為體現。

一層一層的結構可以安慰我們，同時也代表我們必須穿越一層又一層，才能找到自己的核心。艾莉莎圖畫的深灰色核心可能代表自性的一部分，負責組織她的經驗。艾莉莎認為，她的意象是對夢中深淵的反應。深淵是一個地方，我們在此呼喚意象，卻找到空無。她很害怕，但決心繼續下去。接下來好幾個星期，艾莉莎和蛇的意象工作，讓艾莉莎更瞭解她的自我和人格面具之間的關係，以及她的自我和潛意識的關係。心靈能量退下去了，開始流動。

艾莉莎說：「我的書裡的藝術創作就是情緒的涵容，『紅書』讓我可以遇見我的情緒，卻不至於將我吞噬。」她把積極想像和藝術創作當作催化劑，更深地進入夢的深淵。當她面對原型象徵元素時，她的潛意識感到輕鬆，她的自我則有一點害怕。蛇是冷血動物，與死亡、重生和深刻的轉化一樣，都有很深刻的本能目的。為了補償深淵與蛇的象徵，艾莉莎有了第一個熟悉的里程碑意象。在女性啟動過程中，當我們往下降落，我們已經不再是以前的我們，但還不是我們即將成為的我們，就像孕婦原型提醒我們的訊息一樣（Swan-Foster, 2012）。心靈做出有智慧的選擇，用了一個已知的里程碑，同時，一個女人跳進了她心靈最黑暗的部分。這個深度重新啟動了她想要分享的欲望，經由綜合法，以及她與世界分享的創造內容，繼續推進她的個體化。雖然在集體中感到受挫，但是，根據生物、演化與情緒的節奏，到黑暗中的旅程也可能是一條很自然的道路。

艾莉莎在課堂外的治療中跳入未知，讓心靈經由那條蛇對她說話。她發現

了心靈中非常有力的新角度。她將之描述為心靈能量的移動，與她的「創作女性存有與表達」有關。蛇幫助她在日常生活的新領域裡航行。這個發展既讓人興奮，又讓人害怕。她說經由持續的圖像創作以及肢體動作的治療，她對蛇的能量做了一些實驗，她掌握住了擴張與洩氣、吸引與噁心之間的張力。艾莉莎說她發現了埋藏在她心靈黑暗角落的古老知識。在黑暗中，她曾經失落的部分（正面與負面皆然）被照亮了。

艾莉莎用顏料與馬克筆畫著早期的蛇的意象（**圖10.3**）。這還不是無窮盡的象徵，而是暗指心理過程的啟動。兩個頭暗示了有對立面。艾莉莎深化了她對蛇的能量的認識，蛇的能量就活在她的身體裡面。她在個人治療中，使用定向思考與非定向思考，區分她的情結。她越和心像對話，情結控制她的能量越低。艾莉莎覺得心像對她發揮了作用，深化她與身體的連結，促進個體化，成為一位可以為自己發聲的女性。她從原本的深淵中走了出來，越來越信任女性轉化的原型了。

最後，無限的蛇的象徵在原型容器中找到了真正的形式（**圖10.4**），艾莉莎和自己真正的本質產生了連結。空無是一個很自然的、往下跳的地方（Wallace, 1987, p.125）。空無會很自然地發生，我們或是在空無中耐性等待，或是違抗本性，跳入黑暗。華萊士（Wallace, 1987）認為，無論如何，引導者都非常重要，例如榮格取向藝術治療師。我們會為心靈保留空間，我們是目擊者，為過程作證，但同時也保持信心，投入心靈的節奏。分析師與被分析者的關係之間有某種特別的「中間」地域，供我們等待、凝視、角力。當超卓功能讓轉化象徵出現時，我們分享這個喜悅的經驗。正在等待時，需要有閾限或「中間」地域，以供運用積極想像。

圖10.5 蛇的骨頭表示艾莉莎遇見了空無，正在接近某個心理議題的癥結。我們可以說，她正在碰觸她的經驗的骨架。艾莉莎分享道：

似乎是我的過程的轉捩點……我認為這個意象反映了我想要幫蛇消除負面的……身分認同……對於我接受自己的陰影品質的工作，成為甚至更大的隱喻。我以前會羞辱自己。文化價值告訴我「野女人」的傾向很丟臉，於是我將

這些陰影品質推到潛意識裡去了……另一方面，意象反映了我覺得自己卡住的感覺，沒辦法改變。這時候的我沒有從夢中的蛇或想像的蛇那裡獲得什麼。

撕掉投射時，可能感覺像是意象死亡了，尤其是當我們過度分析它的時候。換句話說，分析到意象都死掉了。榮格說，意象：

令人費解，我應該停止，不要框架，不要根據某種理論的假設，我覺得理論框架不但不足，同時也會對患者直率的創作產生成見……我總是很小心地減弱每個意象的詮釋，讓詮釋變成問題，而問題的答案則留給患者的自由想像與活動。（Jung, 1947/1972, CW 8, p.202）

艾莉莎用薄棉紙創作時，自主出現了意象（**圖 10.6**），潛意識能量把她拉了過去。艾莉莎運用華萊士（1987）的藝術治療技巧，用薄棉紙做拼圖，以促進產生自主意象。她說：「一開始是抽象的薄棉紙圖像，很快變成一幅蛇的眼睛。」她很意外，「但是我不再……因為和蛇有關的意象……的共時性感到意外了。」她針對蛇的眼睛做了積極想像。她學到了，蛇的眼睛描繪的是「內在智慧，內在視線」，與黑暗的內在女性有著錯綜複雜的連結。經由她和心像的對話，她放下了對蛇的恐懼。也就是說，艾莉莎意識到了自己的陰影投射，並能夠將它撤回。她對蛇有一些想法，需要重新省視，有些重要的部分需要整合。艾莉莎注意到，隨著自己的心理工作與積極想像，她有了更多能量，也感到自己人格拓展了。

有時候，我們有在非常深的層次很古老的恐懼，害怕自己面對潛意識意象的影響時，會無法存活下來，或是會神奇地為自己創造出更多的問題。意象會殲滅我們嗎？我們是否夠強大，可以處理真相呢？意象確實會影響我們的心靈，所以我們的本能反應是真實的，來自古老的保護本能。意象會如何轉化我們呢？這要看創造意象的我們態度如何（Abt, 2005, p.33）。如果我們相信潛意識是真的，相信意象擁有自己的生命，那麼，我們參與意象的力量將會釋放心靈能量。當我們臣服，我們的人格就會經過自我與自性的連結而再次充滿活

力。榮格會認為，榮格取向藝術治療帶來的這些生命的火花與集聚的超卓功能有關。我們看到了多元性與完整性，也看到了在我們的心靈與世界之間振動的關係，因此集聚了超卓功能。有時候，我們不容易辨別這些，因為它們無法被加以區分，也因為它們可以穿透卻又神秘的特質。確實，無論我們對多少真相有了意識，心靈卻仍然保持神秘。

我們學到，艾莉莎使用積極想像與藝術創作，她的心靈能量轉化了她的身心關係，也轉化了她對世界的態度，她體驗到了冥冥之中，蛇的原型移動。她也和治療師一起，運用移動和書寫以促進對話。超卓功能的能量強迫她和蛇的心靈意象的兩邊不斷掙扎，例如脆弱與自動表達。她知道，榮格寫過很多關於蛇作為潛意識圖像的文字。他也說過，蛇是本能的原始腦子。這一點對艾莉莎很有幫助。蛇是昆達里尼（kundalini）[3] 能量的意象。這個象徵將她連結到了之前被她排斥的黑暗女性智慧，現在經由她與心靈、她與世界的關係而重新恢復了。在她的內在過程的核心，艾莉莎在許多層次工作，但是啟動、死亡與重生、轉化的原型主題佔據了主導地位。

艾莉莎的意象示範了奎克（1991）說的「自我關聯性」（Self-relatedness）或「建立自我與自性之軸」，與所有意象工作的完整過程都表達了出來。過程的兩頭是圖10.2（體現的意識自我）和圖10.6「蛇的眼睛」（體現的潛意識自性結構），為艾莉莎整個學期的心理啟動過程提供了視覺上的兩個端點。

我們可以猜測，這兩個原型意象有些什麼相同性，例如都有曼陀羅的形狀，但是它們也有獨特的差異性，表達了心靈天生的複雜性。藝術媒材也進一步指出這一點（馬克筆與薄棉紙、自我與自性）。圖10.2 一層又一層的曼陀羅讓艾莉莎得以在堅定的基礎上進入與潛意識的對話。她的心靈準備好了，可以面對接下來的內在過程的臨在階段。接下來揭露的是更深刻地進入與潛意識的關係，以及與自性（通道階段）的新關係，在薄棉紙過程中自主表達了出來（圖10.6）。她在一個焦點的周圍工作，顯示心靈存在著組織面，並以蛇的眼睛出

3　譯註：此處是梵文音譯，也譯為靈量、拙火，是性力的來源，常以蛇為象徵。

現。艾莉莎與潛意識的相遇是一個例子，「積極想像會指定，在能夠獨處於高度意識、專注聚焦的臨在中，遇見潛意識最成熟的形式之一。」（Cwik, 1991, p.110）也就是說，不是態度或其他，而是二者一起在心靈中合作，才能有深刻的改變。

在藝術治療中，使用積極想像時，需要考慮的問題：

· 你和意象一起坐在這裡，你的身體感覺如何？

· 對於意象，你首先注意到了什麼？

· 此刻，哪個部分對你說話最大聲？

· 你（意象）到底在說些什麼？

· 你（意象）來了，想要告訴我什麼呢？

· 你（意象）要什麼？什麼可以讓你（圖像）感覺更好呢？

· 和圖畫中的空白以及張力對話。

· 和一條線、一個形狀或顏色對話。它們從我這裡想要得到什麼？

結論

意象創作是一個亂糟糟的心理過程，與情緒有關，也與痛苦忍受命運有關。事實上，這個心理過程的延伸遠遠超過了亞里斯多德的邏輯，進入無法描述的非理性心靈，連結了活在我們內在沒完沒了的二分法對立面。我們一旦奉獻了整個心像，以及生動且活生生的象徵，統一和轉化就會發生了。在我們心中，可能存在著無法契合的內在對立。我們可以經由補償性意象，或是表達並掌握住心靈能量的啟示性象徵，在人生的矛盾中，可以和內在對立面產生的痛苦一同存在了。意象與象徵提供過去、現在與未來一個形式。佛洛伊德大部分時間都在往過去看，榮格不同，他和分析心理學都是看向未來（Schweizer, 2017）。當我們踏上個體化之路，意象創作揭露了以前所不知道的潛意識內容，給了無法言喻的一切一個聲音，在黑暗中點燃光亮。

概念只是暫時的把手，理論也不是絕對的，而是活生生的、持續發展的假說。現在，我們開始了內在工作。出現的意象記錄了過去，也帶著我們往前，它們暗示了還有些潛意識內容可能躲著，它們打開大門，門外是無可避免的改變以及豐富的可能性。榮格取向藝術治療解放了自我，讓自我面質並參與陰影、與情結掙扎不已、在原型材料強大的力量中航行的時候，能夠既堅實又有彈性。所有這一切都因為我們認真投入內在的創造本質，而有了可能。創造新的、神秘的、瞬息即逝的、與自性的連結時，必然會產生痛苦。在這個過程中，如果我們要誠實地與痛苦格鬥並忍受痛苦，就必須承認破壞性力量的重要性。

榮格取向藝術治療很自然，但同時也是特定的行動，混合著反思的視覺涵容，揭露**隱藏的地方**，顯示為療癒而存在的神聖地域，一個神聖的、保護的地方。這讓我們想到阿斯克勒庇俄斯（Asclepius）**4** 山洞，很多人去那裡療癒自己的病痛，傾聽神祇在夢中對他們傳達的指導訊息。當時的處方包括無毒蛇、乳草與被狗舔舐，這些解藥是西方文化的原型象徵。毫無疑問地，心靈的**想像**脈絡引導我們，與心靈最黑暗的部分產生神祕連結，找到有創意的「解決之道」。矛盾的是，創意心靈的超個人微光不但會出現在光亮和高處，也會出現在生猛、深刻、極端個人存在的黑暗泥沼深處。榮格在《紅書》裡很有智慧的寫道：「在任何書籍裡，或是任何老師的口中，都找不到心的知識。心的知識從你內在成長出來，就像綠色的種子在黑暗的土壤中長出來一樣。」（Jung, 2009b, p.133）榮格未曾發表一個理論，而是一輩子都在針對心靈的潛力做出假設。他鼓勵我們和自己的陰影工作，注意內在過程，追隨我們的心，達到我們自己的知識核心。

許多人不知道分析心理學，無法欣賞榮格對關係與非理性心靈的敏感與投入，無法欣賞他的態度與他使用潛意識材料的心理學方法，也無法接觸到個人與人類痛苦的深度。榮格的思想遠遠領先了他的時代，直到今天，這些都還是

4　譯註：又譯為亞希彼斯，是古希臘神話中的醫神。

提供深刻支持與啟示的資源。他沒有料到自己一生的工作會改變了世界，但是他相信，瞭解他的努力的人會開始他們自己進入陰影的旅程。最重要的是，榮格經由他自己的過程，找到了藝術治療，在臨床上也讓被分析者使用他自己的方法，所以他完全可以理解創造過程對靈魂最黑暗之處的影響有多深。榮格是第一位心理分析師，熱切主張藝術是可靠、深刻的表達與治療方法。榮格不但啟發了藝術治療（以及表達性藝術）的領域，他的想法對藝術治療先驅，以及他們的創意、方法與創新的臨床應用都有重大影響，尤其是榮格完全公開對他自己進行的個人研究。我希望我的小小貢獻能夠啟發你，打開大門，學習更多關於榮格與分析心理學的知識，持續尋找內在的未來可能性。「如果你的創造力現在轉向靈魂之處，你會看到你的靈魂如何變成蔥蔥郁郁，長出了美好的果實。」（Jung, 2009, p.142）

榮格的四個治療階段

榮格在他的〈當代心理治療的問題〉（Problems of Modern Psychotherapy, 1929/1985, CW 16）一文中，將心理治療分為四個階段：承認（confession）、說明（elucidation）、教育（education）、轉化（transformation）。分析心理學的基礎是原型模式與煉金術。身為研究者，榮格非常重視臨床方法與應用，但是他同時在心理治療的過程中也很有想像力與創新力。他認為所有的心理治療都是早期啟蒙儀式的某種分支，具有動力與轉化的特質。

榮格認為心理治療與分析都是藝術，不希望大家從字面上看待他的四個階段。因此，任何治療的過程都可以被視為繞行，包括榮格取向藝術治療。就像煉金術的藝術一樣，我們運用**原初材料**，或是我們人格中的原初材料。還有，榮格認為對立面（在煉金術裡，先分離，再合成、整合）與治療的二人關係同樣重要。分析師願意辛苦承受工作引發的潛意識材料，因此也進行了轉化：

　　無可避免的，心理感應將使雙方參與了第三者的轉化，雙方在過程中也都

轉化了。整個過程中，醫生的知識就像閃爍的燈，是黑暗中的一抹微光。(Jung, 1946/1985, CW 16, pp.198-199）

　　當我們開始彼此合作，進行分析，我們就像患者一樣也會改變。榮格認為，每個人都應該對自己的生命負起責任。因此，經過十週的分析之後，最好暫停一陣子。這是為了給被分析者時間整合內在工作，並於外在世界裡實踐，好好生活。這並不表示榮格不鼓勵個案進行固定而密集的心理治療，有時候，他會鼓勵每週不只一次的分析，尤其如果潛意識正在工作，有材料需要消化的時候。

　　榮格探索對於情緒內容的各種反應，發現有人願意和潛意識產生關係，但也有人逃避。榮格理解，想要避免和潛意識溝通的人有各種技巧（Jung, 1929/1985, CW 16, p.60）。榮格取向藝術治療中，我們運用夢的意象、積極想像以及自主繪畫，都可以打破自我的安全位置，啟動心理過程。

　　榮格的積極想像方法鼓勵被分析者在治療的涵容之外和潛意識工作。有些人不喜歡他的思想，但是個體化與促進**內在動因**是榮格分析哲學的核心，很適合榮格取向藝術治療與創造過程。榮格堅持個體化不只是關於被分析者，也需要分析師或榮格取向藝術治療師忍耐承受往前的道路。這是雙方合作的道路，經由互相討論與建設，運用潛意識材料引導前行。這意味著分析師必須願意改變，就像被分析者必須願意改變一樣。直到今天，大家仍在實踐榮格的許多想法，包括心理分析的關係模式。

承認或導瀉

　　治療的第一個階段是**承認**。榮格解釋道，在某些時間點，我們必須放棄一些什麼，以便獲取新的一些什麼。一開始，個案有所隱瞞，反映了我們心靈的某個隱藏角落，這裡有我們的秘密。這和我們的分化過程有關，也和我們的道德德性（moral virtue）有關。我們來做心理治療，因為隱藏的材料變得太多、太

沉重了，被隱藏的一切現在要尋求釋放。它會以各種無法預期的方式，各種不尋常的徵狀以及衝突，打擾並扭曲有意識的心智，以便突破意識的門檻。我們和分析師或榮格取向藝術治療師分享自己的秘密，揭露沒有告訴過任何人的真相。榮格解釋，直到此刻之前都「忍住」而不和人分享是有益的，因為克制往往被視為一種德性。

榮格注意到，在治療頭幾天的承認階段，我們終於對自己放下了心中重擔。更重要的是，我們在別人面前放下了心中重擔。承認的底下是啟動的原型，有其獨特的、有目的性、與個體化有關的模式。榮格也說明了治療中情緒的重要性。我們承認了情緒真相，開始了啟動過程，因此負擔會輕一些，我們會覺得不那麼孤單、不那麼糟糕。承認本身可能貌似治療，但是榮格警告，如果在這個時候突然中止治療，我們仍會復發。

說明

榮格將治療的第二階段稱為**說明**，包括徵狀出現與移情現象。我們收集夢境、意象、故事，形成了治療同盟或依附關係，史蒂文斯與斯托爾解釋道：

> 需要檢視榮格稱之為固著的現象，或是失敗的發展，或是治療關係的裂痕……在這個階段，很少發生重大的轉化，但是工作會加快。（Stevens & Storr, 1994, p.104）

在治療關係中，有了分析師的協助，經由反思、提問、直接的回饋以及潛意識材料，人格的陰影面出現了。當我們收集了潛意識材料，經由對治療師的移情而對治療過程有了更強的承諾。榮格指出，被分析者和分析師一起和情結工作時，兩人之間可能會有一些糾葛。榮格建議分析師「提出他從患者獲得的幻想，作為分析的詮釋」（Jung, 1929/1985, CW 16, p.63）。他的文字種下了我們今日兩人治療關係模式的種子。個案會面對很強的誘惑，想要逃離困難與絕

望。這時候，第三階段，**教育**，就很有用了。

教育

　　心理教育一直都是分析與心理治療工作中的重要部分。對於榮格取向藝術治療或是各種其他心理治療而言，我們都需要教育個案，讓他瞭解自己的徵狀與狀況，治療他的困難，例如創傷。教導榮格的心靈模式，可以讓個案更有效地和潛意識材料工作，而不至於忽視潛意識冒出來的心像ㄢ。經過頭兩個階段之後，個案需要適應群體，必須將他自己的內在生命帶到世界裡，所以我們必須進行教育。此事至關重要。也就是說，頭兩個階段變成了生命的土壤，我們如何生活與對生活的看法都會有所改變（Stevens & Storr, 1994, p.105）。

轉化

　　勤奮且刻意的和潛意識內容工作之後，第四階段**轉化**出現了。這個階段包括同化陰影內容、參與情結、調解原型意象與模式。自我轉變了，觀點變柔軟了，人生變得更廣闊，並且有了新的目的。覺知會帶來強有力的象徵材料，從夢境、藝術作品與其他潛意識材料中浮現出來，包括移情與反移情的意象。榮格建議我們，這個階段不是最終的素養，也不是最終的真相。

　　讓自我能夠適應群體社會並不是心理治療的唯一目的。榮格提醒我們，不適應或許更合適。他說：「一個人的自由可能是另一個人的牢獄。所謂的正常與適應也是如此。」（Jung, 1929/1985, CW 16, p.70）。對於榮格，個體化是一輩子的事。

參考書目

所有網站 *URL* 都是基於 *2017 年 8 月 30 日*的資料。

Abt, T. (2005). *Introduction to picture interpretation according to C. G. Jung*. Zurich, Switzerland: Living Human Heritage.

Archetype. (n.d.). In *Merriam-Webster's online dictionary* (11th ed.). Retrieved from www.merriam- webster.com/dictionary/archetype

Ayto, J. (1993). *Dictionary of word origins: The histories of more than 8,000 English-language words*. New York: Arcade Publishing.

Baynes, H. G. (1940). *Mythology of the soul*. London, UK: Rider & Company.

Berk, van den, T. (2012). *Jung on art: The autonomy of the creative drive*. New York, NY: Routledge.

Bruner, J. (1960/1977). *The process of education*. Boston, MA: Harvard University Press.

Cane, F. (1951/1983). *The artist in each of us*. Craftsbury Common, VT: Art Therapy Publication.

Celaya, E. M. (2010). *Collected writings and interviews, 1990–2010*. Lincoln, NE: University of Nebraska Press.

Chodorow, J. (1995). Dance/movement and body experience in analysis. In M. Stein (Ed.), *Jungian analysis* (2nd ed.) (pp. 391–404). Chicago, IL: Open Court.

Chodorow, J. (Ed). (1997). *Jung on active imagination*. Princeton, NJ: Princeton University Press.

Corbett, L. (2011). *The sacred cauldron: Psychotherapy as a spiritual practice*. Wilmette, IL: Chiron Publications.

Corbin, H. (1969/1989). *Alone with the alone*. Princeton, NJ: Princeton University Press.

Corbin, H. (1972). *Mundus imaginalis or the imaginary and the imaginal*. Paper first delivered at the Colloquium on Symbolism in Paris in June 1964. Retrieved from https://archive.org/stream/ mundus_imaginalis_201512/mundus_imaginalis_djvu.txt

Cox, C.T. (2016) The creative encounter and the theory of formation. In K. Madden (Ed.), *The unconscious roots of creativity*. Ashville, NC: Chiron Publications.

Cwik, A. (1991). Active imagination as imaginal play space. In M. Stein (Ed.), *Liminality and transitional phenomena* (pp. 99–114). Wilmette, IL: Chiron Publications.

Cwik, A. (1995). Active imagination: Synthesis in analysis. In M. Stein (Ed.), *Jungian analysis* (2nd ed.) (pp. 137–169). Chicago, IL: Open Court.

Cwik, A. (2011). Associative dreaming: Reverie and active imagination. *Journal of Analytical Psychology*, *56*(1), 14–36.

Davidson, D. (1966). Transference as a form of active imagination. In M. Fordham, R. Gordon, J. Hubback, & K. Lambert (Eds.), *Technique in Jungian analysis* (pp. 188–199). London: Karnac Books.

Dean, M. (2016). *Using art media in psychotherapy: Bringing the power of creativity to practice*. New York, NY: Routledge.

Dissanayake, E. (1988). *What is art for?* Seattle, WA: University of Washington Press.

Doidge, N. (2007). *The brain that changes itself*. New York, NY: Penguin Books.

Dougherty, M. (1998). Duccio's prayer: Mediating destruction and creation with artists in analysis. *The Journal of Analytical Psychology*, *43*(4), 489–492.

Dougherty, M. (2010). On making and making use of images in analysis. In M. Stein (Ed.), *Jungian psychoanalysis: Working in the spirit of C. G. Jung* (pp. 134–140). Chicago, IL: Open Court.

Dougherty, M. (2011). On articulating affective states through image-making in analysis. *ARAS Connections: Image and Archetype*, *4*, 1–15. Retrieved from https://aras.org/sites/default/files/ docs/00048Dougherty.pdf

Edinger, E. (1992). *Ego and archetype*. Boston, MA: Shambhala.

Edwards, M. (1987). Jungian analytic art therapy. In J. Rubin (Ed.), *Approaches to art therapy: Theory and technique* (1st ed.) (pp. 92–113). New York, NY: Brunner/Mazel.

Edwards. M. (2010). *A Jungian circumambulation of art and therapy: Ornithology for the birds*. London, UK: Insider Art.

Ellenberger, H. (1970). *The discovery of the unconscious: The history and evolution of dynamic psychiatry*. New York, NY: Basic Books.

Evers-Fahey, K. (2017). *Towards a Jungian theory of the ego*. New York, NY: Routledge.

Finch, S. (1991/2010). *Creating mandalas: For insight, healing, and self-expression*. Boston and London: Shambhala.

Fordham, M. (1967). Active imagination: Deintegration or disintegration? *The Journal of Analytical Psychology*, *12*, 51–66.

Franklin, M. (1999). Becoming a student of oneself: Activating the witness in meditation, art and super-vision. *American Journal of Art Therapy*, *38*, 2–13.

Frey-Rohn, L. (1990). *From Freud to Jung: A comparative study of the psychology of the unconscious*. Boston, MA: Shambhala.

Furth, G. M. (1988). *The secret world of drawings: Healing through art*. Boston, MA: Sigo Press.

Geller, S. (2013). Sparking the creative in older adults. *Psychological Perspectives*, *56*(2), 200–211.

Hannah, B. (1976). *Jung: His life and work*. New York, NY: G. P. Putnam's Sons.

Harding, M. E. (1961). What makes the symbol effective as a healing agent? In G. Adler (Ed.), *Current trends in analytical psychology* (pp. 1–17). London: Tavistock.

Hauke, C. (2006). The unconscious: Personal and collective. In R. Papadopoulous (Ed.), *The handbook of Jungian psychology: Theory, practice and applications* (pp. 54–73). New York, NY: Routledge.

Hillman, J. (1960/1997). *Emotion: A comprehensive phenomenology of theories and their meanings for therapy.* Evanston, IL: Northwestern University Press.

Hillman, J. (1977). An inquiry into image. *Spring, 39,* 62–88.

Hogan, S. (2001). *Healing arts: The history of art therapy.* London, UK: Jessica Kingsley Publishers.

Jacobi, J. (1942/1973). *The psychology of C. G. Jung.* New Haven, CT: Yale University Press.

James, W. (1902/2012). *The varieties of religious experience.* Createspace Independent Publishing: Renaissance Classics.

Jung, C. G. (1912/1967). Symbols of transformation. *Collected Works 5.* Princeton, NJ: Princeton University Press.

Jung, C. G. (1912/1967a). The concept of libido. *Collected Works 5.* Princeton, NJ: Princeton University Press.

Jung, C. G. (1912/1967b). Two kinds of thinking. *Collected Works 5.* Princeton, NJ: Princeton University Press.

Jung, C. G. (1912/1972). Symbols of the mother and of rebirth. *Collected Works 5.* Princeton, NY: Princeton University Press.

Jung, C. G. (1913/1970). The theory of psychoanalysis. *Collected Works 4.* Princeton, NJ: Princeton University Press.

Jung, C. G. ([1916]/1957/1972). The transcendent function. *Collected Works 8.* Princeton, NJ: Princeton University Press.

Jung, C. G. (1919/1972). Instinct and the unconscious. *Collected Works 8.* Princeton, NJ: Princeton University Press.

Jung, C. G. (1921/1928/1985). The therapeutic value of abreaction. *Collected Works 16.* Princeton, NJ: Princeton University Press.

Jung, C. G. (1921/1990). Psychological types: Definitions. *Collected Works 6.* Princeton, NJ: Princeton University Press.

Jung, C. G. (1925/2012). *Introduction to Jungian psychology: Notes of the seminar on analytical psychology given in 1925.* Revised edition edited by Sonu Shamdasani. Princeton, NJ: Princeton Press.

Jung, C. G. (1927/1972). The structure of the psyche. *Collected Works 8.* Princeton, NJ: Princeton University Press.

Jung, C. G. (1927/1978). Mind and earth. *Collected Works 10.* Princeton, NJ: Princeton University Press.

Jung, C. G. (1928/1966). The relations between the ego and the unconscious. *Collected Works 7*. Princeton, NJ: Princeton University Press.

Jung, C. G. (1928/1972). On psychic energy. *Collected Works 8*. Princeton, NJ: Princeton University Press.

Jung, C. G. (1929/1970). Freud and Jung contrasts. *Collected Works 4*. Princeton, NJ: Princeton, University Press.

Jung, C. G. (1929/1983). Commentary on "The Secret of the Golden Flower". *Collected Works 13*. Princeton, NJ: Princeton University Press.

Jung, C. G. (1929/1985). Problems of modern psychotherapy. *Collected Works 16*. Princeton, NJ: Princeton University Press.

Jung, C. G. (1930/1985). Some aspects of modern psychotherapy. *Collected Works 16*. Princeton, NJ: Princeton University Press.

Jung, C. G. (1931/1985). The aims of psychotherapy. *Collected Works 16*. Princeton, NJ: Princeton University Press.

Jung, C. G. (1934/1972). A review of the complex theory. *Collected Works 8*. Princeton, NJ: Princeton University Press.

Jung, C. G. (1934/1985). The practical use of dream-analysis. *Collected Works 16*. Princeton, NJ: Princeton University Press.

Jung, C. G. (1935/1985). Principles of practical psychotherapy. *Collected Works 16*. Princeton, NJ: Princeton University Press.

Jung, C. G. (1936/1968/1989). The Tavistock Lectures. *Collected Works 18*. Princeton, NJ: Princeton University Press.

Jung, C. G. (1936/1993). Individual dream symbolism in relation to alchemy. *Collected Works 12*. Princeton, NJ: Princeton University Press.

Jung, C. G. (1936/1937/1990). On the concept of the collective unconscious. *Collected Works 9i*. Princeton, NJ: Princeton University Press.

Jung, C. G. (1937/1972). The psychological factors determining human behavior. *Collected Works 8*. Princeton, NJ: Princeton University Press.

Jung, C. G. (1938/1954/1990). Psychological aspects of the mother archetype. *Collected Works 9i*. Princeton, NJ: Princeton University Press.

Jung, C. G. (1938/1990). On the concept of the archetype. *Collected Works 9i*. Princeton, NJ: Princeton University Press.

Jung, C. G. (1941/1990). The psychological aspects of the Kore. *Collected Works 9i*. Princeton, NJ: Princeton University Press.

Jung, C. G. (1943/1966). The problem of the attitude-type. *Collected Works 7*. Princeton, NJ: Princeton University Press.

Jung, C. G. (1944/1993). The psychic nature of alchemical work. *Collected Works 12*. Princeton, NJ: Princeton University Press.

Jung, C. G. (1945/1983). The philosophical tree. *Collected Works 13*. Princeton, NJ: Princeton University Press.

Jung, C. G. (1945/1990). The phenomenon of the spirit in fairytales. *Collected Works 9i*. Princeton, NJ: Princeton University Press.

Jung, C. G. (1946/1985). Psychology of the transference. *Collected Works 16*. Princeton, NJ: Princeton University Press.

Jung, C. G. (1947/1972). On the nature of the psyche. *Collected Works 8*. Princeton, NJ: Princeton University Press.

Jung, C. G. (1949/1990). The psychology of the child archetype. *Collected Works 9i*. Princeton, NJ: Princeton University Press.

Jung, C. G. (1952/1993). Introduction to the religious and psychological problems of alchemy. *Collected Works 12*. Princeton, NJ: Princeton University Press.

Jung, C. G. (1953/1975). *Letters Vol. 2: 1951–1961*, G. Adler (Ed.) (Trans. R. F. C. Hull). Princeton, NJ: Princeton University Press.

Jung, C. G. (1954/1975). Psychological commentary on "The Tibetan Book of the Great Liberation." *Collected Works 11*. Princeton, NJ: Princeton University Press.

Jung, C. G. (1954/1990). Concerning the archetypes, with special reference to the anima concept. *Collected Works 9i*. Princeton, NJ: Princeton University Press.

Jung, C. G. (1961). *Memories, dreams, reflections*. New York, NY: Vintage Books.

Jung, C. G. (1973). *Letters Vol. 1: 1906–1950*, G. Adler (Ed.) (Trans. R. F. C. Hull). Princeton, NJ: Princeton University Press.

Jung, C. G. (2009a). *The red book: Liber Novus*, S. Shamdasani (Ed.) (Trans. M. Kyburz, J. Peck, & S. Shamdasani). New York, NY: W.W. Norton.

Jung, C. G. (2009b). *The red book: A reader's edition*, S. Shamdasani (Ed.) (Trans. M. Kyburz, J. Peck, & S. Shamdasani). New York, NY: W.W. Norton.

Junge, M. B. (2010). *The modern history of art therapy in the United States*. Springfield, IL: Charles C. Thomas.

Kalsched, D. (1996). *The inner world of trauma: Archetypal defenses of the personal spirit*. New York, NY: Routledge.

Kalsched, D. (2013). *Trauma and the soul: A psycho-spiritual approach to human development and its interruption*. New York, NY: Routledge.

Karier, C. (1986). *Scientists of the mind: Intellectual founders of modern psychology*. Chicago, IL: University of Illinois Press.

Kellogg, J. (1969/1970). *Analyzing children's art*. Palo Alto, CA: Mayfield Publishing.

Kellogg, J. (1978/2002). *Mandala: Path of beauty*. Belleair, FL: ATMA, Inc.

Keyes, M. F. (1983). *Inward journey: Art as therapy*. La Salle, IL: Open Court.

Lincoln, B. (1981/1991). *Emerging from the chrysalis: Rituals of women's initiation*. New York, NY: Oxford University Press.

McGuire, W. & Hull, R. F. C. (Eds). (1977). *C. G. Jung speaking: Interviews and encounters.* Princeton, NJ: Princeton University Press.

McNiff, S. (1992). *Art as medicine: Creating a therapy of the imagination.* Boston, MA: Shambhala.

Milner, M. (1950/2010). *On not being able to paint.* New York, NY: Routledge.

Naumburg, M. (1950). *Schizophrenic art: Its meaning in psychotherapy.* New York, NY: Grune & Stratton, Inc.

Naumburg, M. (1966/1987). *Dynamically oriented art therapy: Its principles and practice.* Chicago, IL: Magnolia Street Publishers.

Ogden, T. H. (1994). The analytic third: Working with intersubjective clinical facts. *International Journal of Psychoanalysis, 75*, 3–19.

Otto, R. (1923). *The idea of the holy.* London, UK: Oxford University Press.

Papadopolous, R. (2006). Jung's epistemology and methodology. In R. Papadopoulous (Ed.), *The handbook of Jungian psychology: Theory, practice and applications* (pp. 7–53). New York, NY: Routledge.

Perry, J. W. (1953). *The self in psychotic process: Its symbolization in schizophrenia.* Berkeley, CA: University of California Press.

Perry, J. W. (1970). Emotions and object relations. *Journal of Analytical Psychology, 15*(1), 1–12.

Potash, J. (2014). Archetypal aesthetics: Viewing art through states of consciousness. *International Journal of Jungian Studies, 7*(2), 159–153. DOI: http://dx.doi.org/10.1080/19409052.2014.92 4984

Potash, J. and Garlock, L. (2016). Unconscious compensation and integration: Art making for wholeness and balance. In K. Madden (Ed.), *The unconscious roots of creativity.* Ashville, NC: Chiron Publications.

Rappaport, L. (2009). Focusing-oriented art therapy: Accessing the body's wisdom and creative intelligence. New York, NY: Jessica Kingsley Publishers.

Ruff, E. (1988, May). *Sacrifice and initiation.* Paper presented at the Pastoral Psychology Guild [MP3 file]. London, England.

Ryan, M. (2008). The transpersonal William James, *The Journal of Transpersonal Psychology, 40*(1) 20–40.

Ryan, R. (2008a). The father of all: splitting, and the philosophical assumptions of depth psychology. Pacifica University Dissertation. http://pqdtopen.proquest.com/pubnum/3666848.html

Ryan, R. (2016). Personal conversation.

Salamon, S. (2006). The creative psyche: Jung's major contributions. In P. Young-Eisendrath & T. Dawson (Eds.), *The Cambridge companion to Jung* (pp. 57–75). Cambridge, UK: Cambridge University Press.

Samuels, A, Shorter, B. & Plaut, F. (1986/1993). *A critical dictionary of Jungian analysis.* New York, NY: Routledge.

Schaverien, J. (1992). *The revealing image: Analytical art psychotherapy in theory and practice*. New York, NY: Routledge.

Schaverien, J. (1995). *Desire and the female therapist: Engendered gazes in psychotherapy and art therapy*. New York, NY: Routledge.

Schaverien, J. (2005). Art, dreams and active imagination: A post-Jungian approach to transference and the image. *Journal of Analytical Psychology, 50,* 127–153.

Schweizer, A. (2017). *C. G. Jung and the red book*. A seminar lecture given to the Boulder Jung Seminar on September 16, Boulder, Colorado.

Sedgwick, D. (1994). *Wounded healer: Countertransference from a Jungian perspective*. New York, NY: Routledge.

Sedgwick, D. (2012). *Before and after Jung's "descent"—some outer images* [PDF document]. IRSJA Lecture Presentation, Dallas, TX.

Shalit, E. (2002). *The complex: Path of transformation from archetype to ego*. Toronto, Canada: Inner City Books.

Shamdasani, S. (2003). *Jung and the making of modern psychology*. Cambridge, UK: Cambridge University Press.

Shamdasani, S. (Ed.) (2009). Introduction. In M. Kyburtz, J. Peck, & S. Shamdasani (Trans.), *The red book: A reader's edition* (pp. 1–113). New York, NY: W.W. Norton.

Shamdasani, S. (2012). Introduction. In R. F. C. Hull (Trans.), *Jung contra Freud: The 1912 New York lectures on the theory of psychoanalysis* (pp. vii–xxi). Princeton, NJ: Princeton University Press.

Shaw, D. (2014). *Traumatic narcissism: Relational systems of subjugation*. New York, NY: Routledge.

Sherry, J. (2015). *Carl Jung, Beatrice Hinkle, and Charlotte Teller, the New York Times reporter*. In M. E. Mattson et al. (Eds.), *Jung in the academy and beyond: The Fordham lectures 100 years later* (pp. 65–73). New York, NY: The Spring Press.

Singer, J. (1994/1972). *Boundaries of the soul*. New York, NY: Random House.

Stevens, A. (1986). *Withymead: A Jungian community for the healing arts*. London, UK: Coventure Ltd.

Stevens, A. (2006). The archetypes. In R. Papadopoulous (Ed.), *The handbook of Jungian psychology: Theory, practice and applications* (pp. 74–93). New York, NY: Routledge.

Stevens, A. & Storr, A. (1994). *Freud and Jung: A dual introduction*. New York, NY: Barnes and Noble.

Swan-Foster, N. (1989). Images of pregnant women: Art therapy as a tool for transformation. *The Arts in Psychotherapy, 16*(4), 283–292.

Swan-Foster, N. (2012). Pregnancy as a feminine initiation. *Journal of Prenatal and Perinatal Psychology and Health, 26*(4), 207–235.

Swan-Foster, N. (2016). Jungian art therapy. In J. Rubin (Ed.), *Approaches to art therapy: Theory and technique* (3rd ed.) (pp. 167–187). New York, NY: Routledge.

Swan-Foster, N., Foster, S. J., & Dorsey, A. (2003). The use of the human figure drawing with pregnant women. *Journal of Reproductive and Infant Psychology, 21*(4), 293–307.

Swan-Foster, N., Lawlor, M., Scott, L., et al. (2001). Inside an art therapy group: The student perspective. *The Arts in Psychotherapy, 28*(3), 151–174.

Taveras, M. (2015). A Jung aesthetic: Art, active imagination and the creative process. *Quadrant, Fall XLV(2)*, 23–35.

Vesey-McGrew, P. (2010). Getting on top of thought and behavior patterns. In M. Stein (Ed.), *Jungian psychoanalysis: Working in the spirit of C. G. Jung* (pp. 14–21). Chicago, IL: Open Court.

von Franz, M.-L. (1980). *On divination and synchronicity: The psychology of meaningful chance*. Toronto, Canada: Inner City Books.

von Franz, M.-L. (1983). On active imagination. In M. F. Keyes (Ed.), *Inward journey: Art as therapy* (pp. 125–133). La Salle, IL: Open Court.

Wallace, E. (1987). Healing through the visual arts: A Jungian approach. In J. Rubin (Ed.), *Approaches to art therapy: Theory and technique* (1st ed.) (pp. 114–133). New York, NY: Brunner/Mazel.

Watkins, M. (1984). *Waking dreams*. New Orleans: LA, Spring Publications.

Wertz, F. (2015). Jung's break with Freud revisited: Method and the character of theory in psychoanalysis. In M. E. Mattson et al. (Eds.), *Jung in the academy and beyond: The Fordham lectures 100 years later* (pp. 15–35). New York, NY: The Spring Press.

West, M. (2016). *Into the darkest places: Early relational trauma and borderline states of mind*. New York, NY: Karnac Books.

Wickes, F. (1927/1966). *The inner world of childhood*. London, UK: Coventure Ltd.

Winnicott, D. W. (1971). *Playing and reality*. London, UK: Tavistock Publications.

Zabriskie, B. (2015). Energy and emotion: C. G. Jung's Fordham declaration. In M. E. Mattson et al. (Eds.), *Jung in the academy and beyond: The Fordham lectures 100 years later* (pp. 37–49). New York, NY: The Spring Press.

Zeller, M. (1975/2015). *The dream: The vision of the night*. Cheyenne, WY: Fisher King Press.

中英文名詞對照表

active imagination　積極想像

amplification　擴大、放大

analysand　被分析者

analytic art therapy　分析取向藝術治療

analytical psychology　分析心理學

anima　阿尼瑪

animus　阿尼姆斯

antithesis　對立面

archetype　原型

assimilation　同化

associative dreaming　聯想做夢

attending　臨在

autonomous　自主的

Brainspotting　腦點療法

Burgholzli　伯格霍茲里精神科醫院

categories of the imagination　想像的類別

chaotic discharge　情感宣洩

circumambulating　繞行

client　個案

Collected Works, CW　《榮格合集》

collective representations　集體陳述

complex　情結

complex theory　情結理論

constancy　恆常、恆定

constellate　群集

constructive method　構成法

cosmogonic ego　宇宙自我

countertransference　反移情

creative formulation　創新規劃

creative descent　創造力降臨

critical psychology　批判心理學

cultural science　文化科學

dementia praecox　早發性失智症

destructive imagination　破壞性想像

developmental ego　發展自我

directed thinking　定向思考

Dissociative Identity Disorder, DID
　解離性身分障礙症

divine child　聖童

dynamic psychiatry　動力取向精神醫學

dynamically oriented art therapy
動力取向藝術治療

ego　自我

ego-dystonic　自我矛盾

ego-syntonic　自我協調

embodied image　體現意象

EMDR　眼動減敏與歷程更新

emotion　情緒

energic paradigm　能量範例

equivalence　對等

Eros　欲望

expressive arts therapy　表達性藝術治療

feeling　感覺

feeling-toned complex　有感覺的情結

feminine initiation　女性啟蒙

fixed ideas　固置思維

focusing　自覺；又譯為聚焦或生命自覺

focusing and expressive arts therapy, FOAT
焦點取向與表達性藝術治療

genius loci
地域心靈（即神聖空間），也稱為地方
守護神

herd mentality　從眾心理

higher intelligence　更高智慧

ideae principals　主要概念

image　圖像、意象、心像

imagination　想像

indicator　指標

individuation　個體化

International Psychoanalytic Association
國際心理分析學會

Inter-Regional Society of Jungian Analysts,
IRSJA　跨區榮格分析師學會

Jungian analytic art therapy
榮格分析取向藝術治療

Kundalini yoga
昆達里尼瑜珈或拙火瑜珈

Liber Novus　《新書》

libidinal energy　力比多能量

liminal world　閾限世界

Logos　理性

making pregnant　成孕、授孕

mandalas　曼陀羅

masa confusia　混沌物質

masculine　男性（雄性）

Memories, Dreams, Reflections, MDR
《榮格自傳：回憶‧夢‧省思》

Merriam-Webster　韋氏辭典

mundus imaginalis　穆圖斯想像世界、
　乾淨的想像世界、想像與想像界域

mysterious tremendum　令人敬畏的神秘

non-directed thinking　非定向思考

not-I　非我

numinous　超凡脱俗

objective　客體（客觀）

objective psyche　客觀心靈

paradigm　範例

participation mystique　神秘參與

passage　通道

patient　患者、病患

persona　人格面具

post-liminal　後閾限

potential space　潛在空間

preconscious　前意識

prima material　原初材料

primary process　原初歷程

priordial images　原初意象

priori　先驗

process painting　歷程性繪畫

productive imagination　創造性想像

progressive　前行

prototypes　原型

psyche　心靈

psychic energy　心靈能量

psychization　精神化

psychized　心靈化

psychoid　心理活力

psychoid layer　心理活力層

psychoid realm　心理活力的範疇

psychopomp　引渡者

reductive approach
　化約法（簡化法、簡約法、還原法）

reductive method　化約法

reductive thinking　化約思考

regressive restoration of the persona
　人格面具退行重建

regressive　退行、退化

repetition compulsion　強迫性重複

restoration of the persona　人格面具重建

Schizoid　思覺失調症

Self　自性，或譯本我

self-care system　自我照護系統

Sensory Motor Psychotherapy
　感覺動作心理治療

shell shock　彈震症

signs　符號

soul　靈魂

specific complex indicators

　　特定的情結指標

spirit　精神

spontaneity　自主性

structural ego　結構自我

structure　結構

subjective　主體（主觀）

subjective ego　主觀自我

subpersonalities　次人格

symbolic　象徵性

symbolic paradigm　象徵範例

symbolic thinking　象徵性思維

symbols　象徵

synthetic method　綜合法

syzygy　合集、融合

teleological movement　有目的之移動

teleology　目的論

tender-minded　心地善良

the imaginal　想像界域

Thematic Apperception Test, TAT

　　主題統覺測驗

tough-minded　講究實際

transcendent function　超卓功能

transcendent image　超卓意象

transference　移情

transitional space　過渡空間

unity　統一、合一

valence　價

wholeness　整體性

Word Association Experiment, WAE

　　字詞聯想實驗

國家圖書館出版品預行編目資料

榮格取向藝術治療：夢、意象和分析心理學指南/諾拉.史旺-福斯特
(Nora Swan-Foster)著；丁凡譯. --初版. -- 臺北市：商周出版：英屬蓋
曼群島商家庭傳媒股份有限公司城邦分公司發行, 2022.08
　　面；　公分. --(遊藝。療心；3)
　　譯自：Jungian art therapy : dreams, images, and analytical
psychology.
　　ISBN 978-626-318-345-2 (平裝)

1.CST: 藝術治療 2.CST: 精神分析學

418.986　　　　　　　　　　　　　　　　111009393

遊藝。療心 3

榮格取向藝術治療：　夢、意象和分析心理學指南

作　　　者／諾拉・史旺－福斯特（Nora Swan-Foster）
譯　　　者／丁凡
企 劃 選 書／黃靖卉
責 任 編 輯／黃靖卉

版　　　權／吳亭儀、江欣瑜
行 銷 業 務／周佑潔、林詩富、賴玉嵐、吳淑華
總 編 輯／黃靖卉
總 經 理／彭之琬
事業群總經理／黃淑貞
發 行 人／何飛鵬
法 律 顧 問／元禾法律事務所　王子文律師
出　　　版／商周出版
　　　　　　115 台北市南港區昆陽街 16 號 4 樓
　　　　　　電話：(02) 25007008　傳真：(02)25007759
　　　　　　blog: http://bwp25007008.pixnet.net/blog　E-mail：bwp.service@cite.com.tw
發　　　行／英屬蓋曼群島商家庭傳媒股份有限公司城邦分公司
　　　　　　115 台北市南港區昆陽街 16 號 8 樓
　　　　　　書虫客服務專線：02-25007718；25007719
　　　　　　服務時間：週一至週五上午 09:30-12:00；下午 13:30-17:00
　　　　　　24 小時傳真專線：02-25001990；25001991
　　　　　　劃撥帳號：19863813；戶名：書虫股份有限公司
　　　　　　讀者服務信箱：service@readingclub.com.tw
　　　　　　城邦讀書花園 www.cite.com.tw
香港發行所／城邦（香港）出版集團有限公司
　　　　　　香港九龍土瓜灣土瓜灣道 86 號順聯工業大廈 6 樓 A 室
　　　　　　電話：(852) 25086231　傳真：(852) 25789337
馬新發行所／城邦（馬新）出版集團【Cite (M) Sdn Bhd】
　　　　　　41, Jalan Radin Anum, Bandar Baru Seri Petaling, 57000 Kuala Lumpur, Malaysia.
　　　　　　電話：(603) 90563833　傳真：(603) 90576622

封 面 設 計／斐類設計工作室
內 頁 排 版／林曉涵
印　　　刷／中原造像股份有限公司

■ 2022 年 8 月 4 日初版一刷　　　　　　　　　　ISBN 978-626-318-345-2
■ 2024 年 8 月 29 日初版 3.5 刷　　　　　　　　　Printed in Taiwan
定價 480 元

城邦讀書花園
www.cite.com.tw